統合と解釈がよくわかる

実践！
理学療法評価学

監修　上杉雅之
編著　西守　隆

Evaluation for Physical Therapy:
A practical guide

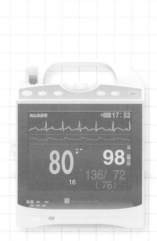
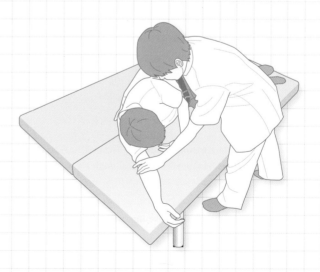

医歯薬出版株式会社

■ 監 修
上杉 雅之　神戸国際大学リハビリテーション学部理学療法学科

■ 編 著
西守 隆　関西医療学園専門学校理学療法学科

■ 著 者（執筆順）
松尾 善美　武庫川女子大学健康運動科学研究所
高瀬 広詩　徳島赤十字病院リハビリテーション科
堀江 淳　京都橘大学健康科学部理学療法学科
藤井 瞬　中野整形外科運動器リハビリテーションクリニック
永嶋 道浩　市立伊丹病院医療技術部医療技術室リハビリテーション担当
大石 恵司　堺近森病院リハビリテーション科
井阪 美智子　関西医療学園専門学校理学療法学科
森沢 知之　順天堂大学保健医療学部理学療法学科
新谷 圭亮　PL病院リハビリテーション科
大野 直紀　りんくう総合医療センターリハビリテーション科
弓永 久哲　関西医療学園専門学校理学療法学科
金井 一暁　関西医療学園専門学校理学療法学科
大谷 啓尊　神戸国際大学リハビリテーション学部理学療法学科
中越 竜馬　神戸国際大学リハビリテーション学部理学療法学科
福本 貴彦　畿央大学健康科学部理学療法学科
田中 健一　Nクリニックリハビリテーション科
橋本 雅至　奈良学園大学保健医療学部リハビリテーション学科理学療法学専攻
木下 和昭　四條畷学園大学リハビリテーション学部
津野 光昭　りんくう総合医療センターリハビリテーション科
井上 由里　甲南女子大学看護リハビリテーション学部理学療法学科
落合 慶之　関西総合リハビリテーション専門学校理学療法学科
小苗 武陸　大阪河﨑リハビリテーション大学リハビリテーション学部理学療法学専攻
岩城 隆久　株式会社ビオネスト
市川 健太　大阪たつみリハビリテーション病院リハビリテーション科
浜岡 克伺　大阪行岡医療大学医療学部理学療法学科
肥田 光正　大阪河﨑リハビリテーション大学リハビリテーション学部理学療法学専攻
浅井 友詞　日本福祉大学健康科学部リハビリテーション学科理学療法学専攻
森本 浩之　水谷病院リハビリテーション科
石井 光昭　佛教大学保健医療技術学部理学療法学科
西村 真人　労働者健康安全機構中国労災病院中央リハビリテーション部

This book was originally published in Japanese
under the title of :

TOUGOU TO KAISHAKU GA YOKUWAKARU JISSEN! RIGAKURYOUHOU HYOUKAGAKU
(Evaluation for Physical Therapy: A practical guide)

Editor :
UESUGI Masayuki
　Professor, Faculty of Rehabilitation, Kobe International University

© 2018　1st ed.

ISHIYAKU PUBLISHERS, INC.
　7-10, Honkomagome 1 chome, Bunkyo-ku,
　Tokyo 113-8612, Japan

序　文

　『理学療法評価学』というタイトルがついている本の多くは，バイタルサインに始まり，筋力検査法，感覚検査法および協調運動検査の内容に終始しているように感じます．一方，臨床実習で求められる「理学療法評価」とは，医療面接やカルテから得られた情報収集に始まり，患者の希望や主訴などの内容から生活機能に影響を及ぼす情報をとりまとめ，実際の動作を観察することで患者の動作能力を見積もり，検査結果を検証しながら問題点を導いていくセラピストの系統的な論理的思考となります．

　養成校の学生および新人セラピストの多くは，情報収集，検査測定および動作観察で得られたデータを断片的に把握するにとどまり，患者の活動制限と機能障害を結び付ける臨床推論の一連の流れを習得することが難しくなっていると感じます．

　本書の第1章では評価過程の導入として障害状況を確認することから始まりますが，それぞれの日常生活活動と機能的活動（基本動作）・機能とのつながりを理解することを助ける内容を解説しています．そして第3章の評価過程では，情報収集から統合と解釈までの一連の流れ，つまり，活動制限の原因となっている機能障害を同定するまでの思考過程を解説しています．

　さらに担当患者を受けもった際には，将来的に生じるであろう症状や徴候を想定して理学療法評価を進めていかなければなりません．臓器連関という言葉があるように，ある臓器が悪ければ将来的に起こり得る多臓器不全があります．第2章では各臓器の機能不全におけるリスクマネジメントとして，全身状態を把握するための医学的情報収集の項目と解釈を解説しています．第4～6章では各臓器の機能不全患者の具体的な統合と解釈について，臨床実習で指導者が学生に指導するように，情報収集の項目とその意味や，画像解読のポイント，患者の動作をみるポイント，検査結果の解釈，治療場面での工夫とリスクなどを解説しています．

　本書は臨床実習に向けて，丁寧にわかりやすくイラストを用いて可視化した参考書といえると思います．

　臨床実習等で何かと苦労する理学療法評価ですが，本書は，あなたが必死で収集した検査結果や情報などを基に「ココが問題点ですよ」と優しく導いてくれることでしょう！

　監修・編集にあたりできるだけ読みやすさを心がけましたが，もし不適切な用語がありましたらご教授いただければ幸いです．最後に，ご多忙のところ監修・編著者からのさまざまなお願いにご協力いただいた著者の先生方，出版の労をいとわずにご尽力くださった医歯薬出版編集担当者に深謝いたします．

2018年2月

監修　上杉雅之
編著　西守　隆

Contents

第1章 日常生活活動の評価ポイント … 6

1. 食事動作 ……… 6
2. 整容動作 ……… 9
3. 更衣動作 ……… 11
4. トイレ動作 ……… 13
5. 入浴動作 ……… 15

第2章 各臓器不全で生じる病態理解とリスクマネジメント … 18

1. システムレビュー（System review or Review of system）……… 18
2. 心不全 ……… 22
3. 呼吸不全 ……… 30
4. 糖尿病 ……… 38
5. 腎不全 ……… 48
6. 肝不全 ……… 54
7. がん ……… 62
8. 低栄養 ……… 72
9. 脳血管障害に関する画像所見 ……… 80

第3章 評価過程 … 88

1. 情報収集と医療面接 ……… 88
2. 情報の整理（改善すべき基本動作の選定）……… 96
3. 動作観察と動作分析 ……… 101
4. 検査測定 ……… 120
5. 統合と解釈 ……… 132
6. 問題点の抽出と目標設定 ……… 142
7. 治療プログラムの立案 ……… 147

第4章 臨床における運動器疾患の評価―統合と解釈― 170

1 大腿骨頸部骨折 ……… 170
2 下腿骨折 ……… 182
3 膝半月板損傷 ……… 187
4 アキレス腱断裂（手術適応例）……… 196
5 変形性股関節症 ……… 206
6 変形性膝関節症 ……… 215
7 関節リウマチ ……… 223
8 胸椎黄色靱帯骨化症 ……… 231

第5章 臨床における神経疾患の評価―統合と解釈― 236

1 脳血管障害（急性期）……… 236
2 脳血管障害（回復期）……… 244
3 運動失調症 ……… 252
4 パーキンソン病 ……… 260

第6章 臨床における内部疾患の評価―統合と解釈― 268

1 心不全 ……… 268
2 呼吸不全 ……… 275
3 腎不全 ……… 280
4 糖尿病 ……… 287
5 低栄養 ……… 294

第1章 日常生活活動の評価ポイント

基本的日常生活活動と基本動作のつながり[1]

　日常生活活動（Activities of Daily Living：ADL）は，一人の人間が独立して生活するために行う基本的な，各人とも共通に毎日繰り返される一連の身体的動作群をいいます．その動作群には，基本動作である起居・移動動作に加えて，食事動作，整容動作，更衣動作，トイレ動作，入浴動作などの身のまわり動作があります．

　身のまわり動作は目的をもった各作業であり，その作業や目的を遂行するための手段となります．『理学療法士及び作業療法士法』第2条には「身体に障害のある者に対し，主としてその基本的動作能力の回復を図る……」とあり，理学療法では基本動作能力の回復をすることで，ADLの改善を図り，最終的には生活の質（Quality Of Life：QOL）の向上を目ざしています．したがって，各身のまわり動作に関わる基本動作の構成内容を理解し，そしてADLに支障をきたしている基本動作との関連性を知る必要があります．ADLの観察のポイントは，「一人でできる，できない」だけではなく，どのような姿勢，方法や手順で，そして工夫をして遂行しているかを観察し，特に姿勢保持，姿勢変換という起居移動動作との関わりを考えることです．

1　食事動作

　われわれが普段行っている食事の行為とは，皿に盛りつけられている料理を見て，自分で食べたいものを，食べたい順番で，箸で食材を摘み，口元まで運ぶ動作です．そして食事の機能・役割は，栄養摂取だけでなく，友人との会食など社会活動としての交流の場面としても欠かせないものです．そのため**食事をしている場所がベッド上か，リビングか，食堂かということも，QOLの観点**では非常に重要な意味をもちます．

　食事動作に必要な身体的機能は，1）座位保持能力，2）上肢機能（特に肘関節可動域），3）把持能力・手指の巧緻性，4）摂食嚥下機能です．したがって，食事動作を観察する際も，1）〜4）の機能の有無や程度がポイントになります．

座位保持能力

　食事をする際，特別な理由がない限りは，椅子に座った端座位をとります．そして1回あたりの**食事時間**は，年齢や時間帯にもよりますがおおむね**30分程度**[2]です．若年者では，カウンター席で背もたれのない丸いパイプ椅子に座っての食事も楽しみながら安全にすることができますが，高齢者のなかには，そのような環境では難しい人もいます．このように**背もたれの有無や椅子の形状に依存して食事の自立度が変化する**ことは，座位保持能力に影響されていることが多いです（図1）．

　座位保持能力をみる簡単なスクリーニング（第2章-1参照）としては，座位で上肢をバンザイする，脚を組み直す，または片脚ごとに大腿部を持ち上げる動作などで，安全に座位を保持して体幹を鉛直位に維持しているかをみます．座位保持をしながら上肢や下肢を動かすと，身体重心の変位が生じます．片側の大腿部を持ち上げることにより非挙上側（支持側）の殿部だけが支持基底面となるため，それらの支持基底面内に体幹を鉛直位にした状態で上半身の重心を投影できる能力をみることになります．

上肢機能（特に肘関節可動域）

　グラス（対象物）を手で取って口元まで運ぶ動

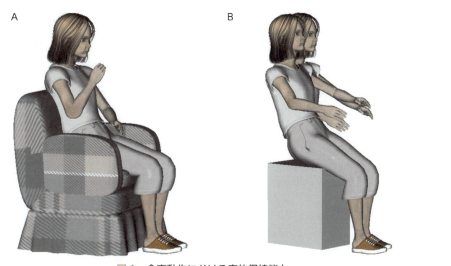

図1　食事動作における座位保持能力
A．背もたれありの椅子での食事　B．背もたれなしの椅子での食事

作は[3]，身体に対してグラス（対象物）がある方向に**肩関節で運動方向を決定**します．そしてグラス（対象物）までの距離をリーチするのに肘関節の伸展運動，また口元まで手指で把持したグラスを運ぶために肘関節を屈曲しながら，身体と対象物との距離を調節しています（図2）．そのように**肘関節の屈曲・伸展運動は身体と対象物までの距離を調整**します．手関節と手指は，グラス（対象物）の形状に合わせて適合させるように調整しています．そして手関節や手指は箸やハサミなどの道具を微細に操作する機能，いわゆる巧緻機能に携わっています．

食事動作に関連したスクリーニングとして，肘の関節可動域（Range Of Motion：ROM）を確認するために，自分の手で顔を触ることができるかどうかをみます．グラスに入った水を飲むためには肘関節の屈曲ROMが130°必要となります[4]．肘関節の屈曲ROMが130°未満である場合には，手関節の掌屈や頭頸部の屈曲を強めることによって，指先と口との距離を近づけようとする代償運動が生じます（図3）．関節リウマチの患者では，肘関節屈曲や手関節掌屈にROM制限がある場合，指先を口元に近づけることに支障が生じるた

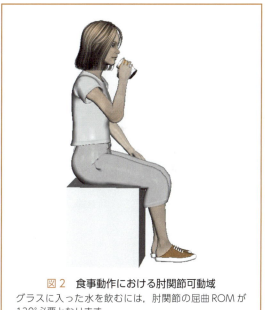

図2　食事動作における肘関節可動域
グラスに入った水を飲むには，肘関節の屈曲ROMが130°必要となります

め，頭頸部を屈曲する代償運動がみられます．けれども関節リウマチでは関節炎が頸椎病変に及ぶ場合も多く，そのような代償運動は逆に頸椎病変を悪化させることになるため，柄の長いスプーンなどの自助具の利用を勧めます．

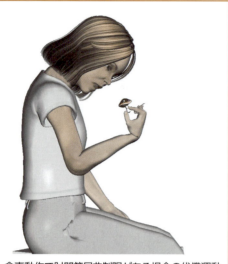

図3　食事動作で肘関節屈曲制限がある場合の代償運動
肘関節の屈曲ROMが130°未満の場合，手と指先の距離を近づけようと，過度な手関節掌屈と頭頸部前屈がみられます

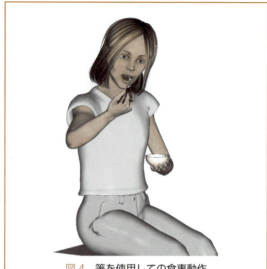

図4　箸を使用しての食事動作
手指の巧緻性が高いと，上手に箸（道具）を操作して，つまみにくい豆（対象物）をつまむことができます

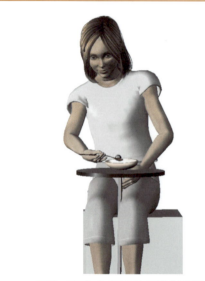

図5　スプーンを使用しての食事動作
手指の巧緻性が低いと，スプーンを使用して，対象物を口元まで運ぶという目的を成し遂げます

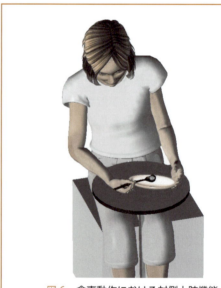

図6　食事動作における対側上肢機能
箸やスプーンを使用する対側の上肢が，どの程度の食事動作に参加することができるのかを評価します

把持能力・手指の巧緻性

　手指の巧緻性をみるときは，手を自由に動かせるというだけではなく，道具の使用も重要となります．われわれが食事をする際には，手づかみで食物を口に運んでいるわけではなく，箸やスプーンで食べやすい分量を取ったり，食物を切り分けたりする作業を伴います．利き手側の上肢障害がある場合では，代替的に他方の手を使用して箸やスプーンによる食事動作が可能であるのか，非利き手側上肢を評価範囲に含みます．

　図4のように，箸で豆をつまむ動作は，小さな

球状の豆の重心を箸の先端を介して感じとりながら，箸を操作して豆の重心付近を適当な力でつまむもので，相当に高い手指の巧緻性が必要です．セラピストはたとえば「箸での豆つまみが可能」などのように患者の把持機能，巧緻性がどの程度あるのかがわかるエピソードを記載します．そして手指を巧緻的に動かす，または道具を目的のとおりに動かすことは，感覚系が健全でないと上手にできません．一方，手指の巧緻性が低い場合では箸の使用は困難となり，スプーンやフォークなどを用いることになります（図5）．食事動作は前述の座位保持能力，肘関節のROMを主とする上肢機能および手指の巧緻性が備わっていれば，片手のみ使用で十分に可能ですが，日本人の文化的側面からみると，片手で茶碗や皿を持って，もう片方の手でその茶碗に盛られているご飯や具材を箸を使って口に運ぶのが習慣です．箸やスプーンを持っていない上肢に関しては茶碗を水平位に持てるか，それができなければテーブルの上に置いてある皿を押さえることが可能なのか，もしくは固定をすることができるのかなどを確認する必要があります（図6）．

2 整容動作

整容動作には，手洗い，洗顔，歯磨き，髭剃り，化粧，爪切りなどが挙げられます．そして**食事動作と同様に，歯ブラシを握る，髭剃りシェイバーを把持して操作するという道具使用のための手指の巧緻性と，上肢，特に肩関節と肘関節のROMが重要であり**，それらの機能障害があれば食事動作と整容動作の両方に支障が生じます．

食事動作と異なる点は，座位のみで行為を遂行するわけではなく，洗面所などの所定場所で行為を遂行することから，**立位保持能力も必要な機能**となります．そして，手洗いや洗顔などは両手で行う行為であるため，食事動作よりも**両手使用の頻度が高い**ものとなります．

そのため整容動作に必要な身体的な機能は，①上肢機能（肩関節・肘関節のROM），②把持能力・手指の巧緻性および両手使用による動作，③座位および立位保持能力です．したがって，整容動作を観察するポイントとしても，前述の機能の有無と程度を評価する必要があります．

足の爪切りは，整容動作というよりも内容的には靴下の着脱に似た動作であり，更衣動作に関連した機能として捉えるほうが理解しやすいです．

上肢機能（肩関節および肘関節のROM）

自分の顔を手先で触れるためには最低でも肘関節の屈曲角度110°が必要となります[5]（図7）．その肘関節屈曲角度110°が担保されたうえで，肩関節の屈曲角度70°以上，外転角度110°以上，外旋角度30°以上があれば，整髪動作が可能となります（図8）．

把持能力・手指の巧緻性および両手使用による動作

整容動作で手指を使用する場合の多くは，手洗

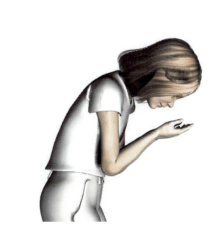

図7 洗顔動作で必要な肘関節ROM
顔に手が触れるのに必要な肘関節の屈曲角度は，110°です

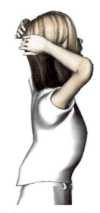

図8　整髪動作で必要な肩関節・肘関節ROM
整髪動作では，肘関節の屈曲角度110°，肩関節の屈曲角度70°と外転角度110°，外旋角度30°以上が必要となります

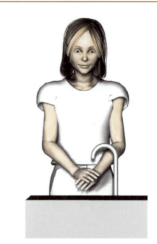

図9　整容動作（手洗い）における両手使用
整容動作は，両手使用が多い動作です

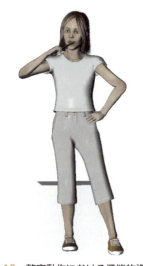

図10　整容動作における機能的姿勢
整容動作で立位を機能的活動の姿勢とする場合，動的な立位保持能力が必要となります

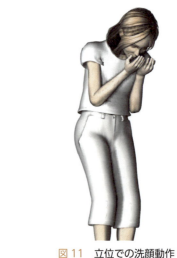

図11　立位での洗顔動作
立位で洗顔する動作は，視覚情報の遮断，そして前庭情報の変化などもあり，動的な立位保持能力として非常に難しい行為です

い，手のひらで水をすくう，髪を結うなどで，それらは両手を使用するため，食事動作において片手のみの使用で自立している場合であっても，整容動作の諸活動で自立できていない場合があります（図9）．

座位および立位保持能力

歯磨きなどの整容動作は，座位と立位の両方の姿勢で遂行していることが多いです．洗顔は立位で遂行していることが多いですが，立位を保持する能力が低ければ，多くの整容動作を座位で遂行することによって自立度を高めています．したがって，ADL場面で遂行している整容動作につい

て，立位で遂行しているのか，立位保持が困難であるために座位で遂行しているのかを確かめるべきです．ADL場面において立位で整容動作を遂行するには，静止立位を保持できるだけでは実用性が低く，立位を保持して上肢で自由に運動できる能力，いわゆる動的な立位保持能力を有しているのかをみる必要があります（図10）（第3章-3参照）．加えて，洗顔の場合では，体幹を前傾させながら目を閉じるため，視覚情報の遮断，前庭情報の変化などもあり，動的な立位保持能力として非常に難しい行為といえます（図11）．

動的な立位保持能力が低い症例でも，立位で手洗いやうがいをしている場面をみかけることがありますが，詳細に観察すると，必ず片手を支持として用いる，または身体の一部を洗面台に接触させることで立位の安定性を補償しながら遂行しています（図12）．

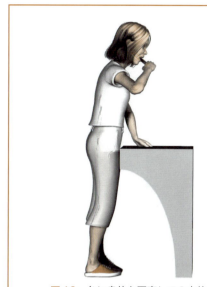

図12　台に身体を固定しての立位保持
立位保持能力が低い場合，身体の一部を洗面台に接触させることで，立位の安定性を補償します

3　更衣動作

上衣を着脱する際には，座位もしくは立位のどちらかの姿勢において遂行しています．下衣の着脱では，臥位でズボンの裾に脚を入れ，臥位の状態でズボンを腰まで上げる，または座位でズボンの裾に脚を入れ，起立してズボンを腰まで上げるなどで遂行しています．そのような更衣動作の工程で，さまざまな姿勢変換をしながら遂行しているので，**更衣動作は姿勢変換能力（起居動作）と関連性が大きいものです**．寝返りや起き上がり動作などの起居動作は，更衣動作の自立の必要条件となります[1]．更衣動作では，食事動作や整容動作と同じく上肢を活動に参加させますが，上衣の袖に手を通す際などに，食事動作や整容動作よりも体幹や肩関節に大きな可動範囲を必要とします．「ボタンを留める」「衣服をつかむ」など手指の把持能力も必要となります．そして，更衣動作は体幹や上肢の大きな運動を伴い，姿勢の変換を必要とされるため，ADLのなかでも心肺にかかる負担が大きい動作の一つでもあります．

更衣動作に必要な身体的な機能は，①座位保持，立位保持および姿勢変換能力，②体幹，上肢および下肢のROM，③把持能力・手指の巧緻性，④心肺機能です．

座位保持，立位保持および姿勢変換能力

座位で上衣を着衣する場合，上衣の袖に手を入れる動作は，上肢や体幹の動きによって上半身重心が変位することになります．そのときに殿部と足部で構成される支持基底面内に上半身重心を適切に投影できる能力が必要となります（図13-A）．立位で上衣を着衣する場合は，座位よりも支持基底面が狭く，かつ身体重心が高くなるため難易度が高くなります．

下衣の更衣をする場合においても，座位でズボンの裾に脚を入れる場合では，片側の殿部のみが支持基底面となり，その狭くなった支持基底面上に上半身重心を投影する能力が必要となります（図13-B）．その後，起立しながらズボンを腰まで

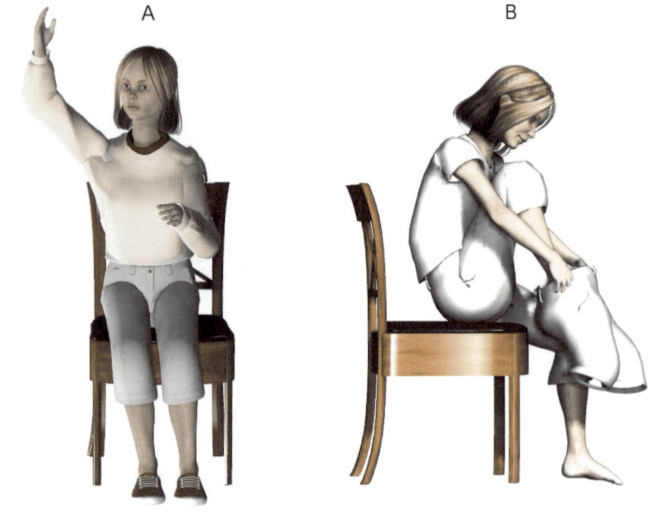

図13 更衣動作における動的な座位保持能力
上衣,下衣の着衣で座位を機能的活動として用いる場合,動的な座位保持能力が必要となります

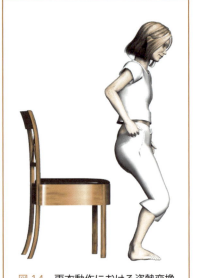

図14 更衣動作における姿勢変換能力(立ち上がり動作)
座位から起立して下衣の着衣をする場合,姿勢変換動作が必要となります

上げるには,立ち上がり動作中に上肢を更衣動作として使用するため,上肢を支持として用いない立ち上がり動作能力が必要となります(図14).座位や立位で更衣する際に,バランスを崩したときに上肢で手すりやベッド柵を支持して,転倒回避能力があるかをみることは臨床的に重要となります.

興味深いことに,立位で靴下を履こうする際には,着衣側の膝関節屈曲角度を大きくして手を足先に近づけると同時に,支持側(非着衣側)下肢の膝関節も屈曲します.つまり,片脚立位の状態で支持脚の膝関節を曲げることにより,手が着衣側の足先に届きやすくなります.そのため立位で靴下を履く場合,片脚支持の状態で支持脚の膝関節の屈伸の制御が必要となり,高度なバランス能力を要します(図15).スクリーニングとしては,バランスを崩さずに片脚立位で遊脚側の足部を手で触れることができるのか,または片脚立位で支持側の足部を両手で触れることができるのかなどをチェックして,動揺の程度や,転倒回避能力として不安定な局面になった場合に適宜に支持基底面を変更できるか,上肢を参画させて転倒を回避できるかを確認します.

体幹,上肢および下肢の関節可動域[6]

かぶりシャツを着衣するときには,肩関節の屈曲および外転角度170°,外旋角度80°,肘関節の屈曲角度が140°必要となります.

前開きのシャツの場合では,肩関節の屈曲20°,外転80°,伸展45°,外旋60°,内旋80°,肘関節の屈曲120°が必要となります.

衣服の形態によって必要とされるROMに違いがあり,実際は個々の症例に合わせて着やすい衣服を選ぶ必要があります.衣服を選ぶ共通の工夫として,裏地が滑りやすいもの,素材が伸縮性のあるもの,少し大きめのものにすることで,ROM制限を補うことができます.

かぶりシャツおよび前開きのシャツの両方においても,衣服の袖に手を通してから,肩部付近までシャツをまくり上げ,衣服が肩部からずり落ちないように肩甲帯の挙上や後退・胸椎部伸展の動きによって調整するので,それらの可動性が重要となります.

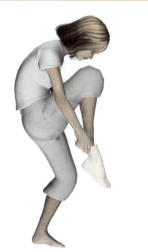

図15 更衣動作における片脚立位保持能力
立位で靴下を履く場合，支持脚の片脚立位能力が必要となります

づけるために膝関節120°と股関節130°屈曲および足関節背屈10°のROMが必要となります．

　膝関節の屈曲ROMが120°未満の場合，胸腰椎を過度に屈曲させて手を足先に触れようとする代償が生じます．更衣動作は，全身的に大きなROMが必要となる動作です．

把持能力・手指の巧緻性

　手指の把持機能（つかみ，握り）が確立していること，ピンチ力は1kg以上，握力は5kg以上あることが目安とされています．

心肺機能

　更衣動作は，全身的な動きを必要とするために心肺への負荷が大きくなります．心肺機能の低下を呈する患者が身体機能の障害を伴うと，衣服の着脱ができず，そのために心仕事量が増えてしまい，より更衣動作に支障が生じ，その後の活動にも影響します．そのため呼吸不全や心不全の患者では，更衣する姿勢をできるだけ座位の状態で，更衣時間に余裕をもって行ってもらいます．

　下衣の着衣について，ズボンの裾に足先を入れる際に，下肢に大きなROMが必要となります．スクリーニングとして，端座位や長座位において両手で足先を触れるかをチェックするとよいです．上半身では手先を足元に触れるためには肘関節の伸展ROM，肩甲帯の屈曲と胸腰椎の屈曲が重要となります．そして下肢では足先を殿部に近

4　トイレ動作

　トイレ動作には，排泄の際に「臭い」「排泄音」が付随されることがあり，QOLを考慮すると，所定場所である便所で用を足すことを自立させることが最重要課題となります．

　一連のトイレ動作には，便所までの移動，便所へ入る，衣服を下げる，便器に腰かける，排泄をする，後始末をするなどの課題が含まれます[7]．トイレ動作の自立には，移動動作との関連性が高く，その他，移乗動作および更衣動作との関連性が挙げられます．便所内で下衣を下ろす，後始末をする際の上肢機能は，移乗動作よりも難易度が低いとされ，便所内での移動や動的な立位保持能力に関わる動作を無視して上肢機能だけを評価しても，自立しないケースがあります[1]．

移動能力

　便所までの移動をする手段は，歩行に限ったものではありません．病棟の便所を使用するに際して，患者が歩行動作を自立するまで許可しないことは，患者にとって安寧な入院生活を制約します．QOLの観点からみると，車椅子で安全に移動することができ，かつ便器への移乗動作および動的な立位保持能力があれば，病棟内の便所で排泄をするまでの工程を促すことが有益と考えられます．

　歩行を移動手段として便所まで移動する際，独

歩，もしくは杖や歩行器などの歩行補助具の使用によるものがあります（図16）．それらの移動手段の実用性を設定する際には，条件範囲を決めて実用性を判断すべきです．たとえば病棟内のトイレは杖歩行，病室階を越える病院内の移動は歩行器による歩行というように，実行する場所の条件を明確にすべきです．

地域活動で歩行を移動手段として自立するための2つの基準として，①歩行速度0.45 m/秒で300 mの距離を歩行できる能力，②道路を安全に横断するには歩行速度1.3 m/秒で13〜27 mを歩行できる能力とされています[8]．

しかしながら，歩行動作に関する実用性の判定は，運動機能的要素だけで決まるものではなく，認知機能，そして家屋構造や介助者の有無など，通勤・通学の場合にはその距離や手段といった物理的環境，社会的・文化的要素などにも左右されるので，患者を取り巻く環境因子を考慮に入れて判定されるべきです．

移乗動作

一連のトイレ動作の工程において，ベッドからポータブルトイレ，車椅子から便器などの移乗動作は必須となります．移乗動作は，臨床上，立ち上がり動作に方向転換が加わった動作と考えられます．そこで立ち上がり動作において，椅子の高さの条件別で上肢の支持の有無（図17，18），そして方向転換時に脚の踏み返しが安全に可能か否かを判定します（図19，20）．脚の踏み返しができると，移動方向への支持基底面の拡大ができ，安定した移乗動作が可能となります．そのためには，支持脚となる下肢の支持が必要となります．

更衣動作

更衣動作の構成要素としては，座位保持，立位保持および姿勢変換能力，体幹・上肢および下肢

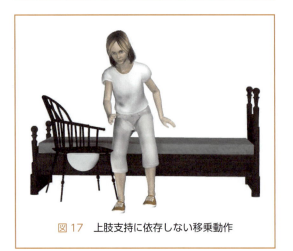

図16　トイレ動作における移動能力
トイレ動作において，一人で安全に移動できる手段の自立を促します．

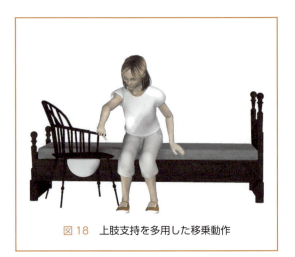

図17　上肢支持に依存しない移乗動作　　　　　　　図18　上肢支持を多用した移乗動作

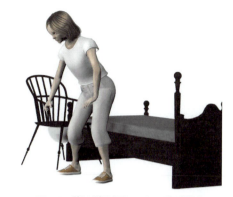

図19　脚の踏み返しのある移乗動作

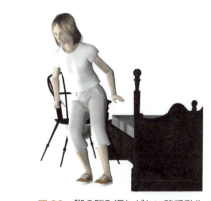

図20　脚の踏み返しがない移乗動作

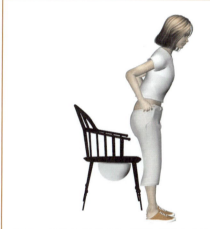

図21　下衣の上げ下げに必要な動的な立位保持能力
立位で姿勢保持に上肢を使用せず，上肢の高い自由度が必要となります．

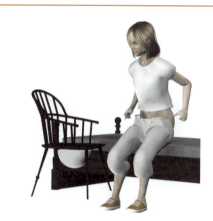

図22　立位保持能力の低下がある場合の更衣動作工程の変更
立位保持が不安定なため，立位になる前に下衣を下ろしておきます．

のROM，把持能力・手指の巧緻性，心肺機能が挙げられますが，実際の便所内での衣服の上げ下げでは，立位で遂行していることが多く，動的な立位保持能力が重要となります（図21）．動的な立位保持能力が低い症例の場合では，移乗する前のベッド端座位や車椅子座位の状態で，下衣を膝まで下ろし，極力，立位の状態で下衣の着脱をしないような動作工程の変更をします（図22）．

5　入浴動作

　入浴動作の工程には，更衣動作に加えて，浴室への出入り，浴槽への出入り，洗い場での起居動作があり，入浴動作は多くの疾患で最も自立度が低い身のまわり動作です．自立度が低い理由として，普段，歩行を移動手段として遂行している者であっても，入浴動作の遂行には高低差の大きい移動動作が課せられ，跨ぎ動作，段昇降などの応用歩行動作能力が必要です[1]．そして洗い場での起居動作に関しても，濡れた浴室内での座位や立位への姿勢変換動作，および洗体・洗髪する際に

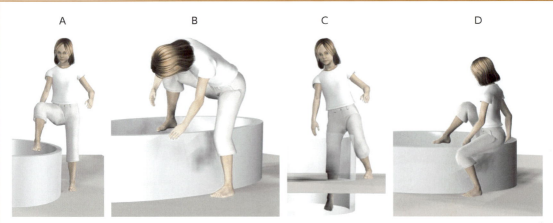

図23　浴槽を跨ぐ動作
A．浴槽を跨ぐには片脚立位能力が必要となります（上肢支持なしの場合）
B．片脚立位能力が低い場合には，上肢支持を用います
C．浴槽の底面と浴室の底面との高低差により，後脚で跨ぐことが難しくなります
D．立位で浴槽を跨ぐことが不安定である場合は一旦，浴槽縁に座ってから脚を浴槽内に入れる工程を選択します

上肢や体幹の運動を伴う動的な座位保持能力が必要です．通常，リハビリテーション室内での練習では，水に濡れていない環境下で，模擬的に浴槽への出入り，そして洗体・洗髪動作の自立度を評価しているに過ぎないため，実際の入浴動作を遂行する場合は，足もとが滑ることを想定して，できるだけ上肢支持を多用して動作を遂行してもらうように進めます．

応用歩行能力

浴室への出入り，特に浴槽への出入りは，浴槽の縁を跨ぐことが必要となります．最近の浴槽の配置型は，浴槽の高さ1/3くらいを床に埋め込み，床面から30〜40cm程度を立ち上げて設置する半埋め込み式が多いですが，半埋め込み式の場合であっても，床面から浴槽の高さの30〜40cmを跨ぐ必要があります．跨ぐ際には上肢支持なしでの立位（図23-A），浴槽の縁や手すりを上肢支持した立位（図23-B）の方法があります．それらの方法の違いは，片脚立位能力に関連します．跨いだ後，跨いだ脚が浴槽の底面についたとき，浴槽の床面は浴室の床面より低いため，他方の脚で跨ぐには一層高さが高くなり，跨ぐ難易度が高くなります（図23-C）．このように浴室への出入り，浴槽を跨ぐためには片脚立位支持能力を主とした応用歩行動作能力との関連性が大きいです．

片脚立位能力が低ければ一旦，座位を保持してから跨ぐ方法で行うことになります（図23-D）．

座位保持，立位保持および姿勢変換能力

浴室内に設置してある比較的低い高さの椅子からの立ち上がり（図24），片側の殿部を洗う際には片側の殿部を持ち上げて，その状態を保持しながら，タオルを把持した上肢で洗うなど（図25），洗体動作には数多くの姿勢変換動作と動的な座位保持能力が必要となります．

体幹，上肢および下肢の関節可動域[6]

入浴動作のなかで「背中を洗う」が自立するには，十分な把持能力以外に肩関節の外転70°以上，内外旋40〜60°以上，および肘関節屈曲120°以上が必要です（図26）．浴室内専用の椅子は，比較的高さが低いものが多く，それに座る場合には下肢および体幹の屈曲ROMがより必要となり，起

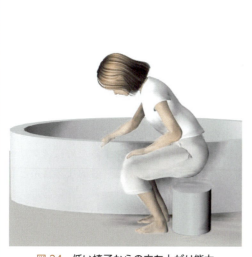

図24 低い椅子からの立ち上がり能力
浴室内に設置してある椅子は低いものが多いです

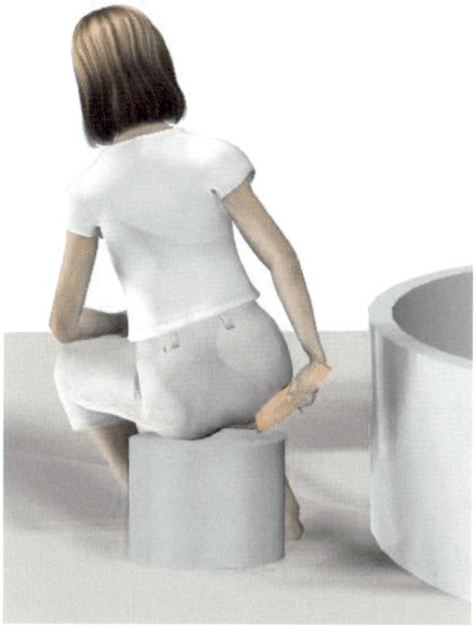

立する場合には十分な筋力が備わっていなければなりません．最近では高さのある風呂椅子も販売されていますので，下肢ROM制限や人工股関節置換術（THA）の患者にはそのような椅子を選んでもらうようにします．

■ 文　献
1) 土屋弘吉・他（編）：日常生活活動（動作）—評価と訓練の実際—第3版．pp37-50, 医歯薬出版, 1992.
2) 総務省：平成23年社会生活基本調査 生活時間に関する結果．2011.
3) 川人光男：脳の計算理論．pp75-116, 産業図書, 2001.
4) 佐藤隆一, 伊藤智永子：上肢障害のメカニズムとADL. 臨床リハ, **15**(5)：406-412, 2006.
5) 古田恒輔：慢性関節リウマチの作業療法．〔嶋田智明, 金子　翼（編）：関節可動域障害〕．pp269-271, メディカルプレス, 1999.
6) 小林一成, 米本恭三：更衣動作．総合リハ, **20**：877-881, 1992.
7) 広島晶子, 大川嗣雄：用便動作．総合リハ, **20**：887-892, 1992.
8) Simoneau GG：Kinesiology of walking［Neumann

図25 洗体動作時の座位保持能力

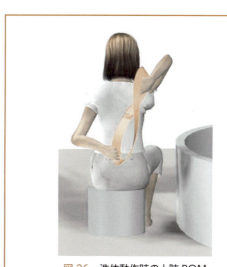

図26 洗体動作時の上肢ROM
洗体動作では，肩関節の外転70°以上，内外旋40〜60°以上，および肘関節屈曲120°以上が必要となります

DA（ed）：Kinesilogy of Muscloskeletal System］．pp627-681, Mosby, 2010.

（西守　隆）

第2章 各臓器不全で生じる病態理解とリスクマネジメント

1 システムレビュー（System review or Review of system）

　システムレビュー（臓器別聞き取り）は，セラピストが患者に対して医療面接や初診を行う際に，患者の全体像を把握するために，各器官系の健全性を系統的に聞き取りすることです（図1)[1]．

　一般的には患者が医療機関を訪れる契機となった疾患もしくは主訴に関連する疾患についての機能を聞き取りしますが，昨今，高齢者の多くは重複して疾患を有しており，主たる原疾患以外に，併存疾患による各器官系の機能不全を有することが少なくありません．そして各器官系に機能不全がある場合では，理学療法の手段として用いられる運動によって，各器官系に物理的に過度な負荷が加わることになりかねません．そこで運動療法を実施する前に，全身状態が安定しているのか，運動中に留意することはないかなど，大まかに各器官系の健全性を確認することが推奨されます．

　各器官系の健全性を確認するためにスクリーニング（ふるいわけ）をする一般的な器官系としては，認知系，筋骨格系，神経系，呼吸器形，心血管系，外皮系があり，そのスクリーニング項目は，表1に示すとおりです．スクリーニングで各器官

表1　スクリーニングすべき器官系と主な項目[2]

器官系	主な項目
認知系	コミュニケーション，行動的反応，注意，見当識，意識
筋骨格系	粗大ROM検査，粗大筋力とその対称性
神経系	粗大協調運動，姿勢変換動作，バランス，感覚
心血管系 呼吸器系	脈拍，呼吸数，血圧，浮腫，酸素飽和度
外皮系	皮膚の色と損傷，皮膚の柔軟性，瘢痕形成

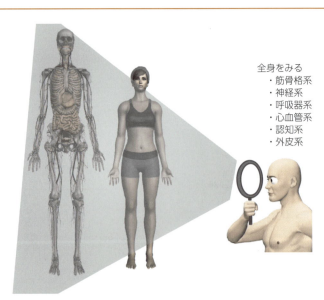

全身をみる
・筋骨格系
・神経系
・呼吸器系
・心血管系
・認知系
・外皮系

図1　システムレビュー
全身を系統的にもれなく聞き取り，必要に応じて簡単な運動をしてもらうことによって，日常生活に影響しそうな器官系をスクリーニングします．

の機能不全がみられる場合には，その器官系について詳細に検査内容を深めていきます．

認知系のスクリーニング

医療面接の導入として，自分の名前を伝える，もしくは挨拶を通して，患者のコミュニケーション能力や認知能力をある程度確認することができます（図2）．もし認知機能の低下がある場合，理学療法のすべてに影響します．理学療法では必ず監視付きで行うこと，そして指導する運動についての理解力や学習進度に影響が生じるため，主たる介護者や付添人に対しての教育も必要になります．

筋骨格系のスクリーニング

ゴニオメータを使用して身体各関節のROMを数値化するよりも前に，その患者がADLに支障が生じる程度のROM制限（図3）や手指の随意運動（図4）を有しているのかを情報収集すること

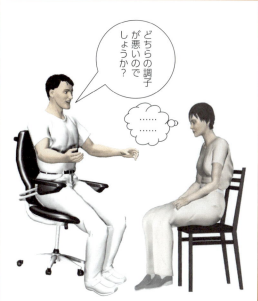

図2　認知系のスクリーニング
（患者への話しかけに対する反応）

患者への挨拶，質問などの問いかけに対して，セラピストが言った内容を理解し，それに応じた発言や行動ができているか，適正な反応や行動ができているかをみます

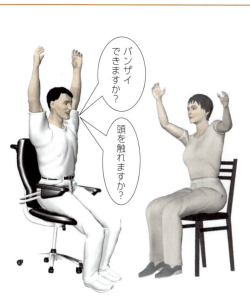

図3　筋骨格系のスクリーニング①
（上肢ROMの確認）

「バンザイ」の模倣によって肩関節屈曲のROMを確認します．「頭を触る」の模倣によって肘関節屈曲のROMを確認します．肩関節屈曲70°以上，肘関節屈曲110°以上あれば，洗髪動作が可能となります

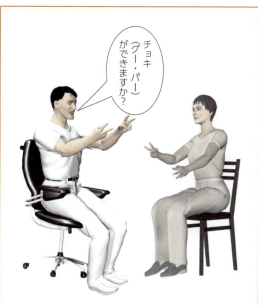

図4　筋骨格系のスクリーニング②
（手指の巧緻性とROMの確認）

「グー，チョキ，パー」「OKサイン」などの手指の模倣によって，手指の巧緻性と手指のROMを確認します．そのような手指の巧緻性やROMを確認することで，食事動作や更衣動作で必要な巧緻動作との関連を考えます

が，臨床的には多いです．

座位バランスを通した筋骨格系および神経系のスクリーニング

座位姿勢は，日中の休息姿勢であるとともに，読書や他者とのコミュニケーションなど知的，社会交流活動における基本姿勢です．そして食事，整容，更衣および排泄などの基本的な活動に必要な姿勢です[3]．

セラピストは，患者のADL状況と座位能力との関連を照合するためにも，この座位バランス能力については必ずチェックが必要です．

「上肢を挙上して，片脚を持ち上げる」座位バランスは，上肢をバランス保持として使用しない拘束を設けたうえで，殿部の支持基底面に身体重心を投影するために体幹の分節的運動と姿勢制御に関わる神経系機能を確認できます（図5）．また，左右下肢を持ち上げることにより左右方向の不安定な方向と，股関節屈曲ROM（100°程度）も同時に確認できます．下肢を持ち上げることができれば，歩行動作で必要な股関節屈曲30°，階段昇降で必要な65°，そして立ち上がり動作で必要な100°程度の角度があることがチェックできます[4,5]．

立ち上がり動作の観察による筋骨格系および神経系のスクリーニング

座位は，座位バランスの項でも述べたように日常生活での機能的な姿勢です．また，座位同様に立位についても，更衣，整容および家事・労働などの日常生活での機能的な姿勢として重要です．立位をADLの機能的な姿勢として活用するには，活動の遂行を一定時間にわたって安定して保持し，そして立位保持しながら上肢を自由に動かせることや，その動作を保証できることが重要となります[3]．

セラピストは，患者のADL状況と立位保持能力との関連を照合するためにも，この立位バランス能力について必ずチェックが必要です．立位を安定して保持できるか，立位を保持するために上肢支持が必要であるかなどをチェックします．また，立位を観察する際に，必然的に立ち上がり動作も観察しますが，立ち上がり動作においては，下肢関節のROMや下肢筋力，両脚支持でのバランスなどを大まかにチェックすることができます（図6）．

足踏み動作の観察による筋骨格系および神経系のスクリーニング

歩行を移動手段として活用する能力があるかを確認するには，立位で足踏み動作を行ってもらいます．まず足踏み動作を行ってもらう前に，立位を保持できる能力があるか，そして立位を保持するにはどの程度の補助が必要であるか，立脚している下肢の支持性の程度，立脚中の体幹の安定性を確認します（図7）．

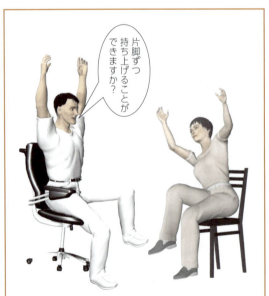

図5　座位バランスを通した筋骨格系と神経系のスクリーニング
上肢を座位保持に使用しない，そして太ももを持ち上げることで，支持側の殿部と大腿部が支持基底面となり，その支持基底面に上半身重心を投影できる能力をみることになります

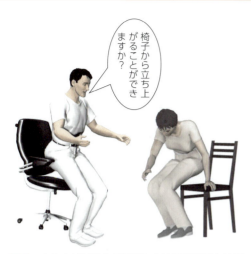

図6 立ち上がり動作の観察による筋骨格系と神経系のスクリーニング
大まかな下肢の筋力や立位保持能力を確認します

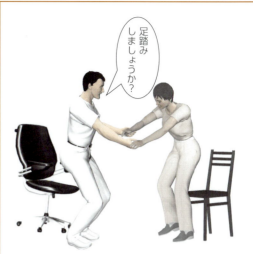

図7 足踏み動作の観察による筋骨格系と神経系のスクリーニング
大まかな単脚支持の下肢支持性(筋力)とバランスを確認します.セラピストの介助がなければ,どちらの方向に不安定であるかを確認します

呼吸器系と心血管系のスクリーニング

医療面接で患者の筋骨格系と神経系のスクリーニングのために行った簡単な運動は,健常者では過剰な労作ではない強度であったとしても,患者は苦痛を感じている場合もあります.そのため,軽い運動の後にはバイタルサインをチェックして,呼吸器系や心血管系の健全性を確認します(図8).

全体的な器官系の状態を把握したうえで,より詳細な器官系の検査が必要であれば,次節以降に記載されている「関連する器官不全」に焦点をあてて,理学療法でのリスク管理項目や症状の有無を確認するためのモニタリングを行います.

■ 文 献

1) O'Sullivan SB:Clinical Decision Making. Physical Rehabilitation 4th, pp3-26, FA Davis Company, 2007.
2) 臼田 滋(編).ビジュアルレクチャー理学療法基礎評価学. pp2-10, 医歯薬出版, 2014.
3) 内山 靖:症候障害学序説 理学療法の臨床思考過程モデル. pp30-61, 文光堂, 2006.
4) 西守 隆(編),上杉雅之(監修):動作のメカニズムがよくわかる 実践!動作分析. pp50-107, 医歯薬出版, 2016.

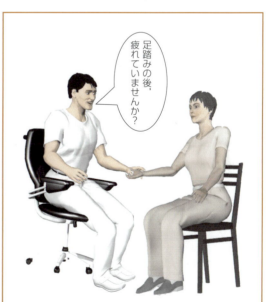

図8 呼吸器系や心血管系のスクリーニング
軽度な運動の後,バイタルチェックを行い,心肺系の健全性を確認します

5) 西守 隆:階段昇降と走行〔武田 功(監修):臨床歩行分析ワークブック〕. pp144-156, メジカルビュー社, 2013.

(西守 隆)

2 心不全

疾患の概説

心不全とは？

心不全とは，心臓の構造（弁や心房・心室中隔など）や機能（心筋の収縮力・拡張力）の異常により，組織が要求するだけの酸素を供給することが困難になっている状況を指します．つまり一つの疾患というよりも，心臓に影響を及ぼす種々の疾患や状況により起こる病態といえます．

心不全は75歳以上の高齢者に多く発生するため，日本では人口の高齢化を背景に患者数が増加の一途をたどっています．また，死亡率の高さ（10％/年程度）もさることながら，再入院率も非常に高率（30％/年程度）であり[1]，医療経済的に大きな問題となっています．

心不全の原疾患

心不全の原因となる疾患は虚血性心疾患，高血圧性心疾患，弁膜症，心筋症，その他（不整脈等）の5つに分類されます．なかでも，虚血性心疾患，高血圧性心疾患，弁膜症を原因とするものが多いですが，近年では虚血性心疾患の割合が増加しています[2]．

心不全の病型分類

心不全は発症までの経過，解剖学的なつながり，発症時の左室駆出率（Left Ventricular Ejection Fraction：LVEF）から表1のように分類されます．

慢性心不全とは慢性的な心ポンプ機能の低下をきたしているものの，交感神経系やレニン・アンジオテンシン・アルドステロン（RAA）系など体内の神経体液性因子の代償機転が働くことにより，末梢循環不全やうっ血などをきたしていない状態を指します．急激な心機能の低下によりこれらの代償機転が働けない場合（急性心不全），もしくはなんらかのきっかけでこの代償機転が破綻した場合（慢性心不全の急性増悪），心不全の症状が顕在化し，入院治療を要する状態となります．

また，心機能の低下というと収縮力の低下をイメージしがちですが，拡張力の低下も心不全を発症する要因となります．心不全患者のうちLVEFが50％以上の患者は30％程度存在するとされており，これらの患者は左室駆出率低下を伴う心不全（Heart Failure with reduced Ejection Fraction：HFrEF）に対して左室駆出率が保たれた心不全（Heart Failure with preserved Ejection Fraction：HFpEF）とよばれています．

表1 心不全の病型分類

分類	名称	状態
発症までの経過	急性心不全	心機能の急激な破綻により代償機転が働かなくなった状態．慢性心不全の急性増悪を含む
	慢性心不全	慢性的な心機能の低下はあるものの，神経体液性因子の代償機転により安定した状態
解剖学的なつながり	左心不全	左室の心筋障害や大動脈弁，僧帽弁の異常により心拍出量低下と左室充満圧の上昇が引き起こされた心不全
	右心不全	右心機能低下や右室の充満圧上昇のために体循環や腹部臓器にうっ血が起こった状態
発症時の左室駆出率	左室駆出率の低下した心不全（HFrEF）	心不全発症時の左室駆出率が50％未満のもの（40％未満とするものもある）
	左室駆出率の保たれた心不全（HFpEF）	心不全発症時の左室駆出率が50％以上のもの．左室の拡張力低下により，少しの左室充満圧上昇で肺うっ血をきたし，発症する

心不全の症状

心不全の症状は，図1のように体循環と肺循環を一つの閉ループとして捉えると理解しやすくなります．左心室の機能障害や僧帽弁・大動脈弁の異常は，下流（全身動脈）への血流量低下と上流（肺循環）のうっ血をきたします．さらに，肺循環がうっ滞すればその下流である右心系の充満圧が上昇し，その下流（全身静脈）もうっ血をきたすようになります．したがって，左心不全の症状は肺うっ血と末梢組織の低灌流に伴う症状であり，右心不全の症状は体静脈や腹部臓器のうっ血症状ということになります（表2）．右心不全は左心不全による肺循環のうっ血により続発する場合が多いものの，肺高血圧症や三尖弁閉鎖不全症などにより単独で右心不全を呈することもあります．

平均的な体格の成人男性の場合，安静時の1回拍出量は約70 mL程度とされており，脈拍が70回/分とすれば約5 Lの血液を1分間に駆出していることになります．しかし，なんらかの心疾患により1回拍出量が30 mLに低下した場合，脈拍数が同じであれば心拍出量は2.1 L/分まで低下することになり，約3 L/分の不足を生じます．この不足分は四肢の末梢や骨格筋，腎臓などへの血流量を減らすことで代償されます（脳や心臓など大事な臓器の血流量は保たれる場合が多い）．骨格筋への血流量が低下すると，筋肉は無酸素的な代謝を余儀なくされ，乳酸産生が亢進し，疲労しやすくなります．また，腎血流量が低下すると，腎臓では循環血液量が少ないと感知され，RAA系が亢進し，血管収縮と水，ナトリウムの再吸収増加により循環血液量を維持して血圧を保とうとするため，尿量が低下します．一方，動脈弓や頸動脈洞にある圧受容器も循環血液量の低下を感知し，交感神経系の亢進（心拍出量増加と血管収縮により血圧を保とうとする）と抗利尿ホルモンの産生を

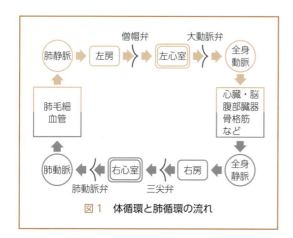

図1　体循環と肺循環の流れ

表2　左心不全と右心不全の症状

	左心不全所見	右心不全所見
自覚症状	労作性呼吸困難 夜間発作性呼吸困難 起座呼吸 易疲労 全身倦怠感	食欲不振 全身倦怠感
身体所見	皮膚チアノーゼ 乏尿 皮膚冷感 息切れ，努力呼吸 起座呼吸 喘鳴 肺野湿性ラ音	頸静脈怒張 肝腫大 下腿浮腫 胸水 腹水 消化器症状
胸部X線	心拡大（CTR拡大） 肺うっ血	胸水貯留（右＞左）
理学療法実施時のチェックポイント	呼吸苦の増悪はないか？ 夜間眠れているか？ 四肢末梢の冷感やチアノーゼはないか？ 尿量は十分出ているか？ 痰が増えていないか？ 酸素化の悪化がないか？	食事は十分摂れているか？ 顔面・下肢の浮腫が出現 or 増悪していないか？ 呼吸苦の増悪はないか？ 腹部膨満感はないか？

促します．これらの代償機転は，ある程度までは循環を維持することに働きますが，過剰に亢進すると**前負荷**（静脈から還ってくる血液量）と**後負荷**（心臓から全身へ送り出すときにかかる負荷）の増加をもたらし，さらなる心不全の増悪を招きます．

心不全の重症度分類

心不全の重症度評価には，NYHA 分類，Forrester 分類，Nohria 分類，ACC/AHA のステージ分類がよく用いられます．

① **NYHA 分類**（表3）：NYHA 分類は労作時の自覚症状を基にクラスⅠ〜Ⅳに分類したものであり，最も簡便に評価できる指標として広く使用されています．

② **Forrester 分類，Nohria 分類**（図2）：Forrester 分類は急性心筋梗塞後の心不全の病態を評価する尺度として開発され，スワンガンツカテーテルで評価できる心係数と肺動脈楔入圧をもとに4つのカテゴリーに分類されます．これを臨床像から分類したものが Nohria の分類であり，肺うっ血の所見と低灌流の所見から Forrester の分類と同様に4つのカテゴリーに分類します．

③ **ACC/AHA のステージ分類**（図3）：慢性心不全をその進展から4つのステージに分類したものです．臨床的に心不全と診断されるのはステージC以上の患者ですが，それよりも以前から将来の心不全リスクがある患者を心不全予備群として捉え，早期から心不全予防に対して適切な治療を行うことを目的に作られました．なお，運動はステージAから推奨されています．

表3　NYHA 分類

クラスⅠ　制限なし
心疾患を有するが，そのために身体活動が制限されることのない患者．通常の身体活動では疲労，動悸，呼吸困難をきたさない
クラスⅡ　軽度の制限
心疾患を有し，そのために身体活動が軽度から中等度制限される患者．安静時は無症状であるが，通常の身体活動で疲労，動悸，呼吸困難あるいは狭心症症状をきたす
クラスⅢ　高度の制限
心疾患を有し，そのために身体活動が高度に制限される患者．安静時は無症状であるが，通常以下の身体活動で疲労，動悸，呼吸困難あるいは狭心症症状をきたす
クラスⅣ　不能
心疾患を有し，安静時においても心不全症状，あるいは狭心症症状をきたす．そのため非常に軽度の身体活動でも愁訴が増加する

＊クラスⅡは範囲が広いため，身体活動が軽度（階段昇降や坂道歩行など）制限される場合をⅡs，中等度（通常のペースの平地歩行など）制限される場合をⅡmと分類する場合もある

病態を理解するための生化学データとその解釈

胸部X線写真（図4）

胸部X線写真は心不全の診断や治療の効果判定として繰り返し撮影されます．したがって，一

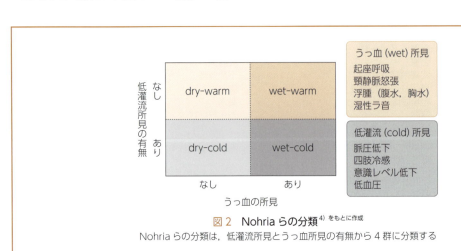

図2　Nohria らの分類[4] をもとに作成
Nohria らの分類は，低灌流所見とうっ血所見の有無から4群に分類する

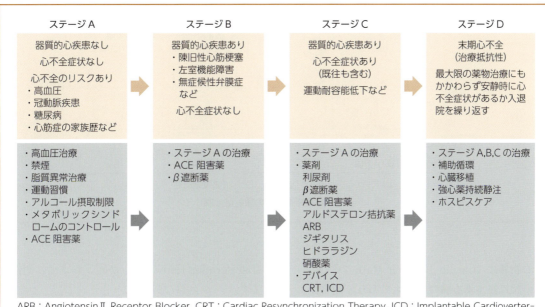

図3 慢性心不全の進展ステージとステージ別治療（ACC/AHA）[5]をもとに作成

ARB：Angiotensin II Receptor Blocker, CRT：Cardiac Resynchronization Therapy, ICD：Implantable Cardioverter-Defibrillator

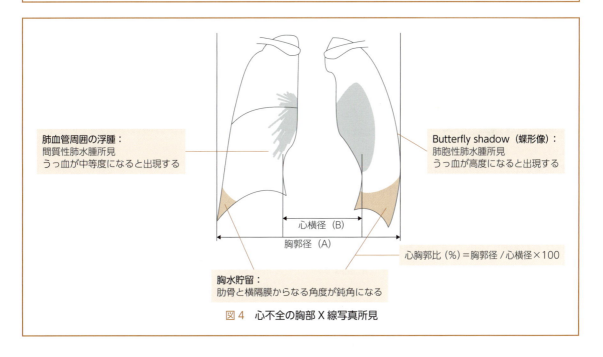

図4 心不全の胸部X線写真所見

時点だけをみるのではなく，前回撮影された写真や状態が変化する前の写真と比較することが重要です．注意すべき点は，通常の撮影とポータブル撮影で単純比較ができないことです．急性期にはベッド上でポータブル撮影が行われることが多くなりますが，ポータブル撮影は通常の撮影に比べて心陰影が大きく写り，血管陰影も増強されやすいという特徴があります．

心不全患者の胸部X線写真では以下の3つを確認します．

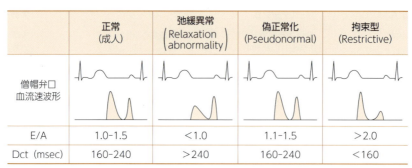

図5 左室拡張不全の重症度分類

①心胸郭比（Cardio Thoracic Ratio：CTR）：胸郭の幅に対する心臓の幅の比であり，通常撮影では**50％未満**が正常です．

②うっ血：肺静脈圧が高くなると，肺門部を中心に肺血管陰影が増強し，**透過性が低下（白くなる）**します．

③胸水：座位・立位での撮影では胸水が横隔膜面に貯留し，**肋骨横隔膜角が鈍角**になります．臥位では背面に広がるため，肺野全体の透過性が低下します．

心臓超音波検査（心エコー）

心エコーでは，心臓の収縮・拡張機能，弁の狭窄や逆流の程度，うっ血の状態などさまざまな指標が非侵襲的かつリアルタイムに評価できます．以下に代表的な指標を挙げます．

①左室駆出率（LVEF）：拡張末期に左室内にある容量が収縮期に何％送り出されているかを測定したもの．左室の収縮機能を表します（正常は55％以上）．

②急速流入期血流速波形（E波）/心房収縮期血流速波形（A波）：拡張期の左房から左室への血液流入は，左室が拡張することによる血液の流入（E波）と，左房が収縮することによる血液の流入（A波）の2つに分かれます．拡張早期は左室拡張による流入が起こり，拡張後期に左房収縮による流入が起こります．左室拡張障害の程度によりこの両波のピーク血流速の比E/Aと，E波の減速時間（Deceleration time：Dct）が図5のように変化します．

③三尖弁輪圧較差（TR-PG）：収縮期の右室と右房の圧較差を測定します．この値に推定の右房圧（概ね10mmHg程度）を足すと，**収縮期肺動脈圧**になります．

④下大静脈径，呼吸性変動：腹腔内の下大静脈径と呼吸性変動を観察します．正常は10〜15mmで，**呼吸により径が50％以上変動します**（呼気時に太く，吸気時に細くなる）．しかし，循環血液量が多い場合やうっ血により右房圧が上昇している場合は径が太くなり，呼吸性変動が低下します．

心電図

心不全患者ではさまざまな不整脈が認められますが，そのすべてが運動の禁忌に該当するわけではありません．運動を中止する場合は，その不整脈が致死的不整脈に移行するリスクが高い場合，異常な頻脈・徐脈により必要な心拍出量を保てない場合，運動により不整脈が増加もしくは誘発される場合です．臨床的には**心室性期外収縮3連発以上（Lown分類Ⅳb以上）**や頻脈性心房細動などが問題となることが多いため，波形を読めるようになっておくことが必要です．

血液検査

脳性ナトリウム利尿ペプチド（BNP，NT-proBNP）は，主として**心室の負荷により分泌が亢**

表4 心不全の運動療法の禁忌

Ⅰ. 絶対的禁忌	1) 過去1週間以内における心不全の自覚症状（呼吸困難，易疲労性など）の増悪 2) 不安定狭心症または閾値の低い［平地ゆっくり歩行（2METs）で誘発される］心筋虚血 3) 手術適応のある重症弁膜症，特に大動脈弁狭窄症 4) 重症の左室流出路狭窄（閉塞性肥大型心筋症） 5) 未治療の運動誘発性重症不整脈（心室細動，持続性心室頻拍） 6) 活動性の心筋炎 7) 急性全身性疾患または発熱 8) 運動療法が禁忌となるその他の疾患（中等症以上の大動脈瘤，重症高血圧，血栓性静脈炎，2週間以内の塞栓症，重篤な他臓器障害など）
Ⅱ. 相対的禁忌	1) NYHA Ⅳ度または静注強心薬投与中の心不全 2) 過去1週間以内に体重が2kg以上増加した心不全 3) 運動により収縮期血圧が低下する例 4) 中等症の左室流出路狭窄 5) 運動誘発性の中等症不整脈（非持続性心室頻拍，頻脈性心房細動など） 6) 高度房室ブロック 7) 運動による自覚症状の悪化（疲労，めまい，発汗多量，呼吸困難など）
Ⅲ. 禁忌とならないもの	1) 高齢 2) 左室駆出率低下 3) 補助人工心臓（LVAS）装着中の心不全 4) 植込み型除細動器（ICD）装着例

（日本循環器学会．心血管疾患におけるリハビリテーションに関するガイドライン（2012年改訂版）．http://www.j-circ.or.jp/guideline/pdf/JCS2012_nohara_h.pdf（2018年1月25日））

進する心臓由来のホルモンで，血管拡張作用やナトリウム利尿などの生理活性があります．心室の負荷を反映するため，心不全の存在診断や重症度評価，予後予測などに用いられています．NT-proBNPは，BNPと同時に分解されて血中に放出される非生理活性物質であり，基準値は異なりますが，測定意義は同様です．BNP＜18.4pg/mL，NT-proBNP＜55pg/mLが正常であり，NT-proBNPが3〜10倍高い値を示します．安定した慢性心不全患者において，BNP＞190pg/mL[6]や＞240pg/mL[7]では心不全再入院や死亡などのイベントが多くなるとの報告がありますが，年齢や腎機能などに影響を受けるため，解釈には注意が必要です．

表5 心不全患者に対する運動療法の中止基準[10]より引用改変

1. 著明な息切れまたは倦怠感（Borg指数14以上）
2. 運動中の呼吸数40回/分以上
3. Ⅲ音または肺ラ音の出現
4. 肺ラ音の増強
5. Ⅱ音肺動脈成分の増強
6. 脈圧の減少（収縮期，拡張期の差が10mmHg未満）
7. 運動中の血圧低下（10mmHg以上）
8. 運動による上室または心室期外収縮増加
9. 発汗，蒼白または意識混濁

に負荷をかける行為であり，適応や負荷量の判断を誤ると反対に心不全を増悪させる危険性があります．したがって，慢性心不全患者に運動療法を行うためには，事前に禁忌（表4）[9]と中止基準（表5）[10]をしっかりと把握しておく必要があります．

運動療法の注意点

慢性心不全患者に対する運動療法時の注意点

病状が安定した慢性心不全患者に対する有酸素運動やレジスタンストレーニングなどの運動療法は，QOLや運動耐容能の向上，長期予後改善などの効果があり[8]，心不全治療には欠かせないものとなっています．しかし，運動は少なからず心臓

入院中の急性心不全患者に対する離床時の注意点

急性心不全患者（慢性心不全の急性増悪も含む）においては，入院後の安静臥床に伴う筋力低下や歩行能力低下を防ぐために，**可及的早期から離床を開始します**．急性心不全を発症したときは，図6-Aのような状態になっており，なんらかの心不全症状が出現しています．この状態でさらに離床

の負荷を加えると，心不全はさらに悪化してしまいます．しかし，治療により心負荷を下げる，もしくは心機能を上げる（またはそのいずれも）ことにより，図6-Bの状態になれば，負荷を加える余地が生まれ，離床を進めることができます．このような天秤の状態を見極めるためには，心不全症状の変化を継時的に観察することが重要です．同じ程度の浮腫であっても，軽減してきている場合は図6-Bの状態であり離床が可能ですが，増悪してきている場合は図6-Aの状態であり離床は避けたほうがよいと考えられます．毎日チェックすべきポイントは表2のとおりです．

また，事前にどの程度の負荷まで許容できるかを正確に予測することは困難であるため，離床は段階的（座位→立位→歩行）に進め，その際の患者の症状やバイタルサインを注意深く観察します．表5の中止基準にあてはまる症状が認められた場合はそれ以上進めないようにします．

薬剤について

前述したように，慢性心不全患者では体内の交

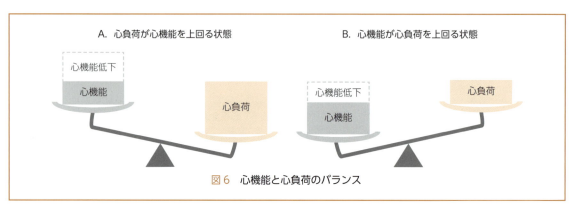

図6 心機能と心負荷のバランス

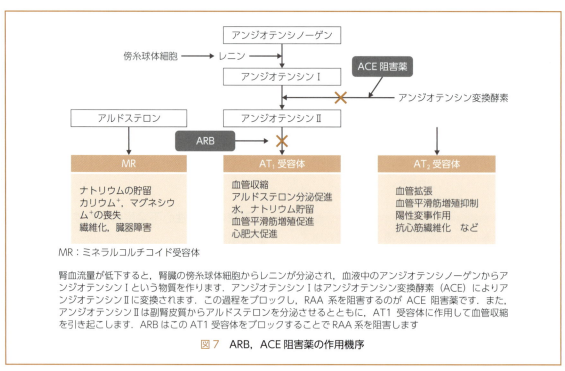

図7 ARB，ACE阻害薬の作用機序

感神経系やRAA系が亢進することで，みずから心臓に対して負荷をかけてしまいます．この状態が長く続くと，心筋は疲弊し，さらなる心機能の低下をきたしてしまいます．そのため，慢性心不全患者の長期予後を改善させるためには，交感神経系やRAA系の働きを阻害する薬剤を使用します．また，うっ血による種々の症状を軽減する目的で，利尿薬も使用されることが多い薬剤です．

長期予後を改善するための薬剤

①アンジオテンシン変換酵素（ACE）阻害薬（図7）：アンジオテンシンⅠからアンジオテンシンⅡへの変換を阻害してRAA系の働きを阻害します．血圧低下と血管拡張作用があり，心保護に働きます．HFrEF患者において長期予後を改善することが証明されており，極力服用することが勧められています．副作用には空咳などがあります．

②アンジオテンシンⅡ受容体拮抗薬（ARB）（図7）：アンジオテンシンⅡが作用する受容体（特にAT$_1$受容体）を阻害することで，ACE阻害薬と同様，血圧低下と血管拡張作用，ならびに心保護作用を有します．長期予後改善効果はACE阻害薬と同等であり，併用効果もあるため，ACE阻害薬の代替薬もしくは併用薬として用いられます．

③β遮断薬：心臓に多く存在する交感神経のβ$_1$受容体を遮断することにより，心収縮力や心拍数を低下させ，血圧低下や心仕事量低下をもたらします．心保護効果があり，心不全患者の長期予後を改善するため服用することが勧められています．安静時・運動時ともに心拍数が低下するため，運動療法中は心拍数の解釈に注意が必要です．また，心拍出量低下により心不全が悪化する可能性もあるため，服用開始時や増量時は注意が必要です．

うっ血に伴う症状を軽減するための薬剤

利尿薬：うっ血による呼吸困難感や浮腫を軽減するために用いられます．予後に関する効果は明らかではありませんが，心不全患者では多くの方が服用しています．利尿薬にはループ利尿薬，サイアザイド系利尿薬，抗アルドステロン薬，トルバプタン（V$_2$受容体拮抗薬）などがあり，それぞれの薬剤で水，ナトリウムを再吸収する機序や部位が異なるため，数種類の利尿薬を併用することもあります．

■ 文献

1) Tsuchihashi-Makaya M, et al：Characteristics and outcome of hospitalized patients with heart failure and reduced vs preserved ejection fraction. Report from the Japanese Cardiac Registry of Heart Failure in Cardiology (JCARE-CARD). *Circ J*, **73**(10)：1893-1900, 2009.
2) Shiba N, et al：Trend of westernization of etiology and clinical characteristics of heart failure patients in Japan. -First report from the CHART-2 Study-. *Circ J*, **75**(4)：823-833, 2011.
3) Forrester JS, et al：Medical therapy of acute myocardial infarction by application of hemodynamic subsets. *N Engl J Med*, **308**(2)：97-100, 1983.
4) Nohria A, et al：Clinical assessment identifies hemodynamic profiles that predict outcomes in patients admitted with heart failure. *J Am Coll Cardiol*, **41**(10)：1797-1804, 2003.
5) Hunt SA：Guideline Update for the Diagnosis and Management of Chronic Heart Failure in the Adult：A Report of the American College of Cardiology/American Heart Association Task Force on Practice Guidelines (Writing Committee to Update the 2001 Guidelines for the Evaluation and Management of Heart Failure). *Circulation*, **112**(12)：e154-e235, 2005.
6) Nishii M, et al：Prognostic utility of B-type natriuretic peptide assessment in stable low-risk outpatients with nonischemic cardiomyopathy after decompensated heart failure. *J Am Coll Cardiol*, **51**(24)：2329-2335, 2008.
7) Maeda K, et al：High levels of plasma brain natriuretic peptide and interleukin-6 after optimized treatment for heart failure are independent risk factors for morbidity and mortality in patients with congestive heart failure. *J Am Coll Cardiol*, **36**(5)：1587-1593, 2000.
8) Taylor RS, et al. Exercise-based rehabilitation for heart failure. *Cochrane Database Syst Rev*, **4**：CD000990, 2014.
9) 日本循環器学会・他：心血管疾患におけるリハビリテーションに関するガイドライン（2012年改訂版）．(http://www.j-circ.or.jp/guideline/pdf/JCS2012_nohara_h.pdf)
10) Giannuzzi P, et al：Recommendations for exercise training in chronic heart failure patients. *Eur Heart J*, **22**(2)：125-135, 2001.

（松尾善美・高瀬広詩）

3 呼吸不全

疾患の概説

動脈血の血液ガスの正常値

呼吸不全を診断するうえで必須の検査は，**動脈血の血液ガス検査**です．動脈血とは，肺胞と血管の間でガス交換（酸素と二酸化炭素の受け渡し）が行われた後の，酸素を多く含んだ血液です．動脈血の血液ガスの**正常値**は，pH：7.4±0.05，動脈血酸素分圧（PaO_2）：80～100 torr（mmHgも同じ意味），動脈血二酸化炭素分圧（$PaCO_2$）：40±5 torr，重炭酸イオン（HCO_3^-）：24±2 mEq/L，酸素飽和度（SaO_2）：95～100％です．

呼吸不全の診断基準

呼吸不全とは，PaO_2 が 60 torr 以下になることを診断基準としています[1]．呼吸不全のなかでも，$PaCO_2$ が上昇しないものを**I型呼吸不全**，上昇する（45 torr を超える）ものを**II型呼吸不全**とよびます．さらに，呼吸不全の状態が1カ月以上続く状態を慢性呼吸不全といいます．

低酸素血症と高炭酸ガス血症

呼吸不全のように，PaO_2 が低い状態を**低酸素血症**とよびます．低酸素血症の原因は，**換気血流比不均等分布（肺胞低換気），シャント（解剖学的・生理学的），拡散障害**があります．一方，II型呼吸不全のように，$PaCO_2$ が高い状態を**高炭酸ガス血症**とよびます．高炭酸ガス血症の原因は，**肺胞低換気の一つしかありません**（図1）．つまり，PaO_2 は，酸素化の指標，$PaCO_2$ は，換気の指標であるといえます．

呼吸不全と CO_2 ナルコーシス

II型呼吸不全患者に対するリスクとして，**CO_2ナルコーシス**があります．CO_2ナルコーシスとは，過剰な酸素投与により呼吸抑制が働き，さらなる呼吸性アシドーシス（酸性化）が進行し，**意識障害**を呈する状態をいいます．通常，呼吸調節は，$PaCO_2$ の変化により行われますが（**中枢性化学受容体**），II型呼吸不全患者ではこの呼吸調整のメカニズムが破綻しており，PaO_2 の変化により反応（**末梢性化学受容体**）します．体内に酸素が入ってきたと感知し，呼吸抑制がかかり，CO_2 ナルコーシスの状態に陥ってしまいます．II型呼吸不全患者には，酸素投与の注意が必要です（特に，理学療法実施（動作）後の，安静時の酸素流量への戻し忘れなどに注意が必要です）．

呼吸不全と肺性心

呼吸不全の状態が続くと心臓に負担がかかります．低酸素になると肺の毛細血管が攣縮します．その結果，肺の毛細血管の圧が高くなり，それに伴って肺動脈の圧も高くなります．肺動脈圧が高くなると，右心室が過負荷になり心不全の状態になります（図2）．さらに，低酸素になると，それを補うために赤血球の数が異常に増えます．これを多血症（二次性多血症）とよびます．多血症になると血液の粘性が高くなり，さらに心臓に負担をかけます．このように，低酸素（肺）が原因で心不全（**右室不全**）になることを肺性心といいます．

肺性心の予防のために酸素療法があります．慢性閉塞性肺疾患（Chronic Obstructive Pulmonary Disease：COPD）患者の酸素療法の効果として，息切れを軽減する，QOLを改善するなどが挙げられますが，最も重要な効果は心不全を予防することです．「酸素療法は心臓を守るために行う治療」であると理解してください．

呼吸不全を呈する疾患

呼吸不全を呈する肺疾患は，たくさんあります．急性呼吸不全の代表的な疾患は，肺炎，急性呼吸促迫症候群（ARDS），急性肺血栓塞栓症，自然気胸などがあります．一方，慢性呼吸不全の代表的な疾患は，COPD，肺線維症（間質性肺炎），気管支拡張症などがあります．理学療法の対象疾患と

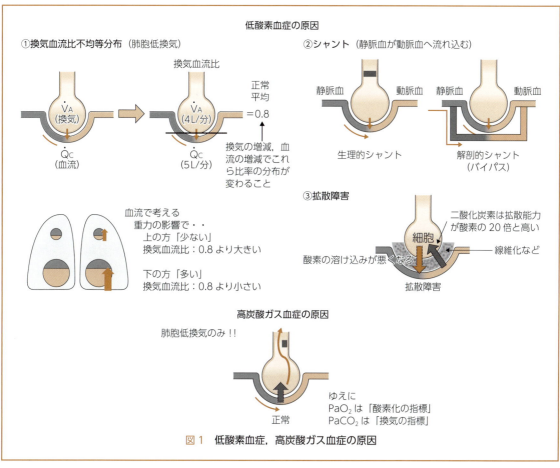

図1 低酸素血症，高炭酸ガス血症の原因

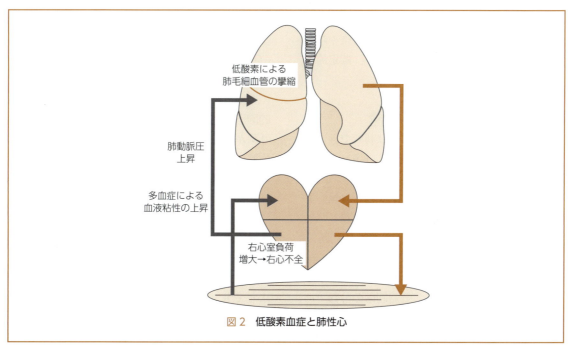

図2 低酸素血症と肺性心

表1 GOLD病期分類[3]をもとに作成

Ⅰ期	Ⅱ期	Ⅲ期	Ⅳ期
$FEV_{1.0}\% < 70\%$			
≧80%	50%≦%$FEV_{1.0}$<80%	30%≦%$FEV_{1.0}$<50%	<30%
必要に応じて短時間作用型気管支拡張剤			
	リハビリテーション		
	LAMA または LABA		
		LAMA+LABA	
			ICS 追加
			酸素療法

して，圧倒的に多いのはCOPDです．

慢性閉塞性肺疾患（COPD）

COPDは，慢性気管支炎と肺気腫の総称です．現在は，前者を気道病変優位型COPD，後者を気腫病変優位型COPDとよびます．COPDは，気管支喘息と合わせて，閉塞性換気障害〔1秒率（$FEV_{1.0}$%）が70%未満〕の代表的疾患です．しかし，進行すると拘束性換気障害〔予測比肺活量（%VC）が80%未満〕（閉塞性換気障害とあわせて混合性換気障害になる）も起こります．COPD発症の最大の危険因子は**タバコ**です．このようなことからCOPDは，「肺の生活習慣病」「タバコ病」とよばれることがあります．その他に，大気汚染や呼吸器感染症，遺伝素因などがありますが，確定的な発症因子はわかっていません．

COPDの病期分類と重症度分類

COPDの進行度は，$FEV_{1.0}$%では判断できません．国際ガイドライン（Global Initiative for Chronic Obstructive Lung Disease：**GOLD**）では，「$FEV_{1.0}$%が70%未満」は，COPDの「有無」を判断するだけです．進行度は，予測比1秒量（%$FEV_{1.0}$）で決まります．%$FEV_{1.0}$≧80%がⅠ期，50%≦%$FEV_{1.0}$<80%がⅡ期，30%≦%$FEV_{1.0}$<50%がⅢ期，%$FEV_{1.0}$<30%がⅣ期となります（表1)[1]．これは，GOLDによる気流制限の分類であり，「重症度の分類」ではないことを理解しましょう．

一方，国際的に**カテゴリー分類**として推奨されるものがあります．縦軸に急性増悪の回数〔Global Strategy for the Diagnosis, Management, and Prevention of Chronic Obstructive Lung Disease（2017 Repot）より，縦軸にGOLD病期がなくなりました〕，横軸にCOPD Assessment Test（CAT）の点数，または修正Medical Research Council（mMRC）スケールで4領域に分類するものです（図3)[2]．

これらの分類によって，薬物療法をはじめとした治療の進め方が決められます[3]．

COPDの症状

COPDの主な症状は，慢性的な咳と痰，加えてCOPD患者のいろいろな障害を引き起こす原因となる動作時の息切れです．動作時の息切れの最大の要因は，COPD特有の異常な換気システム「**動的肺過膨張**」にあります．COPDは呼気障害により肺が過膨張になっています（静的肺過膨張）．動作時には，換気量が増大するため，その傾向がさらに強くなります（空気がたくさん入ってくるが，吐き出せない）．この状態を動的肺過膨張とよびます．動的肺過膨張の評価は，安静時と運動時の**最大吸気量（Inspiratory Capacity：IC）の変化**によって評価できます[4]．健常者では，動作に伴ってICは変化しませんが，COPD患者では動作によってICが減少します．動的肺過膨張を抑制させる最も有効な方法は，気管支拡張剤の吸入です．あわせて，われわれが指導する動作時の口すぼめ

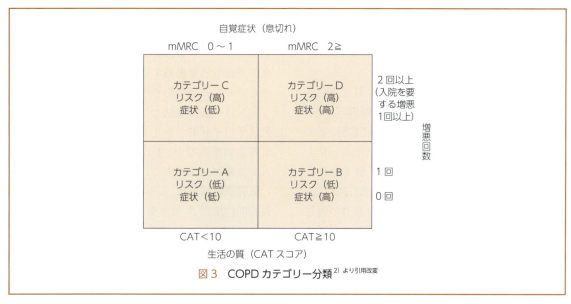

図3　COPDカテゴリー分類[2]より引用改変

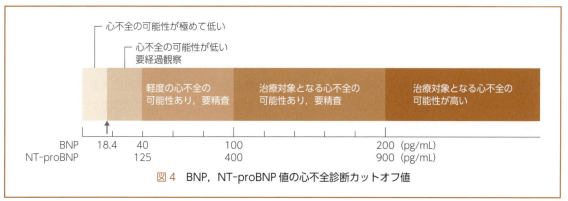

図4　BNP，NT-proBNP値の心不全診断カットオフ値

呼吸もその一つです．

病態を理解するための生化学データとその解釈

COPDは，後述のように栄養障害，骨粗鬆症，骨格筋機能異常，心血管疾患，抑うつ，代謝性疾患を合併しやすい病気です．特に，**栄養状態，心血管疾患（心負荷）**に関する生化学データの確認は重要です．栄養状態は，総タンパク（TP），血清アルブミン（Alb）が汎用されていますが，プレアルブミンの方が鋭敏に反応します．Alb 3.8 g/dL以下で低栄養のリスクと考えてください．心負荷の指標としては，BNP，さらに感度の高いものとしてNT-proBNPがあります．BNPは，100 pg/mL以上であれば心不全を合併している可能性が高くなります（図4）．その他については，各疾患に準じて生化学データを確認しましょう．

運動療法の注意点

全身疾患としてのCOPD

COPDは，肺の局所的な炎症だけではなく，炎症性サイトカイン（TNF-α，IL-6など）やCRPが高値を示す**全身性の炎症性疾患**です．このことにより，栄養障害，骨粗鬆症，骨格筋機能異常，心血管疾患，抑うつ，代謝性疾患などを合併しやすくなり，運動を行ううえでのリスクとなります．

COPDと肺合併症

COPDの肺合併症として肺がんなどがありますが、運動療法で、特に注意したい肺合併症として、気管支喘息と肺線維症があります。

①**オーバーラップ症候群**：COPDに気管支喘息を合併したものを**オーバーラップ症候群（Asthma-COPD Overlap Syndrome：ACOS）** とよびます。どちらも閉塞性換気障害を呈する一見よく似た疾患ですが、全く違う疾患で、優先される治療の仕方も異なります。ACOSは、COPDに多い肺合併症です。ACOSのあるCOPD患者の運動療法の注意点は、COPD単独より動作時の息切れが強い、歩行可能距離が著しく短いなどがあります。ACOSの診断手順はありますが、動作後、すぐに聴診を行い高音性連続性ラ音（笛様音、またはウィージング）がないか確認してください（聴診のなかで最もわかりやすいラ音です）。もし聴取されるならば、医師に報告し、吸入ステロイド剤の追加などを検討してもらいます。

②**気腫合併肺線維症**：COPDに肺線維症を合併したものを**気腫合併肺線維症（Combined Pulmonary Fibrosis and Emphysema：CPFE）** とよびます。典型例では、上肺野の気腫化と、下肺野の線維化を起こします。特徴として、呼吸機能検査で閉塞性換気障害の指標（$FEV_{1.0}$、$FEV_{1.0}\%$など）がよいことが挙げられます（肺が伸びてしまうCOPDと縮んでしまう肺線維症によって相殺されるため）。CPFEのあるCOPD患者の運動療法の注意点として、動作時の酸素飽和度の低下が著明に起こること、起こった酸素飽和度の低下が元に戻りにくいことなどが挙げられます。インターバルを多用した運動指導、酸素流量と酸素吸入の方法を考慮した運動指導の配慮が必要です。

薬剤について

COPDの薬物療法

COPDの最もつらい症状である息切れの原因は、動的肺過膨張であることは前述しましたが、動的肺過膨張を抑制する効果があるものは吸入療法です。吸入療法とは、口から噴射剤とともに薬を吸入するもの、あるいは粉末の薬を吸い込むものがあります。最近では霧状のミストを吸い込む薬もあります。薬物療法で息切れを抑え、そのうえで運動療法を実施することが理学療法を進めるうえで非常に効率的です。

COPDの薬物療法としては、**気管支拡張剤**と**吸入ステロイド剤**があります。どちらも口から吸入する薬物療法です。1日2回、または1日1回吸入する薬が主流です。

気管支拡張剤は、大きく分けて4種類あります。長時間作用型β_2刺激薬（Long Acting Beta2-Agonist：**LABA**）、短時間作用型β_2刺激薬（Short Acting Beta2-Agonist：**SABA**）、長時間作用型抗コリン薬（Long Acting Muscarinic Antagonist：**LAMA**）、短時間作用型抗コリン薬（Short Acting Muscarinic Antagonist：**SAMA**）です。「長時間作用型の吸入薬は、長く効くが即効性がない。短時間作用型の吸入薬は、長く効かないが即効性がある（頓用）」とされてきましたが、最近では、即効性のある長時間作用型の吸入薬も発売されるようになりました。加えて、LABA、LAMAの効きが悪い例では、吸入ステロイド（Inhaled Corticosteroid：ICS）を処方されることがあります。最近では、LABAとLAMAの合剤、LABAとICSの合剤が多く処方されるようになり、進行例では、LAMAとLABAとICSの三剤が処方されることもあります。

いずれにせよ、LABA、SABA、LAMA、SAMA、ICSの略語は重要です。COPDの第一選択薬はLAMA、またはLABA、気管支喘息の第一選択薬はICSと理解してください（表2）。

吸入療法とデバイス（吸入器具）

吸入療法は、前述したように非常に重要な治療手段です。吸入療法を効率的に行うために、それぞれの薬剤の**デバイス（吸入器具）** を理解する必要があります。デバイスの違いによって吸入の仕方が違います（表3）。リハビリテーションスタッフは、患者が正しく吸入しているかを確認しなければなりません。

①加圧式定量噴霧式吸入器（pressurized Me-

表2 気管支拡張剤と吸入ステロイド剤

薬の種類と商品名	デバイス	1日吸入回数		1回吸入回数
		1日1回	1日2回	1回2吸入
LAMA				
スピリーバ（ハンディヘラー）	DPI	○		
スピリーバ（レスピマット）	MDI	○		○
シーブリ	DPI	○		
エクリラ	DPI		○	
エンクラッセ	DPI	○		
LABA				
セレベント	DPI		○	
オンブレス	DPI	○		
オーキシス	DPI		○	
LAMA/LABA				
ウルティブロ	DPI	○		
アノーロ	DPI	○		
スピオルト（レスピマット）	MDI	○		○
ICS				
オルベスコ	pMDI	○		
パルミコート	DPI		○	
フルタイド	DPI, pMDI		○	
キュバール	pMDI		○	
アズマネックス	DPI		○	
ICS/LABA				
アドエア	DPI, pMDI		○	○
シムビコート	DPI		○	
フルティフォーム	pMDI		○	○
レルベア	DPI, pMDI	○		
SABA				
サルタノール	pMDI			
アイロミール	pMDI			
メプチン	DPI, pMDI			
ベロテック	pMDI			

（SABA：頓用）

tered Dose Inhaler：pMDI）：ボンベから噴射剤と一緒に一定量の薬が噴出するタイプです．噴射剤の噴射のタイミングと吸気を同調させなくてはなりません．スペーサー（吸入補助器具）を用いて吸入効率を上げることもできます．

②**ドライパウダー定量噴霧器**（Dry Poeder Inhaler：DPI）：粉末の薬を自分の吸気のタイミングに合わせて吸入するタイプです．一気に速く息を吸い込む必要があります．

③**ソフトミスト定量吸入器**（Soft Mist Inhaler：MDI）：最近登場した新しいデバイスで，霧状にした少量の薬を自然呼吸に合わせて吸入する

表3 デバイスの違いと吸入方法

	加圧式定量噴霧式吸入器（pMDI）	ドライパウダー定量噴霧器（DPI）
同期	必要	不要
吸気努力	ゆっくり	早く
吸入補助器具	必要	不要
うがい	必要	不要（必要なものあり）
息こらえ	必要	不要なものあり
残量確認	難しい	簡単

タイプです．

■ 文　献

1) 一般社団法人日本呼吸器学会：診断．COPD（慢性閉塞性肺疾患）診断と治療のためのガイドライン（日本呼吸器学会COPDガイドライン第4版作成委員会）4版．pp30-31，一般社団法人日本呼吸器学会，2013.
2) Vogelmeier CF, et al：Global strategy for the diagnosis, management, and prevention of chronic obstructive lung disease 2017 report：GOLD executive summary. *Respirology*, **22**(3)：575-601, 2017.
3) 一般社団法人日本呼吸器学会：治療と管理．COPD（慢性閉塞性肺疾患）診断と治療のためのガイドライン（日本呼吸器学会COPDガイドライン第4版作成委員会）4版．p64，一般社団法人日本呼吸器学会，2013.
4) O'Donnell DE, et al：Dynamic hyperinflation and exercise intolerance in chronic obstructive pulmonary disease. *Am J Respir Crit Care Med*, **164**(5)：770-777, 2001.

（堀江　淳）

4 糖尿病

はじめに

厚生労働省の平成28年「国民健康・栄養調査」によると,「糖尿病が強く疑われる者」の割合は,12.1%であり,男女別にみると男性16.3%,女性9.3%でした.また,「糖尿病の可能性を否定できない者」の割合は12.1%であり,男女別にみると男性12.2%,女性12.1%でした.この数字が何を意味するかといいますと,単純に私たちが担当する患者さんの5人に一人が糖尿病またはその予備軍であるということです.したがって,われわれ理学療法士は,糖尿病に関して"知らない"では済まされないということです.

本項では,理学療法士が最低限押さえておくべき"糖尿病についての知識"を得てもらいたいと思います.

糖尿病の病態

糖尿病とは,インスリン作用の不足による慢性高血糖を主徴とし,種々の特徴的な代謝異常を伴う疾患群です.発症には遺伝因子と環境因子がともに関与しています.その代謝異常が長期間持続すると,糖尿病特有の合併症をきたします.

名前のごとく"尿糖"が出ている状態が糖尿病の主症状ではありません.診断基準(後述)にも尿糖値は含まれていません.それよりも,「慢性高血糖」が問題であることが重要です.高血糖の持続は,それ自体が膵β細胞のインスリン分泌能を低下させると同時に,末梢組織におけるインスリン抵抗性を増大させ,さらに高血糖を助長します.この悪循環を糖毒性とよび,糖尿病の病態確立に深く関連しているといわれています.

糖尿病の分類

糖尿病は,表1のように4つに分類されます.以前は,1型をIDDM(インスリン依存型),2型をNIDDM(インスリン非依存型)とよんでいましたが,現在は成因分類では用いません.ただし,糖尿病の病態(病期)を表す言葉としては,成因とは無関係にインスリン依存状態,インスリン非依存状態という用語を用いることはあります.表記は,「1型」「2型」ともにアラビア数字を用います.「Ⅰ型」「Ⅱ型」とローマ数字を用いるのは間違いです.

注意すべき疾患に,「妊娠糖尿病(GDM)」があります.GDMの定義は,「妊娠中に初めて発見または発症した糖尿病に至っていない糖代謝異常」とあり"糖尿病ではない"ことになります.しかし,妊娠中の糖代謝異常は胎児の発育異常を引き起こすリスクが高いということ,また,産後に一旦糖代謝異常が改善しても,その後に糖尿病を発症するリスクが高いという理由から分類に含まれ

表1 糖尿病と糖代謝異常*の成因分類

Ⅰ. 1型(膵β細胞の破壊,通常は絶対的インスリン欠乏に至る)
 A. 自己免疫性
 B. 特発性
Ⅱ. 2型(インスリン分泌低下を主体とするものと,インスリン抵抗性が主体で,それにインスリンの相対的不足を伴うものなどがある)
Ⅲ. その他の特定の機序,疾患によるもの
 A. 遺伝因子として遺伝子異常が同定されたもの
  (1) 膵β細胞機能にかかわる遺伝子異常
  (2) インスリン作用の伝達機構にかかわる遺伝子異常
 B. 他の疾患,条件に伴うもの
  (1) 膵外分泌疾患
  (2) 内分泌疾患
  (3) 肝疾患
  (4) 薬剤や化学物質によるもの
  (5) 感染症
  (6) 免疫機序によるまれな病態
  (7) その他の遺伝的症候群で糖尿病を伴うことの多いもの
Ⅳ. 妊娠糖尿病

注:現時点では上記のいずれにも分類できないものは分類不能とする.
*一部には,糖尿病特有の合併症を来すかどうかが確認されていないものも含まれる.
(日本糖尿病学会糖尿病診断基準に関する調査検討委員会:糖尿病の分類と診断基準に関する委員会報告(国際標準化対応版).糖尿病,**55**(7):490,2012.)

糖尿病の検査（血糖値に関する検査）

空腹時血糖，随時血糖，食後血糖

空腹時血糖は，10時間以上の絶食後の血糖値で，夕食後絶食して朝食前に測定します．随時血糖は文字どおり随時測定する血糖値であり，食後血糖は食事開始後の血糖値で，時間を併記します．（診断基準の項参照）

血中インスリン濃度（IRI）

膵β細胞から分泌される，血糖低下作用をもつホルモンであるインスリン分泌能を評価するのに用いられます．ただし，インスリン注射療法（後述）をしている症例では，注射製剤によるインスリン量も測定してしまうため，評価に不向きです．基準値は，空腹時おおむね2〜10μU/mLです．

Cペプチド（C peptide）

プロインスリンによりインスリンができる際に同時に生じるのがCペプチドです．血中，尿中のCペプチド量を計測し，インスリン分泌能の評価に用います．IRIと違って，インスリン注射療法をしている症例でも，評価指標として有用です．血中Cペプチドの基準値は，空腹時おおむね1〜3 ng/mL，随時では4 ng/mL以上です．1日尿中Cペプチド排泄量は，おおむね40〜100μg/日です．

75g経口ブドウ糖負荷試験（75g OGTT）

診断に用いられる検査法です．空腹にて検査します．無水ブドウ糖75gを水に溶かしたものを飲用し，飲用前，30分後，1時間後，2時間後に採血をして血糖値を調べます．（診断基準の項参照）

HbA1c
（ヘモグロビンエーワンシー）

75g OGTTとともに，糖尿病の診断に用いられます．

過去1〜2カ月の平均血糖を反映するといわれています．（診断基準の項参照）

グリコアルブミン

過去2週間の平均血糖値を反映するといわれています．基準値は，11〜16％です．

1,5-アンヒドログルシトール（1,5-AG）

過去数日間の血糖変動や食後血糖を反映します．基準値は14.0μg/mL以上です．

その他

血糖自己測定（SMBG）や，連続グルコース・モニタリング（CGM）があります．前者は，患者自身が器具を用いて，自分の血糖値を測定します．後者は，腹壁皮下にセンサーを設置して3〜6日間の血糖変動を測定します．純粋な血糖値を測定できないので，SMBGを併用して誤差を較正（キャリブレーション）する必要があります．また，新しい血糖測定システムとして，フラッシュグルコースモニタリングシステム（FGM）も最近保険適用となりました．これは，腕に装着したセンサーが組織間質液中のグルコース値を15分ごとに最大14日間自動で測定します．患者はリーダーをかざすことで任意の時間に測定することも可能で，CGMのようにキャリブレーションの必要もありません．今後，使用が広がっていく可能性があります．

糖尿病の診断基準

初回の検査で，①早朝空腹時血糖値126 mg/dL以上，②75g経口ブドウ糖負荷試験（75g OGTT）2時間値200 mg/dL以上，③随時血糖値200 mg/dL以上，④HbA1c（NGSP）6.5％以上，のいずれかを認めた場合は「糖尿病型」と判定します．なお，⑤早朝空腹時血糖値110 mg/dL未満，⑥75g OGTT 2時間値140 mg/dL未満，の両者が確認された場合には「正常型」と判定され，「糖尿病型」「正常型」のいずれにも属さない場合を「境界型」と判定します．日本の診断基準では，耐糖能異常（IGT）と空腹時血糖異常（IFG）を合わせたものが境界型で，これらが増悪すると糖尿病となります．（図1, 2）

	血糖測定時間		判定区分
	空腹時	負荷後2時間	
血糖値 (静脈血漿値)	126 mg/dL 以上	◀ または ▶ 200 mg/dL 以上	糖尿病型
	糖尿病型にも正常型にも属さないもの		境界型
	110 mg/dL 未満	◀ および ▶ 140 mg/dL 未満	正常型[注2]

注1) 血糖値は，とくに記載のない場合には静脈血漿値を示す．
注2) 正常型であっても1時間値が180 mg/dL 以上の場合は180 mg/dL 未満のものに比べて糖尿病に悪化する危険が高いので，境界型に準じた取り扱い（経過観察など）が必要である．また，空腹時血糖値が100～109 mg/dL は正常域ではあるが，「正常高値」とする．この集団は糖尿病への移行やOGTT時の耐糖能障害の程度からみて多様な集団であるため，OGTTを行うことが勧められる．

図1 空腹時血糖値[注1]および75 g OGTTによる判定区分と判定基準
（日本糖尿病学会糖尿病診断基準に関する調査検討委員会：糖尿病の分類と診断基準に関する委員会報告〔国際標準化対応版〕．糖尿病，55：492，2012 より一部改変．日本糖尿病学会（編・著）：糖尿病治療ガイド 2016-2017．p23，文光堂，2016.）

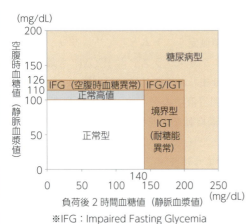

※IFG：Impaired Fasting Glycemia
　IGT：Impaired Glucose Torelance

図2 空腹時血糖値および75 g OGTTによる判定区分
（日本糖尿病学会（編・著）：糖尿病治療ガイド 2016-2017．p23，文光堂，2016．より改変）

	コントロール目標値[注4]		
目標	血糖正常化を 目指す際の目標[注1]	合併症予防 のための目標[注2]	治療強化が 困難な際の目標[注3]
HbA1c (%)	6.0 未満	7.0 未満	8.0 未満

治療目標は年齢，罹病期間，臓器障害，低血糖の危険性，サポート体制などを考慮して個別に設定する．

注1) 適切な食事療法や運動療法だけで達成可能な場合，または薬物療法中でも低血糖などの副作用なく達成可能な場合の目標とする．
注2) 合併症予防の観点からHbA1cの目標値を7%未満とする．対応する血糖値としては，空腹時血糖値130 mg/dL 未満，食後2時間血糖値180 mg/dL 未満をおおよその目安とする．
注3) 低血糖などの副作用，その他の理由で治療の強化が難しい場合の目標とする．
注4) いずれも成人に対しての目標値であり，また妊娠例は除くものとする．

図3 血糖コントロール目標（65歳以上の高齢者については「高齢者糖尿病の血糖コントロール目標」を参照）
（日本糖尿病学会（編・著）：糖尿病治療ガイド 2016-2017．p27，文光堂，2016．）

糖尿病の治療

　糖尿病治療の目的は，合併症の発症と進展を阻止し，糖尿病ではない人と変わらないQOLを維持するとともに寿命を確保することにあります[1]．血糖コントロール指標については，HbA1c値を重視し，これを目安として判断します（図3）．
　なお，高齢者の血糖コントロール指標については，別の指標を設けています（図4）．
　糖尿病の治療は，食事療法，運動療法，薬物療法が3つの柱となります．まずは食事療法，運動療法が適応となり，目標の血糖コントロールを達成できない場合には薬物療法が開始されます．なお，1型糖尿病においては，インスリン療法が絶対適応となるため，最初から薬物療法（インスリ

患者の特徴・健康状態 注1)		カテゴリーⅠ ①認知機能正常 かつ ②ADL自立	カテゴリーⅡ ①軽度認知障害～軽度認知症 または ②手段的ADL低下，基本的ADL自立	カテゴリーⅢ ①中等度以上の認知症 または ②基本的ADL低下 または ③多くの併存疾患や機能障害
重症低血糖が危惧される薬剤（インスリン製剤，SU薬，グリニド薬など）の使用	なし 注2)	7.0未満	7.0未満	8.0未満
	あり 注3)	65歳以上75歳未満 7.5%未満 （下限6.5%） / 75歳以上 8.0%未満 （下限7.0%）	8.0%未満 （下限7.0%）	8.5%未満 （下限7.5%）

治療目標は，年齢，罹病期間，低血糖の危険性，サポート体制などに加え，高齢者では認知機能や基本的ADL，併存疾患なども考慮して個別に設定する．ただし，加齢に伴って重症低血糖の危険性が高くなることに十分注意する．

注1) 認知機能や基本的ADL（着衣，移動，入浴，トイレの使用など），手段的ADL（IADL：買い物，食事の準備，服薬管理，金銭管理など）の評価に関しては，日本老年医学会のホームページ（http://www.jpn-geriat-soc.or.jp/）を参照する．エンドオブライフの状態では，著しい高血糖を防止し，それに伴う脱水や急性合併症を予防する治療を優先する．
注2) 高齢者糖尿病においても，合併症予防のための目標は7.0%未満である．ただし，適切な食事療法や運動療法だけで達成可能な場合，または薬物療法の副作用なく達成可能な場合の目標を6.0%未満，治療の強化が難しい場合の目標を8.0%未満とする．下限を設けない．カテゴリーⅢに該当する状態で，多剤併用による有害作用が懸念される場合や，重篤な併存疾患を有し，社会的サポートが乏しい場合などには，8.5%未満を目標とすることも許容される．
注3) 糖尿病罹病期間も考慮し，合併症発症・進展阻止が優先される場合には，重症低血糖を予防する対策を講じつつ，個々の高齢者ごとに個別の目標や下限を設定してもよい．65歳未満からこれらの薬剤を用いて治療中であり，かつ血糖コントロール状態が図の目標や下限を下回る場合には，基本的に現状を維持するが，重症低血糖に十分注意する．グリニド薬は，種類・使用量・血糖値等を勘案し，重症低血糖が危惧されない薬剤に分類される場合もある．

【重要な注意事項】糖尿病治療薬の使用にあたっては，日本老年医学会編「高齢者の安全な薬物療法ガイドライン」を参照すること．薬剤使用時には多剤併用を避け，副作用の出現に十分に注意する．

図4 高齢者糖尿病の血糖コントロール目標（HbA1c値）
（日本老年医学会・日本糖尿病学会編・著：高齢者糖尿病診療ガイドライン2017．p46．南江堂．2017．より引用）

ン療法）が適応となりますが，経口薬療法は適応となりません．

食事療法

まずは，適正なエネルギー摂取量の把握が重要となります．おおよそ，男性では1,600～2,000 kcal，女性では1,400～1,800 kcalの範囲となりますが，性別，年齢，肥満度，身体活動量，血糖値，合併症の有無などを考慮して決定されます．

エネルギー摂取量の算出方法に関しては，**表2**のとおりです．

適正なエネルギー量内で，炭水化物，タンパク

表2 エネルギー摂取量の算出方法

- エネルギー摂取量＝標準体重×身体活動量
- 標準体重＝身長(m)×身長(m)×22
- 標準体重1 kgあたりの身体活動量の目安
  軽労作（デスクワークが多い職業など）
  　：25～30 kcal
  普通の労作（立ち仕事が多い職業など）
  　：30～35 kcal
  重い労作（力仕事が多い職業など）
  　：35 kcal～

質，脂質といった，いわゆる3大栄養素のバランスをとり，加えて5大栄養素であるビタミン，ミネラルも適量摂取するように指導します．一般的には，指示エネルギー量の50～60％を炭水化物か

ら摂取し，さらに食物繊維が豊富な食物を選択することが望ましいといわれています．タンパク質は20%までとし，残りを脂質とします．なお，食事指導においては，『糖尿病食事療法のための食品交換表　第7版』（日本糖尿病学会）がよく用いられます．

運動療法

われわれ理学療法士は“運動”に関する専門家であるので，糖尿病の運動療法についても，しっかりとした知識をもっておく必要があります．運動の効果と意義をここでは説明します．

運動による急性効果として，代謝調整良好に維持されている症例では，筋においてブドウ糖，遊離脂肪酸の利用促進が起こり，運動後血糖値は低下します[1]．また，運動の慢性効果としては，低強度の運動であっても，長期間継続することで，インスリン感受性（インスリン抵抗性）を改善させることができます[1]．

安静時の骨格筋では，脂肪組織から放出される遊離脂肪酸（Free Fatty Acid：FFA）が主なエネルギー源です．運動を開始すると運動筋では糖の利用が促進され，最初は筋グリコーゲンが分解されます．それに続いて，血中のブドウ糖，FFAが主なエネルギー源になりますが，血中ブドウ糖は少ないため，その補充は肝臓でのグリコーゲン分解，糖新生によって生じるブドウ糖が利用されます．また，脂肪組織では脂肪分解により生じたFFAが運動筋に動員されます．このとき，血中インスリンが過剰にみられる場合には，肝臓の糖新生が抑制され，筋の糖利用が促進されるために，血糖値は低下します[2]（図5）．

歩行やジョギングなどの有酸素運動の継続により，インスリン感受性が改善するメカニズムは，骨格筋でのインスリン作用の改善，すなわちインスリンシグナル系の各種タンパク（GLUT-4など）の遺伝子発現（mRNA）やタンパク量だけではなく，インスリンシグナル伝達系タンパクのリン酸化能の改善，異所性脂肪の量・質的変化に由来すると考えられています[2]．

有酸素運動だけでなくレジスタンス運動を組み合わせて行うことが，血糖コントロールのうえで重要であることが多数報告されており，現在では，有酸素運動とレジスタンス運動の併用が糖尿病の運動療法のスタンダードになっています．

運動強度については，最大酸素摂取量（VO_2 max）の50%程度が推奨されており，運動負荷試験を行って決定することが望ましいのですが，測定機器がない場合はKarvonen法や自覚的運動強度（RPE）にて決定するとよいでしょう（図6，表2）．

運動頻度については，たとえばウォーキングであれば，1回15〜30分間，1日2回，1日の運動量としては約1万歩，消費エネルギーそしては160〜240 kcal程度が適当[3]とされていますが，個人に応じた臨機応変な指導が重要です．たとえば，運動習慣があまりない人に対して，いきなり「毎日1万歩，歩きましょう」と指導しても，継続は難しいかもしれません．運動に限らず，患者指導

図5　運動時の代謝変動[2]

{220－年齢－安静時心拍数}
×目標運動強度＋安静時心拍数＝目標心拍数

※目標運動強度は，有酸素運動ならば0.3〜0.6で設定する．

図6　カルボーネン法（Karvonen Formula）

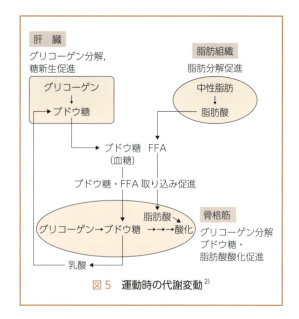

表 2　自覚的運動強度（RPE）の目安

	New Borg Scale	自覚的強度	$VO_2\,max$ に対する比率
0	nothing at all	何も感じない	
0.5	very, very weak	非常に弱い	40%
1	very weak	かなり弱い	
2	weak	弱い	50%
3	moderate	中等度	
4	somewhat strong	やや強い	60%
5	strong	強い	
6			70%
7	very strong	かなり強い	
8			80%
9			
10	very, very strong	非常に強い	90%
・	maxima	最大限	100%

（患者教育）においては，行動変容ステージ（後述）を考えて，やる気を起こさせる指導をすることが重要です．まずは実施可能な運動量を設定し，「これならできる」という自己効力感を高めましょう．運動の慢性効果を考えると，運動を継続することが大切です．

近年，座位時間と血糖コントロールの関係も注目されており，多くの報告がなされています．長時間座位をとることは，血糖コントロールによいとはいえません．

また積極的な運動ではないまでも，「じっとしていない」ことが重要であるといえます．これは，厚生労働省も，「健康づくりのための身体活動基準2013（アクティブガイド 2013）」のなかで，身体活動量は"生活活動"と運動をあわせたものとしており，スポーツなどの積極的な運動でなくても，生活活動も広義での"運動"と定義しているといえます．

薬物療法

①経口薬療法：経口薬は，インスリン抵抗性改善系，インスリン分泌促進系，糖吸収・排泄調整系の 3 種類に分けられ，病態，合併症，薬剤の作用特性を考慮して処方されます（図 7）．

インスリン分泌促進薬（スルホニル尿素薬および速効型インスリン分泌促進薬）を服用中の症例においては，運動時，低血糖症状に注意する必要があります．その他の薬剤においても，前述した薬剤との併用により低血糖が誘発されることがありますので，どの薬剤が処方されているかを知ることは重要です．また，運動による低血糖症状は，運動終了後十数時間後にも起こり得ますので，注意が必要です．低血糖時の対応としては，意識がはっきりしている場合，ブドウ糖や砂糖などの糖質を含むジュースなどを速やかに摂らせることですが，α-グルコシターゼ阻害（α-GI）薬の場合は必ず単糖類であるブドウ糖を摂らせなければならないので，注意が必要です．また，運動前に補食を摂るなどして，低血糖が起こるのを予防することも重要です．

②注射薬療法（インスリン療法）：1 型においては絶対適応，2 型においては相対適応となっており，通常は自己にて皮下注射をします．作用発現時間や作用持続時間により，超速効型，速効型，中間型，混合型，持効型溶解に分類され，それらを組み合わせて，1 日に 1〜4 回の注射にて処方されます．持効型溶解は，24 時間作用のものが主流でしたが，近年，42 時間以上作用が持続するもの

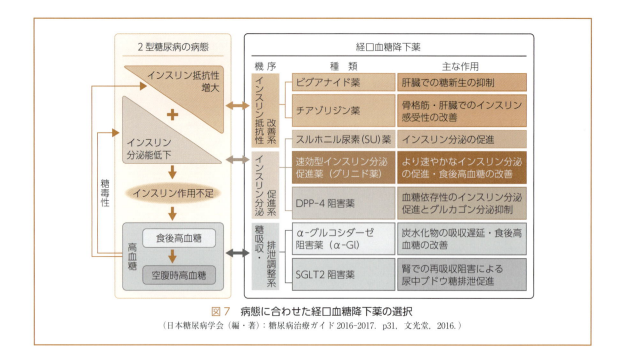

図7　病態に合わせた経口血糖降下薬の選択
（日本糖尿病学会（編・著）：糖尿病治療ガイド 2016-2017．p31，文光堂，2016．）

も認可され，使われ始めています．また，持続皮下インスリン注入療法（CSII）といって，専用のポンプ（インスリンポンプ）を用いて腹壁などの皮下にカテーテルを留置して超速効型または速効型インスリンを持続皮下注入する治療法もあります．

なお，インスリン治療症例においては，前述の血糖自己測定（SMBG）が推奨されます．通常は指先より微量の血液を採取して測定されますが，痛みの少ない手のひらで採血する方法もあります．

インスリン療法中の運動で注意を要するのは，低血糖です．どのタイプのインスリンが処方されているかを知り，SMBGを行っているならば，その数値も把握しておくと運動療法施行時の参考となります．

③**注射薬療法（GLP-1受容体作動薬）**：膵β細胞膜上のGLP-1受容体に結合し，血糖値が高い場合にのみインスリン分泌促進作用を発揮します．作用時間に応じて，1日2回，1日1回，週1回の製剤があります．この薬剤は，血糖値に応じて作用するので，単剤投与では低血糖を起こす可能性は低く，体重の増加も起こりにくいといわれています．運動指導上は理想の薬剤でありますが，嘔気などの副作用もあるので，注意は必要です．

糖尿病の合併症

急性合併症としては，薬物療法中に起こる低血糖や，高度のインスリン作用不足によって起こる糖尿病ケトアシドーシス（DKA），高血糖高浸透圧症候群などがあります．長年の高血糖によって起こる慢性合併症には，細小血管障害の，いわゆる三大合併症といわれる，糖尿病神経障害・糖尿病網膜症・糖尿病腎症や，大血管障害（動脈硬化）などがあります（図8）．急性合併症においては，運動療法は禁忌となり，まずは血糖正常化に向けた治療が最優先されます．また，慢性合併症においても，病期が進んできた場合には運動は禁忌，もしくは慎重な適用となってきます．低血糖については前述しましたので，ここでは三大合併症と，理学療法士が関わることの多い，足病変（diabetic foot）について説明します．

糖尿病神経障害

末梢神経の多発神経障害が最も多くみられ，理学療法士には，特に知っておいていただきたい病態です．その簡易診断基準について表3に記します．注意事項に記されていますが，アキレス腱反

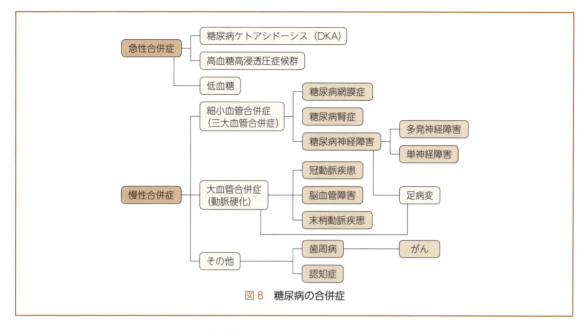

図 8　糖尿病の合併症

表 3　糖尿病多発神経障害の簡易診断基準[6] より改変

必須項目	以下の 2 項目を満たす． 　1．糖尿病が存在する 　2．糖尿病性多発神経障害以外の末梢神経障害を否定し得る
条件項目	以下の 3 項目のうち 2 項目以上を満たす場合を"神経症状あり"とする． 　1．糖尿病性多発神経障害に基づくと思われる自覚症状 　2．両側アキレス腱反射の低下あるいは消失 　3．両側内果の振動覚低下
注意事項	1．糖尿病性多発神経障害に基づくと思われる自覚症状とは， 　　1）両側性 　　2）足趾先および足底の"しびれ""疼痛""異常感覚"のうちいずれかの症状を訴える． 　上記の 2 項目を満たす．上肢の症状のみの場合および"冷感"のみの場合は含まれない 2．アキレス腱反射の検査は膝立位で確認する 3．振動覚低下とは C128 音叉にて 10 秒以下を目安とする 4．高齢者については老化による影響を十分考慮する
参考項目	以下の参考項目のいずれかを満たす場合は，条件項目を満たさなくても"神経症状あり"とする． 　1．神経伝導検査で 2 つ以上の神経でそれぞれ 1 項目以上の検査項目（伝導速度，振幅，潜時）の明らかな異常を認める 　2．臨床症候上，明らかな糖尿病性自律神経障害がある．しかし，自律神経機能検査で異常を確認することが望ましい

射は，ベッドまたは椅子に膝立ち位となって測定することと，振動覚は 10 秒以下を目安とするところが，通常われわれが行っている評価方法とは異なっているかもしれないので，注意を要します．足の神経障害は，糖尿病特有の足病変（後述）にも関係するので注意深い観察および評価が重要です．

糖尿病網膜症

病期は，単純，増殖前，増殖に分類されます．いずれの病期においても，バルサルバ運動（息をこらえて力む運動）は避けなければいけません．また，急激な血糖改善や低血糖は網膜症を進展させることから，治療に際しては低血糖を回避し，定期的な眼底検査を実施するのが重要です．

糖尿病腎症

表4の「糖尿病腎症病期分類」を参照してください．

糖尿病腎症の運動は，以前は神経障害や網膜症と同様に病期の進行とともに制限される場合が多かったのですが，近年は第5期の透析患者への積極的な運動も行われるようになってきました．具体的には，透析中の数時間を利用して，エルゴメータを漕いだり，ゴムバンドを用いたレジスタンス運動を行います．

足病変（diabetic foot）

糖尿病特有の足病変は，「神経障害や末梢血流障害を有する糖尿病患者の下肢に生じる感染，潰瘍，深部組織の破壊性病変」と定義[1]されています．

その分類として，「神戸分類」を紹介します．これは，寺師らが2010年に発表した糖尿病足潰瘍の新しい分類方法で，病因を神経障害，血行障害，感染に大別し，その病態を創傷治療の観点から4タイプに分類したものです．これにより，簡便な診断と的確な治療戦略が可能となりました[4]．

足病変に対する"フットケア"における理学療法士の主な役割としては，足関節ROM測定や歩容評価など，足の機能評価があります．足関節ROMが制限されている症例では，シャルコー足など足の変形をきたしていることもあります．また，モノフィラメントを用いた知覚検査など，神経障害の評価も重要となります．

表4 糖尿病腎症病期分類

病期	尿アルブミン値（mg/gCr） あるいは 尿蛋白値（g/gCr）	GFR（eGFR） (ml/分/1.73 m^2)
第1期 （腎症前期）	正常アルブミン尿（30 未満）	30 以上[注2]
第2期 （早期腎症期）	微量アルブミン尿（30〜299）[注3]	30 以上
第3期 （顕性腎症期）	顕性アルブミン尿（300 以上） あるいは 持続性蛋白尿（0.5 以上）	30 以上[注4]
第4期 （腎不全期）	問わない[注5]	30 未満
第5期 （透析療法期）	透析療法中	

注1：糖尿病性腎症は必ずしも第1期から順次第5期まで進行するものではない．本分類は，厚労省研究班の成績に基づき予後（腎，心血管，総死亡）を勘案した分類である（URL: http://mhlw-grants.niph.go.jp/. Wada T, Haneda M, Furuichi K, Babazono T, Yokoyama H, Iseki K, Araki SI, Ninomiya T, Hara S, Suzuki Y, Iwano M, Kusano E, Moriya T, Satoh H, Nakamura H, Shimizu M, Toyama T, Hara A, Makino H; The Research Group of Diabetic Nephropathy, Ministry of Health, Labour, and Welfare of Japan: Clinical impact of albuminuria and glomerular filtration rate on renal and cardiovascular events, and all-cause mortality in Japanese patients with type 2 diabetes. Clin Exp Nephrol. 18：613-620, 2014）

注2：GFR 60 ml/分/1.73 m^2 未満の症例はCKDに該当し，糖尿病腎症以外の原因が存在し得るため，他の腎臓病との鑑別診断が必要である．

注3：微量アルブミン尿を認めた症例では，糖尿病腎症早期診断基準に従って鑑別診断を行った上で，早期腎症と診断する．

注4：顕性アルブミン尿の症例では，GFR 60 ml/分/1.73 m^2 未満からGFRの低下に伴い腎イベント（eGFRの半減，透析導入）が増加するため，注意が必要である．

注5：GFR 30 ml/分/1.73 m^2 未満の症例は，尿アルブミン値あるいは尿蛋白値にかかわらず，腎不全期に分類される．しかし，特に正常アルブミン尿，微量アルブミン尿の場合は，糖尿病腎症以外の腎臓病との鑑別診断が必要である．

［重要な注意事項］本表は糖尿病腎症の病期分類であり，薬剤使用の目安を示した表ではない．糖尿病治療薬を含む薬剤，特に腎排泄性薬剤の使用にあたっては，GFR等を勘案し，各薬剤の添付文書に従った使用が必要である．

（日本糖尿病学会 糖尿病性腎症合同委員会：糖尿病性腎症病期分類 2014 の策定（糖尿病性腎症病期分類改訂）について．糖尿病，57：529-534, 2014.
日本糖尿病学会（編・著）：糖尿病治療ガイド 2016-2017. p82, 文光堂, 2016.）

糖尿病療養指導

糖尿病は自己管理が大切です．いかにして自己管理をしてもらうか，その指導方法が重要だといえます．行動変容ステージを考えたアプローチなども多用されます．Transtheoretical Model (TTM) は，変容ステージ（5つのステージ），変容プロセス（5つの経験的プロセスと5つの行動的プロセス），意志のバランス（プロズとコンズ），およびセルフエフィカシーの4つの概念で構成されています[5]．このうち，ここではもっとも重要な"変容ステージ"についてのみ述べます．各ステージは以下のとおりです．

① 前熟考期（無関心期）：6カ月以内に行動変容に向けた行動を起こす意思がない時期
② 熟考期（関心期）：6カ月以内に行動変容に向けた行動を起こす意思がある時期
③ 準備期：1カ月以内に行動変容に向けた行動を起こす意思がある時期
④ 行動期（実行期）：明確な行動変容が観察されるが，その持続がまだ6カ月未満である時期
⑤ 維持期：明確な行動変容が観察され，その期間が6カ月以上続いている時期

たとえば，「前熟考期」の症例に，いきなり「行動期」に進めるような指導をしても受け入れられにくく，まずは，一つ上のステージである「熟考期」に進められるように指導することが重要になります．このステージの症例には，まずは行動を起こす意思がある状態にもっていくような指導方法が重要となってきます．

実際の指導においては，"コーチング"のテクニックなどを使うとよいでしょう．コーチングとは，「その人が望むところまで送り届けること」という意味があり，相手の自発的行動を促進させるためのコミュニケーション技術のことです．その基本は，「傾聴」「質問」「承認（伝えること）」といわれています．相手の話をよく聞き，オープン・クエスチョンとクローズド・クエスチョンをうまく使い分けながら，うまく相手に伝えていくことが重要です．

おわりに

糖尿病の治療において，運動療法はその柱の一つであるので，当然理学療法士の専門分野だといえます．しかしながら，専門性を発揮できない，と勘違いしている理学療法士が大勢いるのも事実です．血糖コントロールに運動が寄与することは紛れもない事実であり，足病変などの合併症予防に理学療法士がその専門性を発揮できることも間違いありません．また，腎症の重症化予防にも運動が効果的だといわれています．"ただ運動をさせる"ということではなく，正しい運動方法を，リスクも考慮しながら指導することは，われわれ理学療法士の専門分野であると認識していただきたいと思います．

■ 文　献

1) 日本糖尿病療養指導士認定機構（編）：糖尿病療養指導ガイドブック 2015．メディカルレビュー社，2015．
2) 佐藤祐造（編著）：糖尿病運動療法指導マニュアル．南江堂，2011．
3) 日本糖尿病学会（編）：糖尿病治療ガイド 2016-2017．文光堂，2016．
4) 寺師浩人：【特集】糖尿病足病変 2．創傷の視点から．日本下肢救済・足病学会誌，**2**：21-31，2010．
5) Patricia M. Burbank, Deborah Riebe（編），竹中晃二（監訳）：高齢者の運動と行動変容．Book House HD，2005．
6) 糖尿病性神経障害を考える会：糖尿病性多発神経障害の簡易診断基準．末梢神経，**14**：225，2003．

〈永嶋道浩〉

5 腎不全

疾患の概説

　厚生労働省が3年ごとに実施している調査によると，平成26年度における慢性腎不全の総患者数は29万6千人となっており[1]，今後もさらに増加していくことが予想されています．そのため人工透析専門の医療機関のみならず，さまざまな臨床の現場で慢性腎不全の患者に接する機会が出てくると考えられます．腎臓は片方に約100万個存在する**ネフロン**（糸球体，ボウマン嚢および尿細管）を構造的機能単位としており，このネフロンの働きによって，体内環境は正常に保たれています．具体的には血液中の塩分や老廃物を濾過し尿として体外に排泄するとともに，体液の量と成分を一定に保つ役割があります．また，その他にホルモンの分泌や代謝などに関する役割も担っています（図1）．

　腎不全には，急激に腎機能が低下する**急性腎不全**（Acute Renal Failure：ARF）と，数カ月から数十年かけて徐々に機能が低下する**慢性腎不全**（Chronic Renal Failure：CRF）があります．ARFは治療により腎機能が回復する可能性がありますが，CRFは回復の見込みはほとんどありません．CRFでは，長期にわたってネフロンの数がさまざまな原因で徐々に減少していくことで腎機能が低下します．そのため図1の作用が働かず，体内環境を正常に保つことが困難になってきます．初期段階では自覚症状はみられませんが，徐々に浮腫，貧血，倦怠感などの身体症状が現れます（図2, 3）．**末期腎不全**（End Stage Renal Disease：ESRD）に至ると尿量が減少し，老廃物や毒素などが体内に蓄積される**尿毒症**とよばれる状態に陥ります．尿毒症は全身にさまざまな症状を引き起こし，ADLにも多大な影響を及ぼします．CRFはメタボリックシンドロームとの関連性も深く，合併症として高血圧や心筋梗塞，脳血管疾患などの心血管疾患のリスクが高まります．

　現在，慢性的に経過し，最終的に腎代替療法（人工透析や腎移植）を検討するESRDの状態に至るすべての腎臓病に対して，**慢性腎臓病**（Chronic Kidney Disease：CKD）という概念が提唱されています．日本腎臓病学会の『CKD診療ガイドライン2013』では，CKDは腎機能障害の重症度に応じてCKDステージG1～G5の6段階（ステージG3はさらにG3aとG3bに区分されます）に分類され[2]（図4），日常診療では推算糸球体濾過量（estimated Glomerular Filtration Rate：eGFR）が主な指標となっています．eGFRは腎臓が老廃物を排泄できる能力を示しており，数値が低いほど腎臓の働きが悪いという目安になります．eGFR

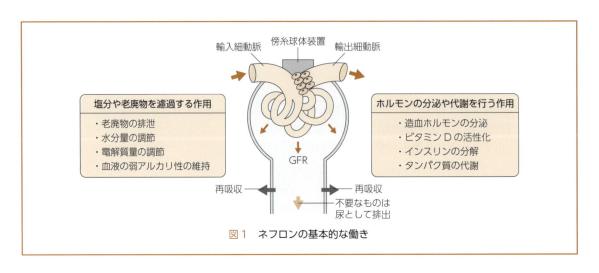

図1　ネフロンの基本的な働き

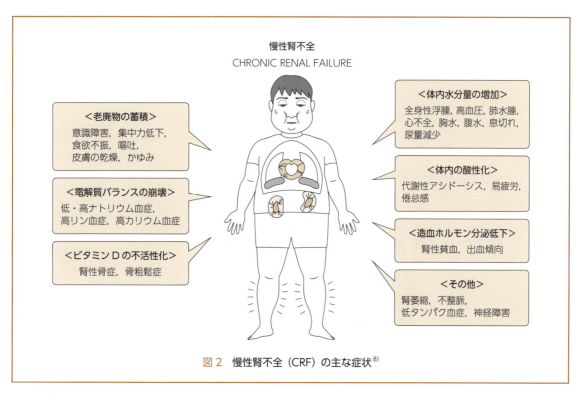

図2 慢性腎不全（CRF）の主な症状[8]

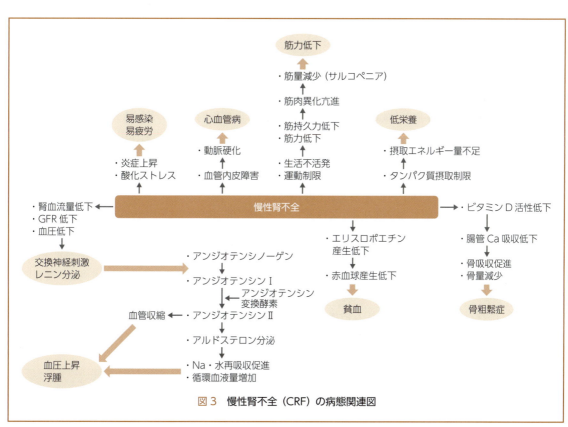

図3 慢性腎不全（CRF）の病態関連図

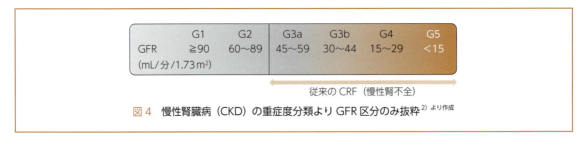

図4　慢性腎臓病（CKD）の重症度分類よりGFR区分のみ抜粋[2]より作成

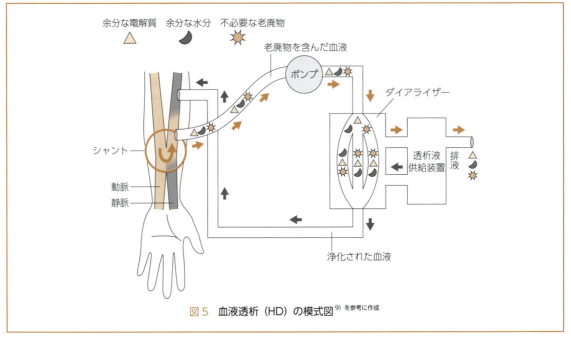

図5　血液透析（HD）の模式図[9]を参考に作成

は血清クレアチニン（SCr）値と年齢および性別から推算することができ，男女別の早見表で簡単に腎機能をチェックすることができます．従来のCRFは，GFRが60 mL/分/1.73 m² 未満の状態が3カ月間以上続き，CKDステージはG3以上の段階まで進行している状態です．病状がCKDステージG5まで進行してしまうとESRDと診断され，人工透析の導入や腎移植の検討が行われます．すでに透析を受けている場合は，CKDステージG5Dと記されます（Dは透析dialysisの頭文字）．

人工透析は失われた腎機能を代行する治療法です．現在最も一般的な方法として血液透析（Hemo Dialysis：HD）が挙げられます．まずシャントを造設し，体外に老廃物を含む血液を導き出します．そしてダイアライザーを通して余分な水分，電解質および不必要な老廃物を除去し，浄化された血液を再び体内に戻すという治療を行います（図5）．HDでは腎臓の濾過作用のみを代行していますので，その他の役割に関しては，注射や投薬で補います．

病態を理解するための生化学データとその解釈

生化学検査，血液学的検査，尿検査，腎機能検査といったさまざまな検査が行われます．各種検査における主な項目と基準値および検査データに対する解釈を表1にまとめます．

運動療法の注意点

CKDに対する定期的な運動療法は，運動耐容

表1 各種検査における主な項目と基準値および検査データに対する解釈

<生化学検査>

検査項目と基準値	検査データに対する解釈
尿素窒素(BUN) 8〜23 mg/L クレアチニン(Cr) 男性：1.1 mg/dL以下 女性：0.8 mg/dL以下	尿素窒素(blood urea nitrogen：BUN)は尿素に含まれる窒素で，クレアチニンは筋肉中に含まれるクレアチンリン酸の代謝物質です．両方とも腎臓で濾過される老廃物で，血液中の数値が高ければ，腎臓での濾過機能が低下している可能性があります．腎機能の低下や人工透析導入の指標として非常に重要な数値です．尿素窒素は食事量や病態に左右され，クレアチニンは体格や運動量に影響を受けますので，両方を比較することが大切です[3]
総タンパク(TP) 6.5〜8.0 g/dL アルブミン(Alb) 3.7〜5.0 g/dL	タンパク質が分解されるときにできる老廃物は腎臓の糸球体濾過に負荷がかかるため，食事療法ではタンパク質の摂取が制限されます．そのため総タンパク，アルブミンの数値が低く，低栄養状態になる恐れがあります．栄養状態の悪化は貧血や免疫機能低下など，健康上さまざまな問題を引き起こします
ナトリウム(Na) 138〜147 mEq/L	細胞外液に多く存在しています．ナトリウムの排泄が不十分になると，口渇中枢を刺激し，飲水を促します．そのため体液過剰になり，浮腫や高血圧をもたらします
カリウム(K) 3.5〜4.9 mEq/L	細胞内液に多く存在しています．腎機能が低下すると高い数値を示し，高カリウム血症に陥る場合があります．手指，口唇のしびれ，四肢の脱力感，口のこわばりなどの症状がみられ，放置すると不整脈(T波の増高，QRS幅の増大，徐脈)が出やすくなり，場合によっては心停止を引き起こします
カルシウム(Ca) 8.5〜10.5 mg/dL	99％が骨や歯などの硬組織中に存在しています．腎機能の低下は活性型ビタミンDが減少するため腸におけるカルシウムの吸収力が低下し，血液中のカルシウム濃度が低下します．そのため副甲状腺ホルモンの分泌が促進され，破骨細胞の機能が亢進し，骨のリモデリングに大きな影響を与えます．骨新生能力が低下し，骨が脆くなる(骨粗鬆症)可能性があります
リン(P) 2.5〜4.5 mg/dL	生体内では90％が骨と結合し，残りはリン脂質として，細胞膜・DNA・ATPとして存在しています．腎機能の低下は食品由来の余分なリンが排泄されずに高リン血症になる傾向があります．異所性石灰化や腎性骨異栄養症の原因となり，動脈硬化や骨粗鬆症(骨が脆くなる)の原因となります

<血液学的検査>

検査項目と基準値	検査データに対する解釈
赤血球数(RBC) 400〜550万個/mm³ ヘマトクリット値(Ht) 13〜17 g/dL	腎不全では造血ホルモンであるエリスロポエチンの分泌が低下しますので，腎性貧血とよばれる状態がみられます．これらの項目の数値が極端に低い場合は息切れ，疲れ，めまいなどの症状に注意が必要です．エリスロポエチンの注射で貧血は改善します

<尿検査>

検査項目と基準値	検査データに対する解釈
尿タンパク 陰性(−)	血液中のタンパク質は分子が大きいため，糸球体から濾過されず，尿にはほとんど出てきません．尿タンパク陽性の場合，腎臓に炎症などが起きている可能性があります

<腎機能検査>

検査項目と基準値	検査データに対する解釈
推算糸球体濾過値 (eGFR)	腎機能は糸球体が老廃物を濾過する力で評価しますが，これを直接測定することは容易でありません．eGFRは血清クレアチニン値，年齢，性別から糸球体濾過能力を推算するもので，現在，腎機能を示す値として最も多く使用されています．低値ほど腎機能は悪化していることになります．血清クレアチニン値，年齢，性別を男女別のeGFR早見表に当てはめるとおおよその数値がわかります

能，歩行能力，循環器系指標，一部の栄養指標，そして健康関連QOLの改善といった効果があります[4]．CKDの運動療法に対する禁忌と中止基準に関しては，科学的根拠に基づくガイドラインが現在のところ作成されていません．そのため現時点では，心疾患と生活習慣病に対する禁忌と中止基準を適用することが推奨されています．

運動中の循環反応としては，運動開始とともに骨格筋ポンプ機序により静脈還流量は増加し，続いて代謝性機序により抵抗血管が拡張し，心拍出量は増加します．同時に交感神経活性が高まりますので，心拍数，心収縮力は促進され心拍出量はさらに増加します．一方で腎臓を含む腹部臓器においては，抵抗血管が収縮し腎血流量は減少します(臓器血流再配分)．腎臓への血流量の低下は，レニン分泌を促進させるため，レニン-アンジオ

テンシン-アルドステロン系（RAA系）を活性化させ，ナトリウムと水の再吸収および腎血管収縮によって血圧が上昇する結果，ますます腎臓への負担を強いることになります．CKD患者に対する血圧管理はとても大切です．

　CRF患者への運動負荷は，腎臓への負担を考慮して強い負荷を避けた低強度から中等度の有酸素運動が適当と考えます．また，CRF患者はその病態により生活不活発や運動制限のある方が多く，廃用症候群に陥りやすい傾向にあります．さらに食事療法によるタンパク質摂取制限は，低栄養をきたしやすく，骨格筋の異化が亢進することで筋肉量の減少（サルコペニア）の促進にもつながります[5]．これらさまざまな要因がもとで筋力低下や全身の持久力の低下が認められるようになります．その他腎性貧血によりヘモグロビンの酸素運搬能も低下するため，運動の早期に乳酸の生成が増加し，嫌気性代謝閾値（Anaerobic Threshold：AT）レベルに達してしまい代謝性アシドーシスに傾きやすくなります[6]．このため，ADL練習レベルの運動強度でも，CRF患者の場合負荷が強いと感じ，容易に疲労が蓄積してしまうため休憩時間を多く設けるなどの配慮が必要になります．ESRD患者に対する運動強度についても，2～3METs程度の低強度の運動がよく[7]，また，カルシウム拮抗薬などの降圧剤を服用している場合は，運動中の血圧の上昇が抑えられているため，血圧値の変化を運動強度の判断に利用する方法は適切ではありません．そのため心拍数，呼吸数，SpO_2値，患者本人の表情や疲労感（中枢性疲労と末梢性疲労についての自覚的運動強度）などを総合的に判断しながら運動を進めていきます．運動を伴う介入は降圧作用の効果が期待できるだけでなく，収縮期血圧の低下は尿タンパクを改善させます[2]ので，運動の継続は大切です．一方で患者の病態を考えた適切な運動プログラムを提供する際には，骨の脆弱性を考慮し，転倒による骨折や疲労骨折に注意することも大切です．

　次に，臨床の現場において禁忌・中止基準以外に注意すべき事項に関して述べます．特に人工透析を導入されている患者に対しては以下の項目が運動療法を円滑に進めるうえで非常に重要です．現在の人工透析患者に対する運動療法としては，透析前のラジオ体操やエルゴメータを使用した運動，透析前半のエルゴメータ（仰臥位用）を使用した運動や低強度のチューブトレーニングなどといった透析日における介入も始まっています．透析中に運動療法を行うと，タンパク同化が促進され，またリンなどの老廃物の透析除去効率が高まり，4時間の透析で5時間行ったのと同程度の効果があります[8]．透析後は疲れやすいため運動介入はできるだけ避けるのが一般的ですが，当院では透析後の患者に対し，拘縮予防のためのROM運動や疼痛緩和のためのマッサージを中心とした運動療法を行います．多い方で2日に1度，週に3回の透析日がありますので，限られた日数で目標を達成できるようリハビリテーションプログラムを遂行していく必要があります．運動の前・中・後にはバイタルサインを確認し，気分不良や疲労感など患者の主観的な訴えにも注意を払うことが重要です．特に血圧に関しては体内の水分貯留の影響から運動前の収縮時血圧が180～200 mmHgといった高値を示すことがあります．また人工透析後は余分な水分を体外へ取り除かれるため（除水）血圧が極端に低下することがあります．いずれの場合も主治医に相談し，運動を行ってよいかどうか指示を仰ぐことが大切です．シャント肢に大きな外力が加わるとシャントが潰れたり閉塞したりするリスクがありますので，血圧測定では原則として非シャント肢側にマンシェットを巻くことが大切です．また等尺性収縮による運動はシャントの閉塞を招く危険があるため避けるべきです．

薬剤について

　CRFの症状はさまざまであり，患者が使用される薬剤の種類も多岐にわたります．そのためリスク管理上，服薬内容の確認が重要になってきます．表2に，人工透析を導入されているESRD患者が服用する薬剤と薬剤効果および副作用を記載します．製品名は当院で実際に患者に対して処方して

表2　薬剤と薬剤効果および副作用

種類（製品名）	薬剤効果	副作用
利尿剤（ダイアート）	尿量を増やし，余分なナトリウムや水を体外へ排泄します．浮腫を解消し，血圧を下げる効果があります	電解質失調　吐き気　食欲不振
降圧剤（アムロジピン）	カルシウムの働きを阻害し，血管の収縮を防ぎます．これにより血管を拡張して血圧を下げる効果があります	浮腫　ほてり　めまい　動悸
昇圧剤（リズミック）	交感神経系を刺激して，心臓の一回拍出量を増やします．これにより血圧を上昇させ，透析中の血圧低下と透析後の起立性低血圧を防ぎます	吐き気　頭痛　動悸　ほてり
抗凝固剤（ヘパリン）	透析中は体外に導き出した血液を機械に通す必要があります．その際に血液を固まりにくくし，血栓ができるのを防ぐ目的で投与します	出血傾向　血小板減少
腎性貧血（ネスプ）	腎機能の低下により生産量が低下したエリスロポエチンに代わり造血幹細胞に作用します．これにより赤血球への分化・増殖を促進し，腎性貧血を防ぎます	血圧上昇　シャント血栓　頭痛　倦怠感
かゆみの薬（レミッチ）	主に血液透析（HD）を受けている患者の皮膚におけるかゆみの改善に用います	不眠　便秘　嘔吐　口渇　頭痛
下剤（アミティーザ）	人工透析患者の水分制限および運動不足に起因する便秘を改善します．小腸の腸液の分泌を増やして，腸内の水分量を上げることによって便を軟らかくします	下痢　悪心・吐き気
ビタミンD製剤（ロカルトロール）	活性型ビタミンDの不足を補うために投与します．ビタミンDの活性型製剤であるため，腸からのカルシウム吸収が促進され，骨芽細胞を活発にし，骨形成を促進します	高カルシウム血症　かゆみ
リン吸着剤（カルタレチン）	食物由来のリンが腸から吸収されるのを抑えます．血液中のリンの濃度を下げ，高リン血症を改善します	高カルシウム血症　便秘　下痢
カリウム関係（ケイキサレート）	高カリウム血症の治療に用いられます．腸内のカリウムを吸着し，便とともに排出させます	便秘　低カリウム血症　浮腫　血圧上昇
副甲状腺（レグパラ）	長期にわたり人工透析を受けている患者に多発する二次性副甲状腺機能亢進症に対する薬剤です．副甲状腺ホルモン（PTH）が過剰に分泌されるため，骨からのカルシウム溶出が著しくなり，いわゆる透析骨症を起こします．さらに，血中カルシウムの増加により，血管壁の石灰化（異所性石灰化）が進み，動脈硬化による重い心血管系合併症の原因にもなります．過剰な副甲状腺ホルモンの分泌を抑えることで，骨からのカルシウム流出を抑制し，血液中のカルシウムやリンの値を正常化します．結果として，骨病変に伴う骨痛や関節痛が軽減し，長期的には心血管系合併症の予防にもつながります	吐き気　嘔吐　低カルシウム血症に基づくしびれ　筋けいれん　脈の異常（QT異常）

いるもので，薬剤効果，副作用に関しては，リハビリテーションの現場において知るべき必要十分な内容を簡潔にまとめています．

■ 文　献

1) 厚生労働省：統計情報・白書　平成26年（2014）患者調査の概況　主な傷病の総患者数．（http://www.mhlw.go.jp/toukei/saikin/hw/kanja/14/dl/kanja-01.pdf）（参照2016年2月17日）
2) 日本腎臓学会：エビデンスに基づくCKD診療ガイドライン2013．東京医学社出版，2013．
3) 佐藤良和：Dr. ジンゾーの透析療法の初歩．pp34-35，南山堂，2008．
4) 平木幸治・他：保存期CKD患者の身体機能特性と運動療法．心臓リハビリテーション，**22**(1)：33-38，2016．
5) 若林秀隆：PT・OT・STのためのリハビリテーション栄養．p15，医歯薬出版，2012．
6) 谷口興一：エリスロポエチンと血液レオロジー　真空採血血管粘度計の開発と臨床応用．循環制御，**14**：41-49，1993．
7) 富野康日己（編）：ここが知りたい生活習慣病・腎臓病・高血圧対策Q&A100．p55，中外医学社，2012．
8) 上月正博：腎臓リハビリテーション．日本リハビリテーション医学会，**51**(1)：29-32，2014．
9) 看護roo：ネフローゼ症候群に関するQ&A，図2 ネフローゼ症候群の症状．（https://www.kango-roo.com/sn/k/view/3054）
10) 看護roo：Vol.28 人工透析のしくみ，血液透析の実際図．（https://www.kango-roo.com/sn/a/view/517）

〈大石恵司・井阪美智子〉

6 肝不全

疾患の概要

肝臓の構造と機能（図1）

肝臓（liver）は人体で最大の実質臓器（重量：1,200〜1,400 g）で，右横隔膜の下面に位置します．上面は鎌状靱帯によって横隔膜に固定され，下面は十二指腸，右腎，右副腎，横行結腸，胃に接しています．肝臓は解剖学的に肝鎌状間膜を境に右葉と左葉に分けられますが，臨床的には門脈血流支配に従って機能的に分類するほうが有用であり，**Couinaud（クイノー）の肝区域分類**が多用されています（図2）．肝臓の栄養血管は肝動脈（肝血流量の1/5）と門脈（肝血流量の4/5）であり，酸素や吸収した要素を肝臓に供給しています．

肝臓の主な機能は**三大栄養素（糖質，脂質，タンパク質）の中間代謝**に重要な役割を担っています．その他にも薬物や毒物の代謝・解毒，ビタミンや鉄の貯蔵，胆汁の産生，造血機能などの役割があります（表1）．

肝不全

肝臓が障害され，臓器としての機能が破綻した状態を**肝不全**といい，ほとんどすべての肝疾患に合併する可能性のある症候です．肝障害が過剰かつ急激に生じた場合は**急性肝不全**，徐々に長期にわたって続く場合は**慢性肝不全**と分類されます．

下大静脈
肝静脈
腹大動脈
横隔膜
左葉
右葉
肝鎌状間膜
胆嚢
肝動脈
門脈
胆管

図1 肝臓の外観

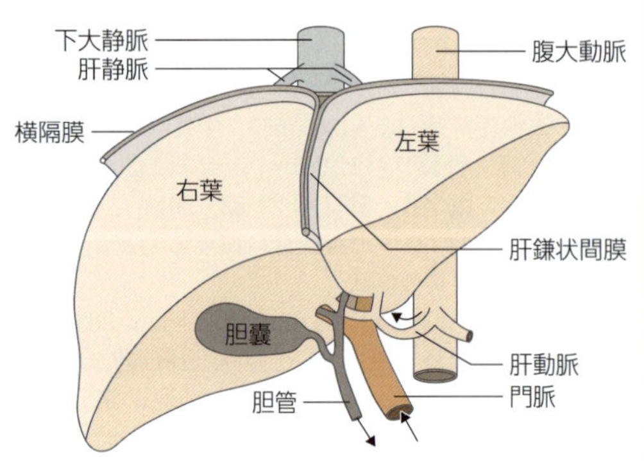

肝疾患は経過による分類のほかにも，重症度による分類，成因による分類があります（図3）．肝障害をきたす要因はさまざまですが，肝炎ウイルス，脂肪蓄積，アルコール，薬剤，自己免疫機序などが代表的な要因になります．

①**急性肝炎**：急性肝炎は肝炎ウイルスおよびその他のウイルスが原因で急性の肝障害を生じる疾患群のことです．主にA，B，C，E型の肝炎ウイルスが原因となります．A型，E型急性肝炎では，ウイルスは自然に排除され治癒しますが，B型肝炎の一部とC型肝炎の約7割はウイルスが持続感染して慢性肝炎に移行します．ほとんどの急性肝炎は，自然に治癒または軽快しますが，劇症肝炎に移行すると予後が不良となります．

②**慢性肝炎**：6カ月以上の肝機能異常が持続している状態を指します．日本ではB型肝炎ウイルス感染（HBV）が約2割，C型肝炎ウイルス感染（HCV）が約7割を占めています．慢性肝炎が持続すると，線維化が進行し，肝硬変，肝細胞癌に進行する可能性があります．

③**肝硬変**：肝臓の線維化の進行により，重度な

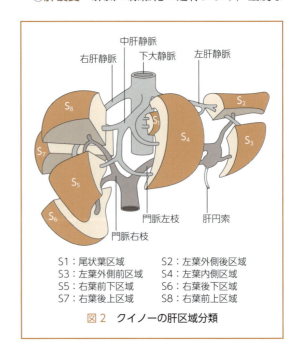

中肝静脈
右肝静脈
下大静脈
左肝静脈
S8
S2
S1
S4
S3
S7
S5
S6
門脈左枝
肝円索
門脈右枝
S1：尾状葉区域
S2：左葉外側後区域
S3：左葉外側前区域
S4：左葉内側区域
S5：右葉前下区域
S6：右葉後下区域
S7：右葉後上区域
S8：右葉前上区域

図2 クイノーの肝区域分類

表1　肝臓の機能[1)]

代謝機能	グリコーゲンの合成と分解	インスリン，グルカゴンに反応してグルコースからグリコーゲンを合成したり，グリコーゲンを分解してグルコースを生成する
	血漿タンパクの生成	アルブミン，グロブリン，フィブリノゲンなどの血漿タンパクや種々の凝固因子を合成する
	脂質代謝	中性脂肪，コレステロール，リン脂質などを合成する
	ホルモン代謝	多くのホルモン（性ホルモン，バゾプレシンなど）を不活化する
解毒・排泄機能	解毒機能	脂溶性有害物質を毒性の低い物質に変換する（アンモニア→尿素，アルコール→アセトアルデヒド　など）
	排泄機能	解毒した物質を血液から尿へ，あるいは胆汁として腸管内に排泄する
胆汁の産生		胆汁酸，リン脂質，コレステロール，胆汁色素から胆汁を産生する
貯蔵機能	鉄，ビタミンの貯蔵	造血のために必須な鉄や脂溶性ビタミンを貯蔵する
	血液の貯蔵	肝臓内には大量の血液が貯蔵されており，循環血液量の調整に関わる
血液浄化作用		類洞のKupffer細胞は老化した赤血球や異物を貪食し，血液を浄化する
造血機能		胎児期には赤血球産生の場として働く．誕生後は造血機能を失う

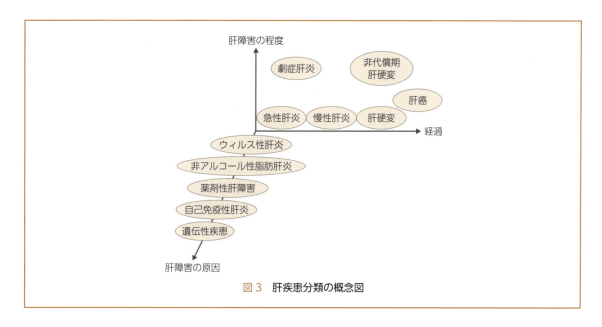

図3　肝疾患分類の概念図

肝機能低下と門脈圧亢進を起こした病態です．肝臓内の血流が障害されることにより，さまざまな代謝異常・免疫機能低下が生じます．線維化が進んだ肝臓は元に戻らないため，肝硬変はあらゆる慢性肝疾患の終末像といえます．

肝不全の症状

肝臓は"沈黙の臓器"といわれ，障害が起きても自覚症状が出にくい臓器です．また肝臓内部には痛覚神経がないため，疼痛を訴えることは稀です（肝腫大により被膜が伸展されると鈍痛を自覚する場合があります）．**肝障害が進行すると，身体所見として意識レベルの低下，腹水，黄疸，浮腫などが観察されます**（図4，表2）．

病態を理解するための生化学データとその解釈

肝機能検査には肝細胞の壊死や破壊を反映する検査，肝細胞の合成障害を反映する検査，胆汁う

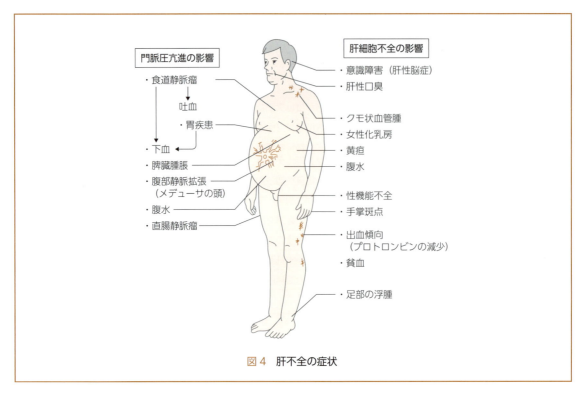

図4 肝不全の症状

表2 肝不全の主な症状

全身倦怠感	・組織におけるタンパクの合成障害により，易疲労感が出現する ・自覚症状で最も頻度が高い
意識障害	・通常，睡眠異常がみられ，傾眠傾向が出現し，昼夜逆転に進む ・自発性の低下，無気力，反応の鈍重化も早期の所見である ・さらに進行すると強い刺激にも反応しなくなる場合がある
黄疸	・肝細胞におけるビリルビン代謝能の低下により出現する ・急性肝不全では肝細胞が障害された程度を反映して黄疸が出現する
腹水	・出血，ショック，感染，飲酒などで肝細胞機能が低下した際に出現する ・血清アルブミンの低下，血管内脱水に関連する可能性がある
浮腫	・通常，腹水に続発し，低タンパク血症に関係している
皮膚病変	・クモ状血管腫：上大静脈に還流する皮膚の領域にみられ，乳頭より上方で観察されることが多い ・手掌斑点：手掌（特に小指球，母指球および指頭端の部分）が鮮紅色を呈する

っ滞を反映する検査などがあります．

肝細胞の壊死・破壊を反映する項目

　AST, ALT, LDH は肝細胞の壊死を反映し，肝細胞が障害されたり，破壊されると血中に逸脱し（逸脱酵素），値が上昇します．特に AST と ALT は肝細胞内に多く含まれており，肝細胞障害における特異性が高いです．また肝小葉内における AST と ALT の分布が異なるため，疾患や病態によってその比率（AST/ALT 比）が変化します．そのため，両者の比率も肝障害の鑑別・病態把握のために重要な検査項目となります（表3）．

　①アスパラギン酸アミノトランスフェラーゼ（AST）または GOT：肝臓と骨格筋などさまざまな臓器の細胞内に存在する酵素です．心筋，脳，骨格筋，腎臓にも多く含まれるため，心筋梗塞や骨格筋疾患でも上昇します．AST＞ALT の場合は心筋梗塞，アルコール性肝炎などが考えられま

表3 AST/ALT比による鑑別診断

	AST, ALT＞500 IU/L	AST, ALT＜500 IU/L
AST/ALT＞2.00	原発性肝がん 筋ジストロフィー	アルコール性肝炎 アルコール性脂肪肝
AST/ALT＞0.87	急性肝炎の極期 アルコール性肝炎の重症例 劇症肝炎	肝硬変，肝がん アルコール性肝炎 アルコール性脂肪肝 心筋梗塞，うっ血性心不全 骨格筋障害，溶血性貧血
AST/ALT＜0.87	急性肝炎の回復期	慢性肝炎 肝硬変初期 過栄養性脂肪肝 胆汁うっ滞

す．【基準値：0～44 U/L】

②アラニンアミノトランスフェラーゼ（ALT）またはGPT：ASTは肝臓以外の臓器にも分布しているのに対して，ALTは主に肝細胞の細胞質内に存在します．ALTは肝細胞障害における特異性がASTに比べ高いため，ALT値の異常は通常は肝臓の障害を示します．【基準値：0～47 U/L】

③乳酸脱水素酵素（LDH）：体内各臓器の細胞に分布し，種々の原因で細胞に損傷があった場合，血中への逸脱が起こり上昇します．LDHは臓器特異性に乏しく，他の逸脱酵素との組み合わせやアイソザイム（肝疾患はLDH5の上昇）から由来臓器を判定します．【基準値：200～410 IU/L】

肝細胞の合成障害を反映する項目

①総タンパク（TP）とアルブミン（Alb）：血液中に含まれるタンパクの総量が総タンパクで，アルブミンは総タンパクの約50～70％を占めるタンパク質です．いずれも栄養状態の指標として使用されますが，肝細胞で合成されるため，肝障害が進行するとアルブミン合成能が低下し，血液中の数値が低下します．【基準値：TP 6.5～8.1 g/dL　Alb 3.8～5.1 g/dL】

②プロトロンビン時間（PT）：血液凝固因子のうち，外因系（血管外）の凝固因子の異常を発見するための検査です．外因系の凝固因子はタンパクで，肝臓で合成されます．そのため肝臓のタンパク合成能が低下すると血液が凝固するまでの時間が延長します．【基準値：10～12秒】

胆汁うっ滞を反映する項目

①ガンマ・グルタミル・トランスペプチターゼ（γ-GTP）：ASTやALTと同様，肝臓に存在する酵素で，特に肝障害や胆道の閉塞を原因とする胆汁排泄障害によって異常高値を示します．γ-GTPは肝臓で合成されて一部が胆道から胆汁中に排泄されるため，胆汁排泄が障害されるとγ-GTPが肝臓内に逆流し，血中に移行して血中濃度が上昇します．特にアルコールに対して鋭敏な検査値で，γ-GTPのみが高い場合，アルコール摂取量が影響している可能性が高くなります．【基準値：（男性）0～59 U/L　（女性）0～22 U/L】

②総ビリルビン（T-Bil）：ビリルビンは古くなった老化赤血球の破壊により生じたヘモグロビンが分解されることによって生成されます．ビリルビンは血液で肝臓に運ばれ，胆汁中へ排泄されるため，肝疾患や胆汁の排泄障害をきたす疾患では血中に流出し，血中濃度が高くなります．【基準値：0.2～1.2 mg/dL】

肝障害の国際的な重症度分類としてChild-Pugh分類（表4）があり，その判定にはAlb, PT, T-Bilが用いられます．Child-Pugh分類は各項目の合計点で分類し，合計点が5～6点はChild A, 7～9点はChild B, 10～15点はChild Cと判定されます．Child-Pugh分類は肝障害の重症度判定や予後予測，治療方針の決定のほかにも，肝障害の障害程度の認定（厚生労働省）にも使用されています．

表4　Child-Pugh分類

	1点	2点	3点
肝性脳症	なし	軽度	昏睡
腹水	なし	軽度	中等度以上
アルブミン値	3.5 g/dL 超	2.8〜3.5 g/dL	2.8 g/dL 未満
プロトロンビン時間	70% 超	40〜70%	40% 未満
総ビリルビン値	2.0 mg/dL 未満	2.0〜3.0 mg/dL	3.0 mg/dL 超

child A 5〜6点
child B 7〜9点
child C 10〜15点
→重症

表5　NAFLD/NASH の具体的な運動強度や頻度の目安

①（220 − 年齢）× 60〜70％ ＝ 目標心拍数
②毎日 20 分以上の有酸素運動が最も勧められる
③脂肪燃焼効果は継続した 20 分程度の有酸素運動が必要といわれているが，最も重要な点は，無理のない運動療法を継続して行えるような方針を立てることである
④週 3 回程度で，1 日の運動も数回に分けて行っても効果がある程度期待できる

運動療法の注意点

　肝障害患者は長期にわたり過度の活動制限を強いられることもあり，身体機能や運動耐容能の低下，さらには ADL の低下に陥る場合もあります．また近年では肝障害患者において**サルコペニア**の合併率が高いことが明らかになっており，この骨格筋障害はアンモニア処理能力を低下させ，高アンモニア血症を招き，肝性脳症を誘発する可能性も指摘されています．過度な安静はさらなる病態の進行や ADL・QOL 障害を招くため，絶対安静の場合を除いて，理学療法介入を検討する必要があります．

　肝障害患者に対する運動療法の効果は，日本消化器病学会（編）の『非アルコール性脂肪性肝疾患（NAFLD）/非アルコール性脂肪肝炎（NASH）診療ガイドライン 2014』[3] に Clinical Question 形式で記載されており，NAFLD および NASH に対する運動療法は「運動による肝の組織学的変化は明らかになっていないが，運動療法単独でもNAFLD 患者の肝機能，肝脂肪化は改善するため実施することを提案する．推奨の強さ（100％）：エビデンスレベル　2・B」とされています．具体的な運動強度や頻度は日本肝臓学会の指標を参考に進めます（表5）．運動中は血圧，脈拍（心拍数），自覚的運動強度，息切れの度合い，意識レベ

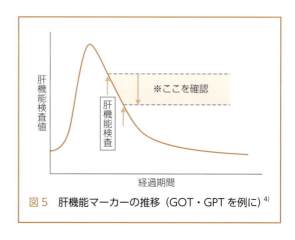

図5　肝機能マーカーの推移（GOT・GPT を例に）[4]

ル（反応性）を経時的にモニタリングしながら行います．

　しかしその一方で，急性肝炎や劇症肝炎などではベッド上安静にて**肝血流量を増加**させることが治療の第一選択となるため，運動療法は禁忌となります．今のところ，NAFLD・NASH に対する運動療法は有効であることが示されていますが，それ以外の肝疾患患者に対する運動療法の効果や有効性は不明であるため，理学療法の実施にあたっては，主治医と何を目的に，どこを目標に実施するか，十分に検討したうえで実施する必要があります．また肝疾患患者の運動療法上の注意点として，以下の項目が挙げられます．

肝障害の推移

　理学療法を開始する前に，各種肝機能検査（AST，ALT など）の値を確認し，急性期のピークを過ぎ，**改善傾向あるいは安定状態**にあることを確認する必要があります（図5）．理学療法開始後も定期的に肝機能検査値をチェックし，運動療法の安全性を確認しながら，負荷量・負荷強度を

表6 肝臓疾患患者のスポーツ参加・禁止基準

非接触性スポーツ
1. 絶対的禁止基準 　1）原因の如何にかかわらず，非治癒期急性肝炎・急性増悪期慢性肝炎・非代償性肝硬変，食道静脈瘤 　2）眼球結膜の黄染（ただし体質性黄疸は除く）を認めた場合 　3）次の①または / および②の検査値のいずれかを認めた場合（なお②に関しては，まれに各検査ともに真の肝機能障害に基づかない異常値を示す場合があり，2種類以上の検査の実施が望ましい） 　　①血清 CPT 値：150 mLU/mL 以上 　　②血清アルブミン値：2.8 g/dL 以下　血清コリンエステラーゼ：0.6△pH 以下　血清ヘパプラスチンテスト値：60％以下　血清ビリルビン値：2 mg/dL 以上 2. 血液検査後に判断が必要な場合 　1）原因の如何にかかわらず，肝障害・急性期肝炎治癒期慢性肝炎・肝硬変 　2）上記の1. 2），1. 3）であった者の許可条件：1～2週間の間隔で血液検査がともに上記1. 3）で示した値より基準値に近い値である場合．スポーツの継続は，①自覚症状として倦怠・疲労感の出現や食欲低下がない，および② 1～2カ月ごとの検査結果で悪化が認められない場合
接触性スポーツ
1. 禁止基準 　1）非接触性スポーツの禁止項目に該当する場合 　2）HBs 抗原陽性の場合は，必ず HBV・DNA 値を測定し，HBV・DNA 陽性の場合は禁止し，専門機関にて治療を行う 　3）HCV 抗原陽性の場合は HCV・RNA 値を測定する

（日本臨床スポーツ医学会：日本臨床スポーツ医学会学術委員会内科部会勧告．日臨スポーツ医学誌，13(Suppl)：260-269，2005．より引用）

調整します．特に肝硬変・肝がんは進行性疾患のため，**肝障害は緩徐に進行**することが予測されます．そのため，理学療法の負荷量（負荷強度・頻度など）や目標設定は，主治医とよく相談して決定します．

現在のところ，**肝臓疾患患者のスポーツ参加・禁止基準**（表6）以外に肝障害患者独自の理学療法中止基準は存在しないため，基礎疾患，理学療法の目標・目的，肝機能の推移，臨床症状，自覚症状をモニタリングしながら，患者ごとに判断する方法が一般的です．

肝機能検査の推移以外にも，肝障害患者の臨床症状（意識レベル低下，黄疸，過度な疲労，浮腫など）（図4，表2）が出現・増悪する際には一旦中止し，主治医に報告します．なかでも倦怠感や注意力（判断力）低下の症状は臨床上，比較的よく認められる症状であり，転倒，打撲などを回避するために常に監視が必要になります．

サルコペニアの存在

肝疾患患者では加齢の影響に加え，タンパクエネルギー低栄養，タンパク合成と分解の不均衡，ミオスタチン（骨格筋形成を強力に抑制するサイトカイン）の増加，活性酸素と炎症性サイトカインの増加などにより，サルコペニアに陥りやすくなります．肝硬変患者の骨格筋減少量は年率2.2％，Child-Pugh 分類別には Child-Pugh A で年率1.3％，Child-Pugh B で年率3.5％，Child-Pugh C で年率6.1％であり，肝予備能の増悪に従い，筋肉量が減少します[7]．日本肝臓学会では肝疾患の**サルコペニアの判定基準**として図6の基準を提唱しています．サルコペニアは骨格筋量の減少から筋力低下・身体機能低下を招き，歩行障害や ADL 低下につながります．今後，肝臓疾患患者のサルコペニア合併率は増加することが予測されており，サルコペニアを適切に評価する必要があります．

感染対策　—医療者側—

肝炎はウイルス性感染症であり，治療を行う理学療法士自身や，理学療法士を介して他の患者に感染するリスクがあります．理学療法士や他の患者への感染を防ぐため，十分な感染対策を行う必要があります．ウイルス感染には**スタンダード・プリコーション（標準予防策）**が推奨されています．

①**A 型肝炎ウイルス（HAV）・E 型肝炎ウイルス（HEV）**：主に食べ物から感染し，食品を十分に加熱すれば感染は起こりません．しかし，患者

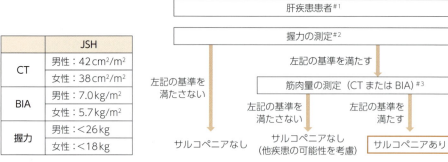

図6 肝疾患におけるサルコペニア判定基準
(日本肝臓学会：肝疾患におけるサルコペニア判定基準．(https://www.jsh.or.jp/files/uploads/Figure_sarcopenia.pdf) より引用)

#1. 肝疾患関連のサルコペニアは，肝疾患患者において筋肉量の減少と筋力低下を来した状態と定義する．その原因として，加齢と肝疾患による二次性の要因が混在する．このため，肝疾患においては 65 歳未満の非高齢者の筋萎縮もサルコペニアに含めるべきと判断し，年齢制限を撤廃した．しかし，加齢に伴いサルコペニアの頻度が増加するため，後期高齢者以上の高齢者には筋肉量の減少に特に留意が必要である．

#2. 握力測定に関しては，スメドレー式握力計を用いた新体力テストに準じる．まず握力計の指針が外側になるように保持し，直立状態で両足を左右に自然な状態に開き，かつ腕を自然な状態に下げる．その状態で握力計を身体や衣服と接触しないよう注意しながらしっかり握りしめて測定する．左右 2 回ずつ測定を行い，各々のよいほうの記録をとり，平均数値を握力の数値とする．カットオフ値については，今回 AWGS の基準を採用しているが，ワーキンググループの予後から算出した握力のカットオフ値は男性 29 kg，女性 18 kg であった．肝疾患においては筋力低下が軽度の時期から身体機能障害，クオリティ・オブ・ライフ (QOL) の低下，死のリスクが増加する可能性があり，注意を要する．

#3. CT 面積は第三腰椎 (L3) レベルの筋肉量の合計を原則として採用する．今回のデータ (男性 42 cm^2/m^2，女性 38 cm^2/m^2) は筋肉量計測ソフトを用いて導かれたデータ (画像解析ソフトは sliceOmatic を使用) を採用した．Manualtrace 法による測定では誤差が出る可能性があり，留意すべきである．一方，筋肉量計測ソフトを用いた筋肉量の測定は，一般病院での実臨床において汎用性が高いとはいい難い．筋肉量計測ソフトをもたない施設においては，簡易法として，L3 レベルでの腸腰筋の長軸×短軸の左右合計 (カットオフ値：男性 6.0 cm^2/m^2，女性 3.4 cm^2/m^2) や，manual trace 法による Psoas muscle index (カットオフ値：男性 6.36 cm^2/m^2，女性 3.92 cm^2/m^2) を用いてもよい．これらのカットオフ値は今後の検討により変更がありうる．また多量の腹水，著明な浮腫を伴う症例においては，BIA 法の場合はその解釈に慎重を期すべきである．

の排泄物より伝播・感染する恐れがあるため，患者の排泄物に注意し，理学療法前後は必ず手洗いを励行します．

②B 型肝炎ウイルス (HBV)・C 型肝炎ウイルス (HCV)：主に血液・体液を介して感染する危険性があります．患者の排泄物や血液の付着に注意し，理学療法士の手に外傷がある場合は，手袋を着用したほうが安全です．理学療法施行前後は十分に手洗い・消毒を行います．

感染対策 —患者側—

肝臓は免疫機能を司る臓器であるため，肝機能障害が発生すると感染症に陥りやすくなります．患者自身が新たな感染症に陥らないように，患者側の感染対策も必要となります．

①リハビリテーション室で理学療法を実施する際には，なるべく患者の少ない時間帯に実施する
②必要に応じてマスクを装着する
③理学療法中は対象患者と他患者との接触を避ける
④理学療法終了後は，使用・接触した器具のアルコール清拭をする
⑤理学療法終了後には手洗い・うがいを励行する

易出血性

肝疾患患者では血液凝固不全を生じやすく，易出血傾向にあります．そのため特に移乗動作や移動動作の際には打撲・転倒・擦過傷などに細心の注意を払う必要があります．

組織の修復遅延

タンパク同化作用の低下のため,軟部組織の修復が遷延しやすくなります.そのため術後患者や外傷患者などは,創部や傷口に過度なストレスが加わらないよう配慮が必要になります.

薬剤について

肝疾患においてはさまざまな薬物療法がありますが,本項では主に肝硬変(非代償性肝硬変)で使用される主な薬剤を紹介します.非代償性肝硬変では浮腫,腹水,肝性脳症などの症状が出現するため,肝硬変になった場合には合併症や症状を緩和する薬物療法が行われます.

①アルブミン製剤(アルブミナー® など):肝硬変になると血中のアルブミンが低下し,血漿膠質浸透圧が低下します.その結果,血管から水分が漏出し,腹水や浮腫が起こります.アルブミン製剤を投与することで,水分を血管内に保ち,腹水や浮腫を改善する効果があります.

②利尿薬(ラシックス®,アルダクトン® など):アルブミン製剤と同様に,腹水や浮腫を改善させるための薬物で,利尿を促進し,腹水や浮腫を改善します.利尿が促進されるため,尿量が増加しますが,過剰な尿量の増加は脱水や低カリウム血症を招くため,脱水の症状や体重の増減には十分注意しながら理学療法を進める必要があります.

③BCAA製剤(リーバクト® など):肝機能障害に伴い体内でアンモニアの蓄積,アルブミンの不足などが起こり,血中のアミノ酸バランスが崩れます.肝機能障害の状態では分岐鎖アミノ酸(BCAA)が不足しますが,BCAAは体内で生成することができないアミノ酸のため,食事や薬剤で補給する必要があります.BCAAは栄養状態,肝性脳症,腹水の改善に有効な薬剤です.副作用として嘔気,食欲不振などの消化器症状が出現する場合もあるため,消化器症状に注意をしながら理学療法を進める必要があります.

④高アンモニア血症治療薬(モニラック® など):肝機能の低下に伴い,血中のアンモニア濃度が高くなり,意識障害や運動障害が起こる場合があります.高アンモニア血症治療薬は腸内で酸性度を高め腸管でのアンモニア産生や吸収などを低下させ,血中のアンモニアを低下させる薬剤です.副作用として下痢,嘔気,腹痛,食欲不振などが現れる場合もあるため,服用後の消化器症状には注意する必要があります.

■ 文 献

1) 渡邉マキノ:肝臓の構造とその機能とは?〔岡田隆夫(編):カラーイラストで学ぶ集中講義 生理学 第2版〕.pp244-245,メジカルビュー社,2014.
2) 福本陽平・他:肝疾患の概要〔病気が見える 消化器 第4版〕.p180,メディックメディア,2010.
3) 日本消化器病学会(編):NAFLD/NASH 診療ガイドライン 2014.
 (https://www.jsge.or.jp/files/uploads/NAFLD_NASHGL2_re.pdf)
4) 神内拡行:肝機能障害〔丸山仁司(編):内部障害系理学療法実践マニュアル〕.p335,文光堂,2004.
5) 日本肝臓学会(編):NASH/NAFLD の診療ガイドライン 2006.文光堂,2006.
6) 日本臨床スポーツ医学会学術委員会 スポーツ参加・禁止の基準;肝臓.
 (http://www.rinspo.jp/pdf/proposal_07-4.pdf)
7) Hanai T, et al:Rapid skeletal muscle wasting predicts worse survival in patients with liver cirrhosis. *Hepatol Res*, 18, 2015〔Epub ahead of print〕.

(森沢知之)

7 がん

悪性腫瘍の病態

定義

悪性腫瘍は一般に「がん」といわれます．漢字で書く「癌」は悪性腫瘍のなかでも特に上皮由来の「癌腫（上皮腫，carcinoma）」のことを指します．がん全体のことを指すときは平仮名の「がん」が用いられ，肺がん，胃がん，乳がん，大腸がん，卵巣がん，頭頸部癌などの上皮細胞でできるがんを指すときは「癌」が用いられることが多いようです．

悪性と良性の違いについて

人体は約50兆個の細胞から構成され，それぞれの細胞に数万の遺伝子が存在することがわかっています．各細胞は分化し，互いに集まり，異なる機能を発揮する臓器を形成し，人体の総合的な活動を支えています．臓器に傷ができたり，予定された機能を果たした後に細胞が老化して死滅したとき，その欠損部分を補うように必要な分だけの細胞分裂が起きます．がんとは，正常な制御機構から外れて無制限に細胞分裂を繰り返し増殖し，生体の正常な機能を脅かし，疼痛や倦怠感，食欲不振などのさまざまな症状の原因となります．そして最終的に全身的な生命機能の維持を障害し，死に至らしめます[1]．

良性のものは無制限に増殖せず，他の臓器に浸潤しませんので切除すれば治ります．

臓器別の病状について

がんは発生する臓器によりさまざまな病態を呈します．また治癒率，生存率もさまざまです（表1）．

がん診療において，進行度を病期別に分類したステージ分類，がんの身体のなかでの広がりを表すTNM分類があります．がん患者の全身状態を表すのにパフォーマンス・ステータス（Performance Status：PS）もがん医療のなかで私たちが知っておくべき尺度です（表2）．PSが3～4になると積極的な治療の対象外となりますので，セラピストは身体活動にアプローチし，PSを0～2に改善させることが求められます．

がんのリハビリテーションにおいて問題となるのは，がんそのものによる障害と，主に治療の過程によって生じる影響によるものがあります（表3）[2]．

がんのリハビリテーションは，①予防的リハビリテーション，②回復的リハビリテーション，③維持的リハビリテーション，④緩和的リハビリテ

表1 各がんのステージ別生存率　　生存率　単位：％

がんの種類/Stage	I	II	III	IV
乳がん	95.7	90.9	69.7	32.2
胃がん	87.8	62.0	40.5	7.2
すい臓がん	57	44	24	7
肝がん	49.8	37.7	17.7	7.7
大腸がん	89	79.1	69.0	13.7
膀胱がん	98	80	40	25
悪性リンパ腫（非ホジキンリンパ腫）	80	75	60	57
白血病	75	50	32	10

表2 Performance Status

PS	状態	積極的な治療
0	無症状で社会活動ができ，制限を受けることなく，発症前と同等にふるまえる	可能
1	軽度の症状があり，肉体労働に制限は受けるが，歩行，軽労作や作業はできる．たとえば，軽い家事，事務	可能
2	歩行や身の回りのことはできるが，ときに少しの介助がいることもある．軽労作はできないが，日中の50％以上は起居している	可能
3	身の回りのある程度のことはできるが，しばしば介助が必要で，日中の50％以上は就床している	困難
4	身の回りのこともできず，つねに介助がいり，終日臥床を必要としている	困難

ーションに分類（Dietz の分類）され，各時期の目的別のアプローチが提唱されています．がんのリハビリテーションにおいても，治療開始時から緩和的な関わりが求められます（図1）[3]．

各種がんの治療法，治療によって生じる有害事象はさまざまですので，セラピストは臓器別のがんの特徴，治療法の違いを知っておく必要があります（表4）．

がん患者のリハビリテーションでは薬剤の副作用の影響が大きく関わってきます．次の項ではセラピストが知っておくべき薬剤の知識について述べます．

薬剤について

がん患者の治療の3本柱の一つに，抗がん剤治療があります．また，がんと診断された時点で30％，進行していくと60％の患者に痛みが現れ，緩和期になると75％の患者に痛みが現れるといいます．そして痛みの80％は強い痛み（中等度から耐え難い痛み）です[4]．WHO は鎮痛薬の段階的な使用法を示した「3段階除痛ラダー」を推奨しています（図2）[5]．

どの強度の薬剤が「いつからどのような理由で」投与されているのかを把握することは，痛みに対する評価をするうえで非常に重要です．

化学療法，放射線療法の副作用

抗がん剤は，「細胞障害性抗がん剤」と「分子標的治療薬」に分類されます[6]．細胞障害性抗がん剤は，がん細胞への効果が強い分，副作用が強い

表3　がんによる直接的，間接的な影響

がんそのものによる障害
骨転移による病的骨折 脳腫瘍（脳転移）に伴う片麻痺，失語症など 脊髄・脊髄損傷に伴う四肢麻痺・対麻痺 腫瘍の直接浸潤による神経障害
主に治療の過程において起こり得る障害
1) 全身性機能低下，廃用症候群　化学/放射線療法後，造血幹細胞移植後 2) 手術 　骨・軟部腫瘍術後（患肢温存術，四肢切断術後） 　乳がん術後の肩関節拘縮，乳がん・子宮がん術後のリンパ浮腫 　頭頸部癌術後の嚥下・構音障害，発声障害 　頸部リンパ郭清の僧帽筋麻痺 　開胸・開腹術後の呼吸器合併症 3) 化学療法・放射線療法 　末梢神経障害，横断性脊髄炎，腕神経叢麻痺，嚥下障害など

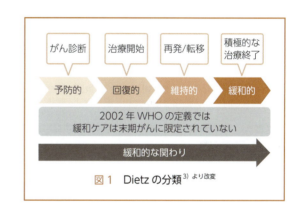

図1　Dietz の分類[3] より改変

表4　臓器別がんの特徴

頭頸部癌	治療切除により咽喉頭機能が著しく低下し ADL 低下に直結するため，ST を含むチームでのサポートが重要になる
乳がん	手術によるリンパ郭清により肩機能の低下を最小限にとどめ，術後発生するリンパ浮腫のリスクを最小限にとどめるためのケアが必要である
肺がん	死因総合1位の悪性度の高いがんである．転移しやすく，脳，骨，肝臓，副腎，肺内転移が多い．術後合併症予防を目的として，治療前からのリハビリテーション介入が求められている
消化器がん	術前の身体機能が術後合併症の発生に大きく関係しているため，術前からの適度な運動と術後の早期離床が重要
泌尿器科がん	前立腺がんは骨硬化型の骨転移を多く生じるが，生命予後は良好であり，骨関連事象（SRE）を防ぐことが治療後の QOL 維持に重要
造血器悪性腫瘍	根治を目指す治療として行われる造血幹細胞移植前後のリハビリテーション介入が重要である．多発性骨髄腫では骨に負担をかけない動作指導，環境の調整が必要である

ことで知られており，正常細胞へのダメージも大きくなります．分子標的治療薬はがん細胞に多く発現している遺伝子やタンパク質を分子レベルで狙い撃ちにする抗がん剤です．副作用は比較的軽度ですが，1ヵ月の治療費が数十万円以上と，経済的な負担が大きくなります．抗がん剤は活発に増殖する細胞（がん細胞）に対して効果が大きいため，正常な皮膚，口腔粘膜，腸管粘膜，毛根などの細胞分裂が活発な組織ほど，抗がん剤の影響を受けやすくなります．同様に，白血球，赤血球，血小板を作っている骨髄も，抗がん剤の影響を受けやすくなります．

また，放射線療法もがんの治療の3本柱の一つとして行われますが，身体に対する影響は大きく，治療後に起こる有害事象を把握する必要があります（表5, 6）[7]．

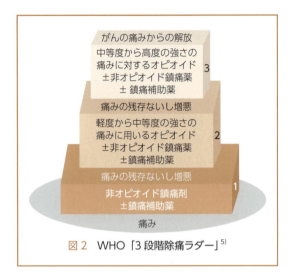

図2 WHO「3段階除痛ラダー」[5]

化学療法後のリハビリテーションにおいて注意すべき主な有害事象

①骨髄抑制：白血球低値時は免疫力が低下しま

表5 化学療法による有害事象[7] より改変

症状	発現時期	特徴
悪心・嘔吐	投与後数十分～数時間以内に出現し，数日～1週間で軽快するが，個人差も大きい	対症療法としてセロトニン受容体拮抗薬の投与や食事内容の変更が行われる
骨髄抑制	好中球や血小板の寿命は数日～2週間と短いため，投与後1～2週間は数が減り続ける	白血球減少により易感染性，血小板減少に伴う易出血性，貧血に伴う動悸，頻脈，息切れなどが出現する．顆粒球コロニー刺激因子（G-CSF）製剤の投与や血小板・赤血球輸血が行われる
末梢神経障害	投与後2～3週で手指や足底のしびれとして出現する	ビンクリスチン，シスプラチン，オキサリプラチン，パクリタキセル，ボルテゾミブなどで頻度が高い．蓄積性で治療回数とともに増悪することが多い．通常は治療終了後数ヵ月～数年で消失もしくは軽快するが，時に不可逆性のとなるときがある
筋痛・関節痛	数時間～2日前後で出現し数日以内で消失する	タキサン系薬剤投与により生じる
腎機能障害	2～3週間	シスプラチン，メトトレキサートなどで出現する．腎機能低下があると急性心不全や急性呼吸不全のリスクが高まるため，採血データや尿量，体重変化，水分バランスの確認，臨床症状の把握が必要である．腎機能障害の予防のために大量輸液と利尿を行うため，心不全徴候に注意が必要である
心機能障害	2～6ヵ月	アントラサイクリン系薬剤であるドキソルビシン（アドリアシン®）やダウノルビシン（ダウノマイシン®）などで出現する．薬剤による心筋ミトコンドリア障害を機序とし，蓄積性かつ不可逆性である．ドキソルビシンでは，総投与量が500 mg/m² を超えると重篤な心筋障害を起こすことが多くなるので，継続的な心エコー検査や累積投与量の把握が必要である．心毒性をもつ新規薬剤の使用や従来の薬剤の投与期間の長期化により，心機能障害の発生率が高まっているので，日常生活における循環動態の管理が重要である
肺障害	2～6ヵ月	薬剤性間質性肺炎による発熱・呼吸困難・咳嗽や，アナフィラキシーによる喘息様の症状，喀血・肺胞出血・血栓塞栓症が出現する．ゲフィチニブ（イレッサ®）による薬剤性肺炎の発生率は5％程度であるが，根本的な治療法はなく，重篤化しやすく致死率も高い

表6 放射線療法による有害事象[7]より改変

	症状/部位	時期	特徴
急性反応	放射線宿酔	2～3日で治まることが多い	二日酔いのような症状であり，原因ははっきりしていない．倦怠感，めまい，悪心，嘔吐，頭痛などの症状が出現するが，2～3日で治まることが多い
	皮膚炎	照射線量によって異なるが，治療開始から2週間で出現し，治療終了後2～4週間で改善する	発赤，色素沈着，乾燥，皮膚剥離などが生じる
	口腔・咽頭粘膜障害	治療終了後1～2週間で改善するが，化学療法を併用している場合は遷延することがある	口腔粘膜に急性炎症が生じ，潰瘍や出血がみられる．また，唾液分泌腺に障害が生じることで口腔内が乾燥することもあり，口内炎を悪化させる原因にもなる
	消化管障害	治療終了後1～2週間で改善する	上腹部に照射されると胃や十二指腸の粘膜が炎症を起こし，胃の不快感・疼痛・悪心などが生じる．下腹部への照射では腸管粘膜の炎症により下痢が生じる
	味覚障害	数カ月で改善し，長期にわたることは少ない	舌の味蕾細胞が損傷を受けると味覚が変化し鈍くなったり，苦みを感じるようになる
	脱毛	治療開始から1～3週間後に出現するが，一時的なものであり数カ月で生え始める	化学療法と異なり，照射部位だけが脱毛する
晩期障害	神経障害	照射後，6カ月以降に出現	脳や脊椎に照射した場合には，脳や脊髄の一部の組織が壊死や梗塞を起こすことがある．また，白内障や網膜症などの視力障害が出ることがあり，耳への照射では中耳炎やめまいなどが生じることがある
	口腔・咽頭粘膜障害		唾液腺機能が低下し，口腔内の乾燥や味覚が変化することがある．また，開口障害が生じ，リハビリテーション介入が必要になることがある
	骨障害		骨への照射によって骨壊死や易骨折性を生じることがある．また，小児の場合は，少量の照射でも骨の成長が止まることがある
	胸腹部障害		胸部照射をすると，肺の線維化が生じ呼吸困難となる場合がある．肋骨が脆弱になり骨折を起こしやすくなる．また，食道壁が線維化して食道が狭窄し，通過障害を生じることがある．腹部照射では，腎機能低下・腎炎，直腸・結腸の狭窄，潰瘍が生じる場合がある
	その他		生殖器は放射線に対して敏感な器官であり，卵巣や精巣に照射されると不妊のリスクが高まる．骨盤照射ではリンパ浮腫が生じ，下肢の浮腫が出現することがある

すので，中止基準に該当しなくてもリハビリテーション用ベッド，触る機器の消毒，リハビリテーション室で行うなら人の少ない時間に変更するなどの配慮が必要です．またセラピストも感染予防対策の最低限の知識が必要です．外泊前のADL訓練，指導時に感染予防対策を合わせて行うとよいでしょう．血小板が低値のときは衝撃を加えるような動作は関節内出血を起こす可能性もあり，評価およびリハビリテーションの際には注意が必要です．

②**出血傾向**：止血の中心的役割である血小板が低値になると，鼻出血，眼球・眼瞼結膜充血，口腔内粘膜出血，四肢などの皮膚に紫斑（あおあざ）が出現します．運動時はいきむような動作を避け，転倒には十分注意します．また，ADLのなかで息をこらえないと困難な動作がないかどうかを確認し，息を吐きながら動作をする練習や，環境を調整し楽に動作が行えるよう，援助します．

③**貧血**：血が薄くなることにより，心臓への負担が増えることで基礎疾患に心不全がある場合，動悸，息切れなどの症状が現れることがあります．安静時心拍数から高くなることがあり，運動強度

の調整が必要です．

ステロイド

がん治療において，副作用の軽減や，ステロイド自体に抗腫瘍効果が認められることから，ステロイド剤の投与が行われることが多くあります．リハビリテーションにおいて，①感染症の誘発，増悪，②骨粗鬆症，③離脱症状の副作用に注意が必要です．

①感染症の誘発，増悪：ステロイドによる易感染性は，白血球のもつ各種の炎症反応の抑制，抗体産生やインターフェロン産生の抑制などに起因します．プレドニゾロン1日平均投与量20 mg以上および総投与量1,000 mg以上で感染症の危険度が有意に増加します．リハビリテーション室で行う場合は人の少ない時間帯に実施し，感染予防対策を励行させるなどの配慮が必要となります．

②骨粗鬆症：大量のステロイド薬は，その異化作用によって，骨芽細胞の成熟とその機能を抑制し，骨形成を阻害すると考えられています．高齢者に対するがん治療では基盤に骨粗鬆症が存在することが多く，脊椎圧迫骨折により離床が困難になりADLが低下します．エピソードがない腰背部痛の出現はレントゲン検査の確認が必要です[8]．

③離脱症状：がん治療では大量のステロイドが使用されることがあります．ステロイド治療後は減量していきますが，薬物に依存した状態から本来の機能に戻る際に起こる倦怠感，頭痛などの有害事象が起こる場合があります．倦怠感などの身体症状に合わせた運動強度の調整が必要です．

病態を理解するための生化学データとその解釈

がんのリハビリテーションを進めていくうえで，全身状態の把握は欠かせません．しかし，セラピストは疾患を診断，治療するわけではありません．自分が立てたリハビリテーションプログラムが今の状態で実施できるのかの確認と，予後予測のために諸検査データを活用します．セラピストができることは日常生活，運動負荷の調整ですが，医学的な判断は医師，看護師に委ねます．セラピストは日々の変化を捉えるよう意識し，適切に医師に報告し指示を仰ぐことは，安全を担保しながらリハビリテーションを進めていくうえで必要不可欠です．以下の検査項目を確認します．

血清

①白血球（正常値：3,500～9,500/μL）：顆粒性白血球

白血球のうち，多く細胞内に顆粒を含むものを顆粒性白血球といいます．そのうちの一つである好中球は，細菌を直接捕食する食作用をもちます．**化学療法中の患者では好中球減少症（好中球500/mcL以下）をきたし，免疫力の低下が問題**となります．特に造血幹細胞移植前後では低値となり，化学療法7～14日で最低値となります．その時期のことをNadirといいます．好中球が500/mcL以下になると重篤な感染症になる危険が高まります．リハビリテーション室での理学療法を実施することで感染の可能性が高まると予測される場合は，病室内でのリハビリテーションとなりますので注意が必要です．

②ヘモグロビン（正常値　男性：13～16 g/dL　女性：12～15 g/dL）：白血病などの造血器腫瘍ではヘモグロビンが極度に低下し，患者が卒倒してからがんが発見されることがあります．心機能になんらかの問題がある患者では，**がんの治療に付随して生じる血中のヘモグロビンが低値となると，合併症として心不全が高頻度でみられ，全身の倦怠感が強くなりADLが低下します**．周術期では術中出血による貧血やがんそのものからの出血による貧血も問題となります．術中の出血が多かった場合や，抗がん剤治療後の副作用による貧血があると，身体の各器官が低酸素状態に対応できず，低い運動強度の運動をした場合であっても，貧血による息切れの増強やめまいが出現するため，離床や運動には注意が必要です．一方で，骨髄異形成症候群，悪性リンパ腫などの血液がんでは，ゆっくり時間をかけて貧血が進行する場合があります．貧血が高度に進行してからがんと診断されることがあり，その場合ではヘモグロビン値

が5g/dLでも症状がない場合もあります．

③血小板（正常値：150,000〜350,000）：血小板は止血をする重要な血球です．低値となると易出血性となりますので運動中の転倒などには十分注意が必要です．抗がん剤治療中には骨髄抑制により低値となる場合が多くみられます．一般的に5万以上あれば制限はありませんが，2万を切るとADL維持レベルの活動までとし，1万を切るとリハビリテーションは原則中止となります．しかし，緩和期において主治医およびリハビリテーション医によりリハビリテーション介入が許可され，本人，家族が望む場合は，出血傾向に注意しながら緩和的な関わりを行う場合があります．

生化学検査

抗がん剤治療において，肝臓機能，腎臓機能低下の影響が出現する場合があります．抗がん剤に限らず，薬剤は肝臓で代謝されるため，肝臓の代謝機能を上回る投与量の場合は肝臓の機能が低下する場合があります．抗がん剤治療において肝臓の機能の指標とするのはAST/ALTとビリルビンです．腎機能が影響を受ける場合は，腫瘍による直接的な影響と，腫瘍崩壊により大量の電解質が血中に放出され，腎尿細管に尿酸やリン酸カルシウムが沈着することによって急性腎不全を引き起こすことがあります（腫瘍崩壊症候群）．抗がん剤治療直後にリハビリテーション介入を行う場合，腫瘍崩壊症候群が起こっていないか，データのチェックを行いましょう．腎機能の評価法は多数ありますが，抗がん剤治療を受ける患者は，糸球体濾過量（Glomerular Filtration Rate：GFR）およびクレアチニン-クリアランス（Creatinin Clearance：CCR）で評価します．

リハビリテーションの中止基準

Gerberはがんリハにおいてのリハビリテーション中止基準を挙げています（表7）[9]．がん患者にリハビリテーションを行ううえでのリスク管理に活用しましょう．しかし厳密にこの基準に従うと，ほとんどリハビリテーションが実施できない状態になります．実際は医師と密に連携し，何を目的にリハビリテーションを実施するのか，ゴールや内容についても詳細に連携して，どこまで実施するのかを明確にしておくべきです．

運動療法の注意点

抗がん剤，放射線治療，そしてがんによる直接的な影響により運動療法の強度を調整する必要があります．倦怠感が強ければ，軽負荷での最低限の廃用を予防するための運動が必要ですし，場合によってはストレッチ，マッサージのみの関わりとなる場合もあります．貧血が強ければ安静時から脈拍が高いことが多く，運動強度の調整が必要でしょう．この項ではがん治療中に起こってくるさまざまな有害事象に対する対応について述べます．

骨転移のリスク管理

骨転移で機能的な問題が生じるのは全がん種のうち10％〜20％程度といわれています．骨関連事象（Skeletal Related Events：SRE）をいかに防ぐかが，がん患者に残された人生のQOLには重要です．運動療法を行う場合は脆弱性がある骨に負担をかけるような過負荷な運動は避けるべきです．そのため，運動のみではなく，骨折を回避するためのADL指導，環境設定が重要になります．

①脊椎転移：椎骨の後外側の破壊があると脊髄圧迫の危険性が高まり，安定性は不良となります．

表7 がんのリハビリテーション中止基準[9] より作成

①血液所見：ヘモグロビン7.5g/dL以下，血小板50,000/μL以下，白血球3,000/μ以下
②骨皮質の50％以上の浸潤，骨中心部に向かう骨びらん，大腿骨の3cm以上の病変などを有する長管骨の転移所見
③有腔内臓，血管，脊髄の圧迫
④疼痛，呼吸困難，運動制限を伴う胸膜，心嚢，腹膜，後腹膜への浸出液貯留
⑤中枢神経系の機能低下，意識障害，頭蓋内圧亢進
⑥低・高カリウム血症，低ナトリウム血症，低・高カルシウム血症
⑦起立性低血圧，160/100 mmHg以上の高血圧
⑧110回/分以上の頻脈，心室性不整脈

MRIのT1強調画像は骨折部の状態が明瞭に評価できます．転移しやすいのは胸椎ですが，胸椎は腰椎に比べ胸椎の回旋可動域の動きは非常に大きく，脊椎を捻転させるような動きには注意が必要です．また，過度の体幹伸展により関節突起と軸突起が接触することで，病的骨折のリスクが高まります．一方，過度な屈曲は上下の椎体が前方で圧迫するストレスとなり，椎体の骨の脆弱性がある場合，椎体圧潰のリスクが高まります．セラピストは患者の動作を評価し，脊柱のどこにストレスがあるか評価します[10]．

体幹の装具は主にダーメンコルセット，フレームコルセットが処方されます．装着は身体にしっかりフィットし，適切な位置で固定されている必要があります．患者が自己にて脱着する場合は，適切な装具装着方法の指導が必要です．上下逆に装着するケースや，体幹上部にずり上がってしまい有効な固定が得られていないケースが多くみられます．骨折から日にちが経ち急性期の痛みが減弱してくると，装具に対するコンプライアンスが低下する場合が多く，SRE発生への持続した注意喚起が必須となります．しかし，装具を装着すれば骨折が完璧に防げる，というエビデンスは現在ありませんので，装具療法とADL訓練を並行して行っていく必要があります[11]．姿勢により各脊椎にかかる負担は変化するため，運動療法は主に脊柱に負担をかけない運動様式を選択します．

病期により運動療法の目的も変わってくるため，生命予後，骨折や麻痺のリスク，機能障害，能力障害，活動性などを総合的に考慮し，プログラムを立案していきます[12]．

脊椎転移のリスク管理はSpinal Instability Neoplastic Score（SINS）を用いて脊柱の安定性を評価します（表8）．

②**上肢骨への転移**：長管骨のリスク管理はX線写真，MRIにて骨皮質の評価が重要です．セラピストは画像診断の専門家ではないため，整形外科医師などの専門家に相談する必要があります．避けるべき動きは重い荷物を持つ，上肢への荷重，病巣部に捻転・回旋力が生じる動作です[13]．介護する際は，腋窩を無理に上方に引っ張り上げないよう注意が必要です．リスク管理はMirelsの方法など，すでに検証が行われている方法を用いて評価します（表9）[14]．

③**下肢骨への転移**：下肢は移動時の荷重骨であり，移動能力と直結します．転倒時に骨の脆弱性により簡単に骨折する場合があります．長管骨で使われるMirelsの方法でリスク管理を行います．整形外科医師と相談し，どこまでの動作なら許容されるのか十分な検討が必要となります．下肢の免荷をしたうえでのADLの維持，歩行能力の維持はセラピストが関わるべき分野であり，医師，看護師との情報共有が重要です．

悪液質の理解と対応

緩和期になると，体重減少，全身倦怠感，食欲低下，活動量の低下が同時に起こる場面を経験します．このような状態を**悪液質**とよびます．悪液質とは，「食事摂取量の減少と代謝異常による負のエネルギーバランスにより，骨格筋量の著しい低下を示す複合的な代謝異常症候群」と定義されています（図3）[15]．悪液質が不応性／不可逆性的悪液質となれば，積極的な機能向上は望めなくなり，栄養サポートも逆に患者にとって負担となってしまう可能性もあります．この時期では次で述べる緩和期の対応が必要となります．

緩和期の対応について

がんが進行していき，積極的な治療が困難となるとデイズの分類での緩和期（ターミナル期）となります．医学的な治療の関わりが希薄となった患者は「見放された」と感じることがあります．積極的な治療をしていた患者にとって「次の手立てがない」と言われることは生きる希望の喪失，見放されたような心理になるといわれています[16]．セラピストは緩和期のがん患者の症状を理解するためには身体的な苦痛だけではなく，社会的苦痛，霊的苦痛（スピリチュアルペイン），精神的苦痛が同時に存在していることを理解するべきです（図4）[17]．

そのようななかでリハビリテーションを継続することは，治療が終了した患者の「やり取りの継

表 8　Spinal Instability Neoplastic Score（SINS）[24]

項目		点数
転移部位	後頭蓋-C2，C7-T2，TH11-L1，L5-S1	3
	C3-C6，L2-L4	2
	Th3-Th10	1
	S2-S5	0
疼痛	臥位で軽減 and/or 体動や脊椎への負荷で増強	
	Yes	3
	No	1
	疼痛なし	0
骨病変の性質	溶骨性	2
	混合性	1
	造骨性	0
画像評価による脊椎のアライメント	亜脱臼/転位あり	4
	新たな変形（円背/側弯）	2
	正常のアライメント	0
椎体圧潰	>50%	3
	<50%	2
	>50%椎体浸潤（圧潰なし）	1
	上記以外	0
後側方浸潤	（椎間関節，椎弓根，肋椎関節の骨折 or 腫瘍による置換）	
	両側	3
	片側	1
	上記以外	0

合計スコア	評価	外科コンサルトの適応
0～6	安定	×
7～12	不安定性の可能性あり（切迫の可能性あり）	○
13～18	不安定	○

表 9　Mirels の長管骨の骨転移評価[14] より作成

点数	1	2	3
場所	上肢	下肢	転子部
疼痛	軽度	中等度	重度
タイプ	造骨性	混合性	溶骨性
大きさ	<1/3	1/3～2/3	>2/3

12 点満点の評価システム．高得点であるほど骨折のリスクが高いと判断される．合計点が 8 点以上の場合，病的骨折のリスクが高いと判定される

続」となり，理学療法を実施すること自体が患者，家族の生きる希望となることがあります[18]．緩和ケアにおけるリハビリテーションの目的は，「余命の長さにかかわらず，患者とその家族の要望（Demands）を十分に把握したうえで，その時期におけるできる限り可能な最高の ADL を実現すること」に集約されます[19]．「死にゆく人々」に対して私たちは何もできないという仮定からは何も生まれません[20]．セラピストとして何かできることはないかという姿勢をもち続けることが重要です．臥床しがちな入院，在宅生活に適度な運動を実施することは，気分転換や精神的な安定，夜間良眠などの効果があります[21]．

緩和期になると，チームのなかでの治療方針の共有が曖昧になりがちです．重要なのは「病院で最期を迎えるのか」「できるだけ自宅で過ごすのか」という主治医の方針をしっかりと把握し，それに基づいたリハビリテーションの関わりを検討することです．

緩和期で感じるセラピストの無気力感との付き合い方

緩和期にはセラピストの燃え尽き症候群（バー

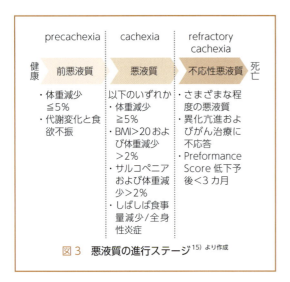

図3 悪液質の進行ステージ[15]より作成

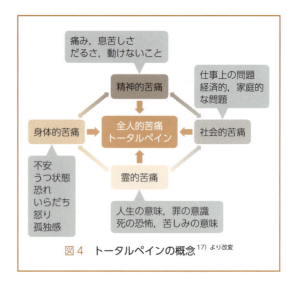

図4 トータルペインの概念[17]より改変

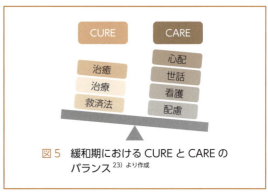

図5 緩和期におけるCUREとCAREのバランス[23]より作成

ンアウト）が問題となります[18]．どれだけ関わっても状態は悪くなる一方，最後には死という別れが待っています．真剣に向き合うからこそ，「セラピストとして何もできない．何をすればいいのか」と無気力感に苛まれてしまいます．「マッサージだけでいいです」という主治医の依頼も，「何もすることはないので，とりあえずリハビリテーションでも」というような捉え方をしてしまったことはないでしょうか．しかし，この時期はCUREよりCAREが必要な時期なのです（図5）[23]．CUREは治癒，治療，救済法と訳され，元どおりにする，治す，社会復帰という意味が含まれます．それに対してCAREという言葉は心配，世話，看護，配慮などと訳されます．たとえ元どおりにならなくても，治らなくても，社会復帰ができなくても，とにかくケアするという意味が込められています．

私たちは卒前教育のなかで，国際生活機能分類（ICF）をもとに心身機能を向上させ，活動を広げ，社会参加を促すという「よくなるためのリハビリテーション」を学びます．しかし，終末期ではよくなることはなく，「よくならないことを前提としたリハビリテーションの関わり」が求められます．1日20分（1単位）という時間をその患者のために割けるのは私たちセラピストです．患者，家族が何を望んでいるのかをキャッチできたらその情報をチーム内で共有し，よりよいケアへつなげていく必要があります．

WHOの緩和ケアの定義は「緩和ケアとは，生命を脅かす疾患による問題に直面している患者とその家族に対して，痛みやその他の身体的問題，心理社会的問題，スピリチュアルな問題を早期に発見し，的確なアセスメントと対処を行うことによって，苦しみを予防し，和らげることで，QOLを改善するアプローチである」とあり，セラピストも患者，家族の希望をくみ取り，できるだけQOLの高い時間を過ごせるように関わることで，緩和医療の一翼を担える存在となり得ます．「マッサージだけしかできない」と思うかもしれませんが，がんのリハビリテーションガイドラインによるとフットマッサージには即時的なリラクセーション効果があり，1日中，身の置きどころがないほど倦怠感を感じている患者にとっては楽しみの

時間となります[24]．また，家族の視点からも最後まで病院でケアをされているという安心感が生まれ，遺族となる家族へのグリーフケア（家族がなくなるという大きな悲嘆へのケア）になります．

■ 文献

1) 鳶巣賢一：がんの疫学と病態〔辻　哲也（編）：癌のリハビリテーション〕．金原出版，2006．
2) 辻　哲也：がんのフィジカルリハビリテーション　オーバービュー　がん治療におけるリハビリテーションの必要性．臨床リハ，**12**：856-862，2003．
3) Dietz JH：Rehabilitation of the cancer patient. *Med Clin North Am*, **53**：607-624, 1969.
4) 日本緩和医療学会「がん疼痛治療ガイドライン」作成委員会：Evidence-Based Medicine に則ったがん疼痛治療ガイドライン．真興交易，2000．
5) WHO（編）：がんの痛みからの解放　第2版．金原出版，1996．
6) がん情報サービスウェブサイト　http://ganjoho.jp/public/dia_tre/treatment/drug_therapy.html（2017年5月参照）
7) 日本がんリハビリテーション研究会：化学療法中・後1．身体活動性・身体機能低下に対する運動療法の効果〔がんのリハビリテーションベストプラクティス〕．金原出版，2015．
8) 宮本謙一：ステロイド薬―服薬指導のためのQ&A 改訂版．フジメディカル出版，2009．
9) Gerber LH：Rehabilitation for patients with cancer diagnoses. Delisa JA. Rehabilitation Medicine：Principles and Practice, 3rd ed. pp1293-1317, Lippincott Williams & Wilkins, 1998.
10) 城所靖朗：胸椎，頸椎各論〔黒澤　尚・他（編）：スポーツ外傷学　頭頸部・体幹〕．医歯薬出版，2005．
11) 日本リハビリテーション医学会がんのリハビリテーションガイドライン策定委員会：CQ6〔がんのリハビリテーションガイドライン〕．金原出版，2013．
12) 日本がんリハビリテーション研究会：機能障害，ADL，QOLに対するリハビリテーションの効果〔がんのリハビリテーションベストプラクティス〕．pp141-146，金原出版，2015．
13) 大森まいこ：特集　骨転移患者に対するリハビリテーションプログラム立案のポイント．臨床リハ，**25**(2)：149-157，2015．
14) Mirels H：Metastatic disease in long bones. A proposed scoring system for diagnosing impending pathologic fractures. *Clin Orthop Relat Res*, **249**：256-264, 1989.
15) Fearon K, et al：Definition and classification of cancer cachexia：an international consensus. *Lancet Oncol*, **12**(5)：489-495, 2011.
16) 岡村　仁：終末期を迎える方を理解するために〔日高正巳，桑山浩明（編）：終末期理学療法の実践〕．文光堂，2015．
17) 田中桂子：症状緩和の概要；疼痛・呼吸困難・倦怠感のマネジメント〔辻　哲也（編）：癌のリハビリテーション〕．金原出版，2006．
18) 井上順一朗：緩和ケア病棟における終末期理学療法〔日高正巳，桑山浩明（編）：終末期理学療法の実践〕．文光堂，2015．
19) 辻　哲也：悪性腫瘍（がん）のリハビリテーション　緩和ケア病棟においてリハビリテーションに期待すること．総合リハビリテーション，**31**：1133-1140，2003．
20) 柏木哲夫：自ら死を知った患者への援助〔死にゆく人々へのケア〕．医学書院，1995．
21) 国立がん研究センター．がん情報サービス：がんの療養とリハビリテーション（がん情報サービスウェブページより．2017年5月参照）．
22) 柏木哲夫：なぜチームアプローチが必要か〔死にゆく人々へのケア〕．医学書院，1995．
23) 公益社団法人　日本リハビリテーション医学会，がんのリハビリテーションガイドライン策定委員会（編）：CQ05〔がんのリハビリテーションガイドライン〕．金原出版，2013．
24) Fox S, et al：Spinal Instability Neoplastic Score (SINS)：Reliability among spine fellows and resident physicians in orthopedic surgery and neurosurgery. *Global Spine J*, **7**(8)：744-748, 2017.

〈新谷圭亮〉

8 低栄養

低栄養の病態

なぜセラピストは栄養状態を把握しなければいけないのですか？ カルテの現病歴や既往歴には"低栄養"という診断名が明記されていないなかで，どのように判断すればよいですか？ リハビリテーションに栄養が大切であることは理解していても，このような疑問を抱くセラピストや学生は多いのではないでしょうか．低栄養の病態を理解する前に，まずは栄養の役割について理解しておく必要があります．

栄養の役割

食物から得た成分を利用して行われる生命活動を「栄養」とよび，その食物に含まれる身体に必要な成分を「栄養素」といいます[1]．身体は食物を消化して必要な栄養素を吸収し，血液などを介して組織末端まで運び，骨・筋肉・神経・内臓組織などすべての細胞に供給します．そして，身体は生体でのエネルギー源である糖質，脂質，タンパク質を利用して，生命の維持や身体活動のためのエネルギー代謝，損傷した組織の再生・修復に利用しています（図1）．そのため，身体活動を伴うリハビリテーションでは栄養が必須であり，低栄養の患者ではリハビリテーションの効果を期待できないどころか，かえって栄養状態が悪化して，体力，筋力低下につながる可能性があります[2]．したがって，理学療法評価において栄養状態を把握することは重要となります．

低栄養とは

栄養障害は，低栄養と過栄養（肥満）に大別されていますが，一般的に栄養障害は**低栄養**のことを示しています．低栄養の背景には，エネルギー摂取量がエネルギー消費量よりも少ない状態である飢餓，手術や外傷などの侵襲，併存疾患に関連する複雑な代謝症候群である**悪液質**などがあります．それらの低栄養の背景によって栄養療法や薬剤の処方が異なります．侵襲や悪液質では，その原因疾患の治療が最優先となり，リハビリテーションや栄養療法は補助的な役割になります．一方，飢餓では，適切な栄養療法によって栄養状態の改善が期待できます．しかしながら，食事の摂取量や栄養素が不足している，または消化・吸収機能が障害されていることが多く，この場合のエネルギー代謝は糖新生やタンパク質の異化，脂肪の分解が行われています．ここでは，急性期，回復期，生活期にかかわらず遭遇する飢餓に着目して，低栄養の評価を紹介していきます．

飢餓の低栄養所見としては，骨の突出や骨間の陥凹，筋の減少（筋萎縮），低アルブミン血症，免疫能の低下に伴う易感染状態などがあります．リハビリテーション施設入所者の約50％は低栄養の状態とされ[4]，リハビリテーション対象者のなかにも低栄養状態の患者が含まれている可能性があります．そのため，リハビリテーション開始前には，患者の栄養状態を評価し，経時的に栄養状態の変化をモニタリングしなければいけません．また，重度の低栄養である患者に対して栄養療法（食事，経管栄養，高カロリー輸液など）が開始される場合には，リフィーディング症候群（後述）に注意してリハビリテーションを行わなければいけません．しかしながら，臨床でのカルテ記載には，疾患に対する医学的所見の記述が中心となり，低栄養に関する記述は少なく，セラピストは問診や栄養評価，身体所見，生化学データなどの評価

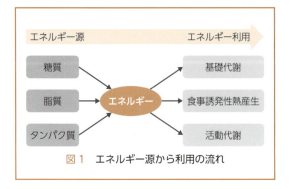

図1 エネルギー源から利用の流れ

項目を用いて低栄養が疑われる患者を抽出する必要があります．そして，低栄養を引き起こしている原因とその治療経過を理解することが，病態や運動療法のリスク管理の理解につながります．

低栄養の原因とその把握

低栄養は，患者の"状態"を表しており，低栄養に至る原因は異なります．低栄養の"原因"は，1）食物の栄養素が不足している場合と，2）摂食嚥下から消化・吸収過程（口腔，咽頭，食道，胃，小腸，大腸，肛門など）に問題が生じている場合があります．すなわち，摂取物（食事，経管栄養剤，輸液など）の含有する栄養素の評価に始まり，摂食嚥下機能，消化・吸収する過程のどの段階で問題が生じているかを把握することが必要です．

①**食物の栄養素が不足している場合**：食事の摂取量が少ない患者や，食事摂取していても偏食が著しい場合には低栄養に注意する必要があります．摂取している食物のエネルギーが十分であるかを知るためには，1日に必要なエネルギーと現在の摂取エネルギーを算出し，どの程度の差分があるのかを評価します．必要エネルギー（kcal/日）は，基礎エネルギー消費量（生命の維持に最低限必要なエネルギー量）に活動係数（患者の活動状態）とストレス係数（重症度と侵襲度）を乗じて算出します．また，臨床的に利用している簡易な方法としては体重（kg）に25～30 kcalを乗じて算出する方法もあります（図2）．これらの必要エネルギーの把握に加えて，エネルギーの源になる糖質，脂質，タンパク質の熱量素の配分も評価し，適切な栄養素を含む摂取物が処方されているかを把握します．

②**消化・吸収過程に問題がある場合**：腫瘍，穿孔，イレウスなどの消化器官の問題に対する手術後，麻酔や鎮痛薬の副作用による腸蠕動障害など，消化・吸収機能障害がある場合には，低栄養に陥りやすくなります．一方，消化・吸収機能に問題がなくても，認知症による先行期の問題，嚥下障害による食形態の制約など摂食嚥下機能障害を有する場合にも低栄養には注意が必要です．

消化・吸収機能に問題がないかを知るためには，摂取した食物の嘔吐や胃残渣，下痢の有無，腹部レントゲンや聴診で腸蠕動の動きを評価します．また，摂食嚥下機能に問題がないかを知るために，摂食の先行期，準備期，口腔期，咽頭期，食道期は適切か，食事姿勢の異常の有無を評価します（図3）．

もし，食事を5割しか摂取していない場合，計

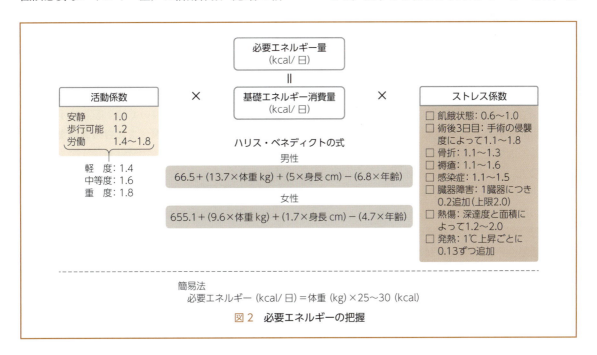

図2　必要エネルギーの把握

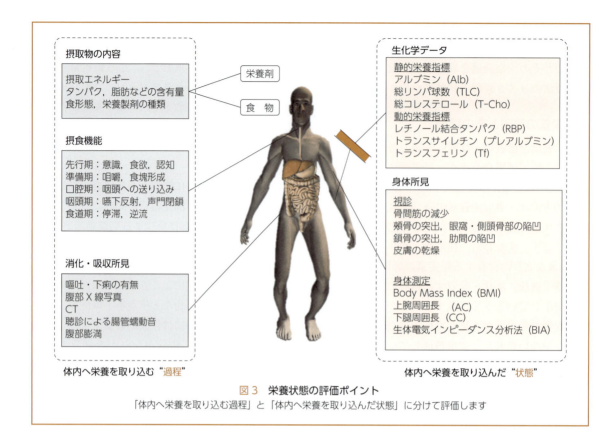

図3 栄養状態の評価ポイント
「体内へ栄養を取り込む過程」と「体内へ栄養を取り込んだ状態」に分けて評価します

算上で予定していた摂取エネルギーも5割程度しか体内に吸収されていません．また，経腸栄養であっても胃残渣が多い，または下痢を認めるなどの消化・吸収障害がある場合には，投与された摂取エネルギーよりも体内に吸収されるエネルギーは少なくなります．したがって，患者の栄養状態を把握するうえで，摂取している食物（食事や栄養剤）の内容を把握することに加え，実際の消化・吸収の状況を把握しておく必要があります．そして，必要エネルギーを下回る原因が何かを把握しておくことは患者の病態の理解にもつながります．

低栄養を理解するための生化学データとその解釈

患者の栄養状態の把握には，生化学データと身体所見による栄養評価が必要となります．栄養評価の項目には，中期・長期的な栄養状態を表す「静的栄養評価」と，短期的な栄養状態を表す「動的栄養評価」の2種類があります．また，複数の生化学データを抽出して総合的な栄養状態の指標とする「総合的栄養評価」があります．これらの栄養評価は，各項目の結果だけで判断するものではなく，患者の病態や治療経過と関連させて解釈し，栄養状態を把握することが大切です．なお，身体所見による栄養評価については，図3に示す多くの評価項目がありますが，これらの詳細な評価方法は成書[2,4]を参照してください．

静的栄養評価

身体所見や血清アルブミン値，免疫能は半減期が長く，代謝の回転が遅い指標になるため，中期・長期的な栄養状態を評価しています．

①アルブミン（ALB）：血中半減期が約20日間と長いことから長期の栄養状態を反映します．アルブミンは血液中に含まれるタンパク質で，肝臓で合成されるため，肝機能障害で低値を示します．

また，感染，炎症，手術などの侵襲下になると，タンパク質の異化が亢進してアルブミン値の低下が生じます．一方，脱水状態では血液が濃縮されるため，アルブミン値が高値になります．したがって，一般的に用いられるアルブミン値はさまざまな影響を受けるため，アルブミン単独ではなく病態や治療経過と照合して低栄養の指標として解釈することが大切になります．また，アルブミンの低下に起因して血清総タンパク（Total Protein：TP）の低下も伴います．

②総リンパ球数（TLC）：低栄養状態では，免疫能が低下するため，免疫能の簡易な評価指標として総リンパ球数を用います．総リンパ球数の減少は易感染状態を示し，すでに感染状態にある患者では容易に改善を見込めない状態を示しています．注意すべき点として，総リンパ球数の低下は，栄養状態だけではなく，病態，抗がん剤やステロイド剤などの薬剤，感染症などのさまざまな因子の影響を受けるため，解釈に注意が必要です．

③総コレステロール（T-Cho）：細胞膜の構成成分やステロイドホルモンの原料となるコレステロールは，脂質の一種で生体にとって重要な成分です．総コレステロールは肝臓での合成能を反映するため，肝硬変や低栄養状態の患者では低下します．

動的栄養評価

短期的な評価指標として，RTP（Rapid Turnover Protein）が用いられます．RTPは血清総タンパクに含まれる血中半減期が短く，代謝の回転が速い栄養状態の指標になります．注意すべき点は，通常の保険診療で1カ月に1〜2回までに制限され，頻回の測定が困難であることです．代表的なRTPを以下に説明します．

①レチノール結合タンパク（Retinol Binding Protein：RBP）：ビタミンA（レチノール）の輸送タンパクであり，半減期が約0.5日と短いため栄養状態の変動に迅速に応答するとされています．

②トランスサイレチン（transthyretin：TTR，別名：プレアルブミン）：甲状腺ホルモン（サイロキシン）の輸送タンパクであり，肝臓で合成される半減期が約2日と短いタンパク質です．これは血清免疫電気泳動でアルブミンより陽極側に泳動されていることから「プレアルブミン」とよばれますが，アルブミンの前駆物質ではありません．また，トランスサイレチンが低値であれば，低栄養の可能性以外に肝障害，感染症，侵襲による影響が示され，一方で高値であればネフローゼ症候群や甲状腺機能亢進症が考えられます．

③トランスフェリン（Transferrin：Tf）：鉄の輸送タンパクであり，半減期が約7日間になります．通常，鉄欠乏性貧血の検査として用いられる検査項目で，肝障害や感染症で低値になり，鉄欠乏状態で高値を示します．

総合的栄養評価

①CONUT法（controlling nutritional status）：静的栄養評価である血清アルブミン値，血清総コレステロール値，末梢血総リンパ球数の測定値を指標として，総合的に栄養状態を評価する方法です．算出したCONUT値から栄養障害の重症度を分類します（図4）．

②主観的包括的評価（Subjective Global Assessment：SGA）：生化学データではありませんが，わが国でよく用いられる栄養スクリーニング法です．主観的な側面から問診，診察，病歴を組み合わせて栄養状態の評価を行います．

運動療法の注意点

低栄養の患者に対して運動を行う際，1）運動で消費するエネルギーの把握，2）変動する栄養状態の把握，3）栄養状態の変化に伴う生体反応について知っておくことは，リハビリテーションの効果を出すためだけではなく，運動に伴うリスク管理としても重要となります．

運動で消費するエネルギー（エネルギー消費量）の把握

どのような身体運動においてもエネルギー消費が生じるため，栄養状態に応じて適切な運動負荷

アルブミン (g/L)	ALBスコア	総リンパ球数 (/μL)	TLCスコア	総コレステロール (mg/dL)	T-Choスコア
<2.50	6	<800	3	<100	3
2.5〜2.99	4	800〜1199	2	100〜139	2
3.00〜3.49	2	1200〜1599	1	140〜179	1
≧3.5	0	≧1600	0	≧180	0

CONUT値＝ALBスコア＋TLCスコア＋T-Choスコア

CONUT値	栄養障害レベルの判定
0〜1	正常
2〜4	軽度
5〜8	中等度
9〜12	高度

図4　CONUTスコア
CONUT値は，ALBスコア，TLCスコア，T-Choスコアを加算して算出し，その値から栄養障害レベルを判定します

を設定してリハビリテーションを行うことが必要です．特に，重度の低栄養患者では，身体運動に伴うエネルギー代謝が筋タンパク質の崩壊を伴う異化反応につながるため，筋肥大や筋力増強を主とした機能改善を目標にすることは難しく，ADLの維持を目標とした運動療法が妥当となります．一方，強度の高い運動療法や長時間の運動においては，身体運動に伴うエネルギー消費量が大きくなるため，現状の摂取エネルギーが充足しているか把握しておく必要があります．したがって，どのような患者でも運動で消費するエネルギー量を把握することは重要になります．運動に伴うエネルギー消費量は以下の式で算出します．

エネルギー消費量（kcal）
　＝1.05×体重（kg）×METs×運動時間（h）

例）体重60kgの患者が立位や歩行練習などの2METs程度の運動を40分間実施した場合．
エネルギー消費量
　＝1.05×60（kg）×2（METs）×2/3（40分）
　＝84 kcal

変動する栄養状態の把握

初期評価時に"低栄養"と評価しても，食事や経管栄養，経静脈栄養などの栄養療法が開始されると，栄養状態は日々変動していきます．通常，目標エネルギーに対して徐々に近づけるように食事内容や経腸栄養の内容を変更していき，摂取エネルギーを調整します．このように日々変化していく摂取エネルギーを把握することは，低栄養のために制限していた運動強度を増加していくことが可能であるか否かを判断する手がかりになります．たとえば，過小な摂取エネルギーであった患者は，リハビリテーションでは過度な身体運動や筋力増強を制限する必要がありますが，治療や栄養療法の開始に伴い目標エネルギーに近づいた場合には，段階的に運動量を増加させていくことが可能です．この栄養状態の変化のモニタリングには，即時的に応答するRTPが適していますが，施設によって測定していない，または保険診療による測定回数の制限によって実施していないことも少なくありません．また，一般的に栄養指標として用いられるアルブミンは，血中半減期が約21日かかり即時的なモニタリングには不適切です．そのため，臨床的には，適切な摂取エネルギーの調

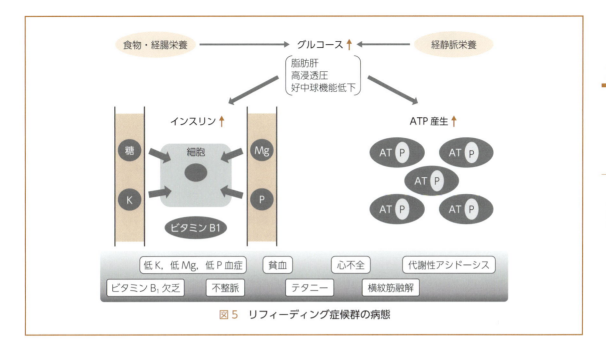

図5 リフィーディング症候群の病態

整が行われ，なおかつ下痢・嘔吐などの消化・吸収障害の徴候を認めない場合に，運動強度を増やしているのが現状です．

栄養状態の変化に伴う生体反応

低栄養患者の栄養が再開されることによる，最も注意すべき病態に**リフィーディング症候群**があります（図5）．

低栄養患者は，外部から摂取するエネルギー基質が不足することによって糖新生が生じるため，タンパク異化と脂肪分解によって適応しています．また，同時にミネラルやビタミンの摂取も不足しています．その低栄養の患者に急激な栄養補給が行われると，生体内に糖質やアミノ酸が大量に流入するため，血糖の上昇とそれに反応した膵臓のインスリン分泌が急激に上昇します．また，摂取された糖質は細胞内に取り込まれてATP産生に利用されます（糖質代謝）．この過程で大量のリンやビタミンB_1が消費され，リン，カリウム，マグネシウムが細胞内に取り込まれます．このような生体反応の結果，低リン血症，低カリウム血症，低マグネシウム血症，ビタミンB_1欠乏，Wernicke脳症などの全身症状を引き起こします．さらにインスリンの作用で腎臓でのナトリウムの再吸収を促進させるため，体液が過剰となり浮腫や心不全を増悪させる可能性があります．そのため，運動療法を行う際には，不整脈や心不全徴候，意識障害，筋力低下などのリスク管理が必要になります．

薬剤について

医学的管理のなかでの低栄養に対する薬剤の役割は，1) 栄養を体内に吸収できない原因に対する治療，2) 吸収できない栄養素を補充するための経静脈栄養があります（図6）．一方，高齢者は複数の疾患による数種類の服薬が行われる多剤併用療法がなされ，その副作用が栄養に影響を及ぼす可能性があるため，薬剤の特徴を知っておく必要があります．

低栄養の原因に対する薬剤

低栄養の原因には，摂食機能を除けば消化器の機能不全が挙げられます．特に，心大血管および胸腹部の外科的手術後，腸管浮腫・麻痺性イレウスなどの腸管運動障害には，薬剤が投与されます．

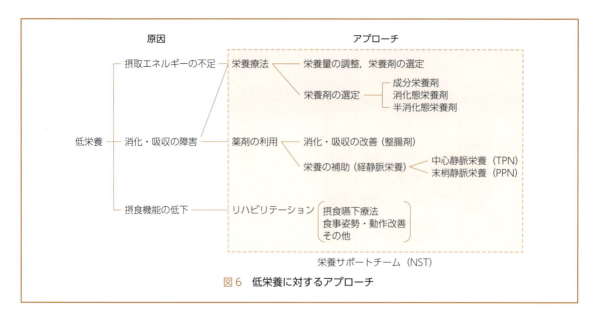

図6 低栄養に対するアプローチ

表1 薬物療法の分類と特徴

分類	特徴	薬剤
健胃薬	胃薬，消化酵素，制酸薬，生薬などの合剤．胃の不定愁訴をとり，食欲を増進させる	S・M散®，つくしA・M散®など
アセチルコリン作動薬	副交感神経を刺激し，消化管運動と消化液分泌を促進する	アボビス®，エントミン®
ドパミン受容体拮抗薬	ドパミンのD_2受容体への結合拮抗作用によりアセチルコリンの遊離を促進する．制吐作用を示す	プリンペラン®，ナウゼリン®，ガナトン®
オピアト作動薬	オピオイド受容体に作用し，消化管運動調律作用を示す	セレキノン®
セロトニン受容体作動薬	消化管のセロトニン5-HT4受容体を刺激し，アセチルコリン作動性を示す	ガスモチン®
アセチルコリンエステラーゼ阻害薬	アセチルコリン量を増やし胃運動を活発化する	アコファイド®
消化酵素	消化を助ける目的で用いられる	タフマックE®，ベリチーム®，パンクレアチン®など
漢方薬	機能性ディスペプシアなどに処方される	六君子湯®，半夏瀉心湯®，安中散®

この薬剤には，漢方薬が利用されることも多く，代表的な腸管蠕動の改善薬の効果や副作用について知っておく必要があります（表1）．

栄養を補充するための経静脈栄養

何らかの消化器の障害により，栄養を吸収することが難しい場合，静脈に直接栄養を加える"経静脈栄養"が開始されます．経静脈栄養には，高カロリー輸液を投与でき，なおかつ長期投与も可能である中心静脈栄養（TPN）と，1日に必要な摂取エネルギーの一部のみ補うための末梢静脈栄養（PPN）に分類されます．低栄養の患者に対する経静脈栄養は，栄養療法（食事や経管栄養）と併用する場合があり，その際にはオーバーフィーディングに注意が必要です．過剰なエネルギー投与となるオーバーフィーディングは，過剰な代謝による高二酸化炭素血症や高血糖，肝機能障害が生じる可能性があります．一方，1週間以上の絶食や持続している嘔吐・下痢などの症状を認める患者が経静脈栄養を開始する場合，急激に体内に栄養が吸収されることになるため，前述のリフィーディング症候群に注意して生化学データや生体

反応を観察する必要があります．したがって，低栄養患者に対する経静脈栄養の位置づけは，あくまでも低栄養の"状態"を補助している薬剤となります．

　低栄養に対する薬剤と併用して，食形態の変更や経管栄養剤の投与量の変更，栄養剤の工夫（消化態栄養剤の利用，タンパク質や脂肪量の成分調整など）を含めた"栄養療法"を行うのが一般的です．

　近年では，リハビリテーションと栄養は密接な関係[5]にあり，栄養状態の改善なくしてはリハビリテーションの効果が十分に得られないとされています．また，リハビリテーション後に摂取する栄養剤も普及しており，セラピストが栄養療法の決定における補助的な役割に位置づけられてきています．低栄養の評価には，さまざまな医学的な知識が求められますが，多くの施設で栄養サポートチーム（Nutrition Support Team：NST）が稼動されているため，多職種と連携して情報共有することが望ましいでしょう．

■ 文　献

1) 北澤康秀：栄養の基礎〜消化・吸収・代謝の基礎的な整理・生化学．レジデントノート，**17**(17)：21-29, 2016.
2) 若林秀隆：リハビリテーション栄養ハンドブック．pp1-3, 医歯薬出版，2010.
3) Kaiser MJ, et al：Frequency of malnutrition in older adults：a multinational perspective using the Mini Nutritional Assessment. *J Am Geriatr Soc*, **58**：1734-1738, 2010.
4) 若林秀隆：リハビリテーション栄養ハンドブック．pp91-97, 医歯薬出版，2010.
5) Nii M, et al：Nutritional improvement and energy intake are associated with functional recovery in patients after cerebrovascular disorders. *J Stroke Cerebrovasc Dis*, **25**：57-62, 2016.

（大野直紀）

9 脳血管障害に関する画像所見

CT と MRI

画像には，CT と MRI という 2 つの画像の撮像方法があります．CT とは，X 線写真の原理を応用し，放射線を照射し脳を画像化する方法です．一方，MRI とは水素原子に磁気を照射し，照射した後の水素原子が変化する様子を画像化する方法です．このようなことから，CT と MRI の画像は一見似ているのですが，全く異なる原理からできあがっています．

CT と MRI ともに横断面の画像で確認することが一般的です．CT は横断面の画像の 1 種類のみですが，MRI は複数の画像があり，その特徴を知っておくと画像を理解する際に非常に便利です（表1）．画像の見方は基本的に CT も似ているので，CT に関しても同じ知識をもって画像をみて頂ければと思います．

MRI

MRI には何種類かの画像の種類があります．その種類は，T1 強調画像，T2 強調画像，FLAIR 画像，T2 強調画像*（T2 スター），拡散強調画像（DWI）などがあります．今回は，そのなかで，T2 強調画像，FLAIR 画像，拡散強調画像を使って説明します（図1）．

MRI は，CT とは異なりさまざまな角度で画像化することが可能です．このようなことから CT よりも病巣を確認することが容易です．CT は，出血の検出には優れていますが，脳梗塞を明瞭に描出することができません（early CT sign という早期の脳梗塞の画像の徴候がみられることはあります）．早期の脳梗塞の明確な病巣の確認には，MRI の拡散強調画像が適しています．

CT と MRI の画像の特徴

CT の場合，出血は白く，梗塞は黒く描出されます．

MRI では，梗塞は主に白く描出されます．出血は白く描出されたり黒く描出されたりとさまざまです．MRI は主に脳梗塞の病巣を捉えるために用

表1　MRI の画像種類と特徴

画像種類	特徴
T1 強調画像	解剖学的な特徴を捉えやすい
T2 強調画像	病巣の描出に有用
FLAIR 画像	慢性期の脳梗塞，脳室の傍の脳梗塞を確認することに有用
T2*強調画像（T2 スター）	過去の出血巣や無症候性の微小出血の検出に有用
拡散強調画像（DWI）	急性期の脳梗塞を確認するのに有用

スライス（横断面）

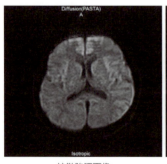 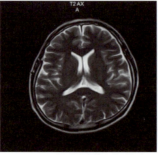 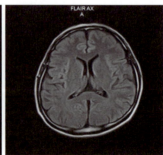

拡散強調画像　　　　　T2 強調画像　　　　　FLAIR 画像

図1　MRI 画像の種類（正常像）

いられるものですので、MRIを用いて出血を確認することは少ないでしょう。MRIで脳梗塞を確認する場合は、多くは病巣が白くみえるのでわかるかと思います。

また、CT、MRIともに画像をみる際、観察者からみて向かって左側が脳の右側になりますので注意をしましょう。

画像をみる際に必要な知識

前述のような画像の特徴を理解したら、実際の画像をみて臨床像を理解するための知識を整理しましょう。画像をみるうえで必要なことを以下に挙げます。

1) 部位
2) その部位の機能

この2つのことを理解していれば、画像をみたときに動作と関連づけて理解することができます。

3) 血管の灌流領域
4) 錐体路の経路

次に、この2つを理解すれば、統合と解釈を行ううえで理解が深まります。

脳幹・小脳領域レベルの画像

解剖学的部位を図2に示します。

延　髄

①覚醒レベルに関わる脳幹網様体賦活系に関わる部位です。
②呼吸中枢、循環中枢があり、ここが障害されると呼吸器系や循環器系に影響を及ぼします。
③前方部分は運動線維が下行し、後方部分は感覚線維が上行するため、前後の障害によって起きる症状は異なると考えられます。

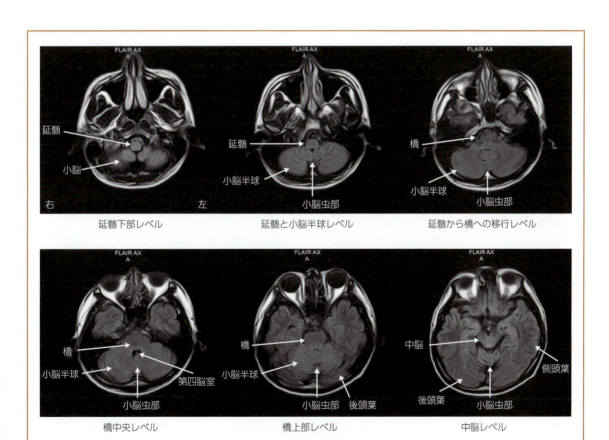

図2　脳幹領域の横断面

④錐体外路である延髄網様体脊髄路という伝導路が通過します．この伝導路は体幹部や肩甲帯，骨盤帯の筋緊張の調整に関連するといわれています．
⑤一般的に延髄の梗塞では，障害側の筋緊張は低下する傾向にあります．
⑥外側部の梗塞では，ワレンベルグ症候群〔病巣とは反対側の半身の感覚解離（温度・痛覚障害）と血管閉塞側の運動失調や筋緊張低下〕が起きることがあります．
⑦正中部の損傷では，デジュリン症候群〔損傷側の舌下神経（Ⅻ）の麻痺と病巣とは反対側の片麻痺，半身深部感覚障害〕が起きることがあります．

小脳

①運動を調整する部位であるため，小脳が障害されると運動失調が起きます．
②小脳が障害されることによりバランスの低下が起きます．
③無意識の深部感覚に関わるため動作の遂行に困難をきたします．
④錐体外路系に関わっており，小脳の障害により筋緊張を調整することが困難（低緊張）となります．
⑤小脳半球の損傷では四肢の筋緊張を調整すると考えられているので，この部位の損傷により四肢の失調が出現します．
⑥小脳虫部の損傷では体幹筋の筋緊張を調整すると考えられます．この部位の損傷により体幹の失調が出現します．
⑦小脳虫部は脊髄と連絡しています．よって小脳虫部の損傷では脊髄小脳路からの伝導が阻害され，上下肢の無意識な深部感覚に影響します．

橋

①呼吸の調節中枢，持続中枢があります．このため，橋が損傷されると呼吸の調節や持続性が低下します．
②橋網様体脊髄路という錐体外路系の伝導路が投射する部位となります．橋網様体脊髄路は体幹筋の調整を行っており，この伝導路の障害により体幹筋の機能不全が生じ動作に影響します．
③下部腹側の損傷では，ミヤール・ギュブレール症候群（血管閉塞側とは反対側の片麻痺と病巣側の顔面神経麻痺）や下部背側の損傷ではフォヴィル症候群（血管閉塞側とは反対側の片麻痺と病巣側への注視麻痺，病巣側の顔面神経麻痺）が起きることがあります．

中脳

①前方部分に大脳脚があり，錐体路である皮質脊髄路が投射しています．ここの損傷では運動障害が起きます．
②後方の被蓋部や視蓋部では，動眼神経や動眼神経副核があり，眼球運動や対光反射などの障害が起きます．
③腹内側部の損傷では，ウェーバー症候群〔血管閉塞側動眼神経（Ⅲ）の麻痺と損傷側とは反対側の片麻痺〕が起きることがあります．
④内側部の損傷では，クロード症候群〔血管閉塞側動眼神経（Ⅲ）の麻痺と損傷側とは反対側の運動失調〕が起きることがあります．
⑤背側部の損傷では，ベネディクト症候群〔血管閉塞側動眼神経（Ⅲ）の麻痺と損傷側とは反対側の不随意運動，振戦〕が起きることがあります．

基底核領域レベルの画像

解剖学的部位を図3に示します．
大脳半球には，側性化という左右の機能分担があります．右利きの場合，右半球は主に空間認知や自己身体認知に関わり，一方左半球は，言語機能，物品操作の機能が関わっています．左右の障害によって，この側性化の影響は少なからず受けます．

前頭葉眼窩野

（この部位は大脳基底核には含まれていませんが，基底核レベルのスライスで確認されるのでここに記載してあります）
①社会的価値判断に関わる部位です．ここの損傷

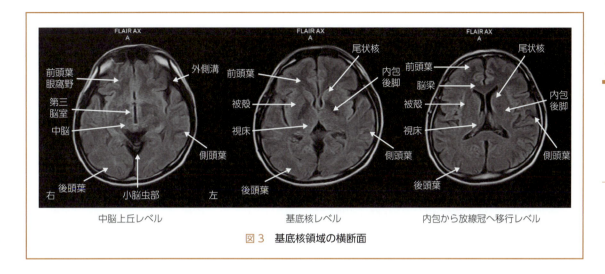

図3　基底核領域の横断面

により道徳的な判断が困難になってしまう可能性があります．
②情動コントロールに関わっているといわれています．

被殻
①大脳基底核の一部に入り運動制御に関与します．この部位の損傷と内包への影響により上肢や下肢の痙縮が出現することがあります．
②この部位の傍に内包があるため，運動や感覚の障害が顕著に出現します（中大脳動脈領域の分枝であるレンズ核線条体動脈と内頸動脈の分枝である前脈絡叢動脈の影響によることがあると考えられます）．
③被殻出血の場合，肩甲帯周囲筋や股関節周囲筋の筋緊張が低下することがよく起こり，手指や足部の随意性が低下します．血腫の内包への進展の程度が大きいほど，期間の経過とともに痙縮の出現が認められるようになります．

視床
①感覚入力の中継点であり，損傷に際し体性感覚は障害されることが多くみられます．
②感覚系の障害により視床痛が出現し，激しい痛みを伴うことがあります．
③内包への血腫の進展が大きい場合には，痙性麻痺を呈することが多くみられます．

④視床の損傷では，その程度にもよりますが，運動機能は回復し手指や足部の随意性が回復することがあります．

側頭葉
①辺縁系（海馬）と隣接している関係上，記憶に関連しているといわれています．側頭葉の障害により記憶が障害されてしまうことがあります．
②言語を理解する領域といわれる感覚性言語中枢（ウェルニッケ野）がある部位です．この部位での損傷により，言語を理解し発話する機能が障害され，意味のない言葉をしゃべってしまう「ウェルニッケ失語」が認められます．

放線冠領域レベルの画像

解剖学的部位を図4に示します．

放線冠
内包を通過する上行性や下行性の神経線維が収束してくる領域の総称です．限定した部位ではなく，画像レベルで脳梁の膨大部のレベルからハの字レベルまでの高さの白質領域の総称です．

半卵円中心
脳梁よりも上で，白質（神経線維）が通過して

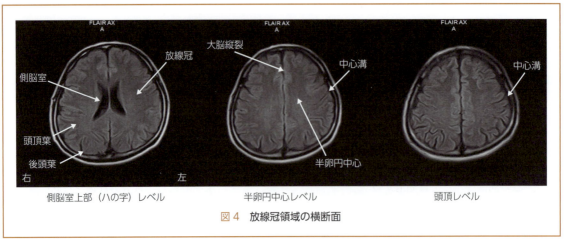

図4 放線冠領域の横断面

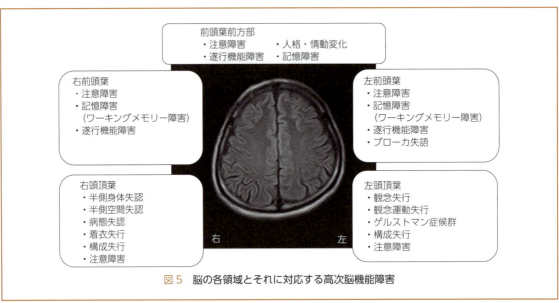

図5 脳の各領域とそれに対応する高次脳機能障害

いる領域を示します．卵を半分に割ったようにみえることからこのようによばれています．

側脳室

側脳室の「きわ」は下肢の運動線維が通過する領域です．側脳室の「きわ」が損傷されていなければ，下肢の運動機能は回復する可能性があります（もちろん，その上下のスライスで損傷されていないのが条件ではあります）．上肢の神経線維の領域は，出血にしても梗塞にしても，病巣にかかってしまうことが多く，上肢の運動機能の回復は妨げられる傾向にあります．

高次脳機能障害

図5に大脳半球での損傷で出現してくる代表的な高次脳機能障害を示します．

前頭葉前方部・背外側野

①社会的判断や道徳的判断を行う領域で，その部位の損傷により場に即した行動や判断が難しくなる場合があります．
②遂行機能や二重課題などの注意機能に関連する領域です．この部位の損傷により注意障害をきたすことが多く，物事に集中することが難しく

なることが多く見受けられます．これは特に右側の損傷により生じることがあります．
③人格形成や情動をコントロールしている領域といわれているので，この部位の損傷は人格変化や易怒性を引き起こします．
④背外側野は**ワーキングメモリー**とよばれる作業記憶を行う部位であると考えられています．その部位の損傷により，作業を行うための短期的な記憶の障害が起こることがあります．このため，この部位の損傷では新しい学習課題を行うことが難しくなる可能性があります．
⑤前頭葉の後方部分は運動出力に関連する領域となり，この領域での損傷では運動障害が起きます．

頭頂葉

頭頂葉は，**視覚**，**体性感覚**，**言語**などの多様な感覚を統合する領域といわれています．
これを**異種感覚統合**といいます．特に頭頂葉では，左右の役割分担が分かれていますので，その半球の損傷によりその側の半球の特徴が出現します．

右頭頂葉

右頭頂葉は特に両側の**空間認知**や**自己身体認知**に関わる領域であるといわれています．このことから，この部位の損傷により**左半側空間失認**，**左半側身体失認**，**病態失認**，**構成失行**などの右半球症候群が出現することがあります．
①空間を認知する領域であるといわれ，この部位での障害は空間認知障害をきたすことが多くみられます（**左半側空間失認**）．
②空間内での物体を立体的に捉えることが難しくなる傾向となり，ここでの障害では構成失行が生じることがあります．
③自己の身体を認知する領域であるともいわれ，この部位での損傷では半側の身体認知が障害され，身体失認が起こることがあります（**半側身体失認**）．
④自己の身体を認知し，物体を立体的に捉える領域です．この部位が障害されると，服を着る際に服の前後上下を認識し自分の身体に合わせて着ることが難しくなることがあります（**着衣失行**）．

⑤注意機能に関わる領域であることから，この領域が障害されると注意を集中させることができず，キョロキョロしてしまうことがあります．

左頭頂葉

左頭頂葉は，**言語的な解釈**や**物体を認識し解釈**する領域であるといわれています．また，物品と身体の関係性に解釈する領域とも考えられます．
①言語的な指示を聞いて動作を行う際には，言語的な指示を解釈し，自分の身体を認知し，運動出力するという，言語と身体感覚，視覚を統合する必要があります．ここでの損傷では，言語を解釈し，身体運動を行う能力に障害を受けることがあります（**観念運動失行**）．
②左頭頂葉は，物品の操作と身体感覚を統合する領域であるといわれています．このことから，この領域が損傷されると，身体を適応させて物品の操作を行うことができなくなることがあります（**観念失行**）．
③左頭頂葉（**角回領域**）での損傷では**ゲルストマン症候群**（失算，失書，左右識別障害，手指失認）が出現することがあります．しかし，4つすべて出現するとは限りません．
④左側の損傷でも注意の障害が起きますが，多くは右損傷よりも軽度となります．

血管領域

ここでは，主に統合と解釈を行う際に必要と思われる血管領域を示します．特に大切な血管領域は，中大脳動脈領域です（図6）．その領域の損傷によって運動や感覚の障害が起きます．
図7は脳底動脈から分枝する小脳への動脈灌流領域，図8は血管を示します．

錐体路の経路

大まかではありますが，図9に錐体路（色づけた部分）が通過する箇所を示します．この領域が障害されると運動障害が起きると考えられます．感覚の伝導路は，脳幹部では非常に複雑に配置さ

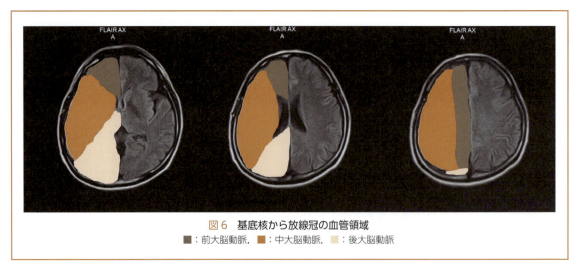

図6 基底核から放線冠の血管領域
■：前大脳動脈，■：中大脳動脈，■：後大脳動脈

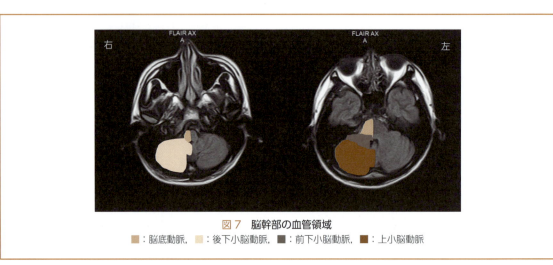

図7 脳幹部の血管領域
■：脳底動脈，■：後下小脳動脈，■：前下小脳動脈，■：上小脳動脈

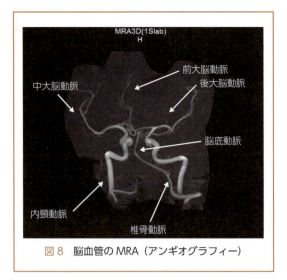

図8 脳血管のMRA（アンギオグラフィー）

れており，おおよそ錐体路の後方の周辺部に存在します．

　統合と解釈を行ううえで，動作と画像所見をつなげて考えることが重要です．このため，画像所見から運動神経である**錐体路**に損傷が及んでいるかを確認することが重要です．

　本項では，脳血管障害の画像所見から，統合と解釈に必要と思われる知識を解説しました．画像所見から動作を推測し，予後を予測するのは非常に難しいことです．個人差があることも事実で，必ずその部位の障害により特徴的な症候が出現するとも限りません．しかし，ここで解説したことを頭に入れて画像を見れば，解釈に役立つでしょう．

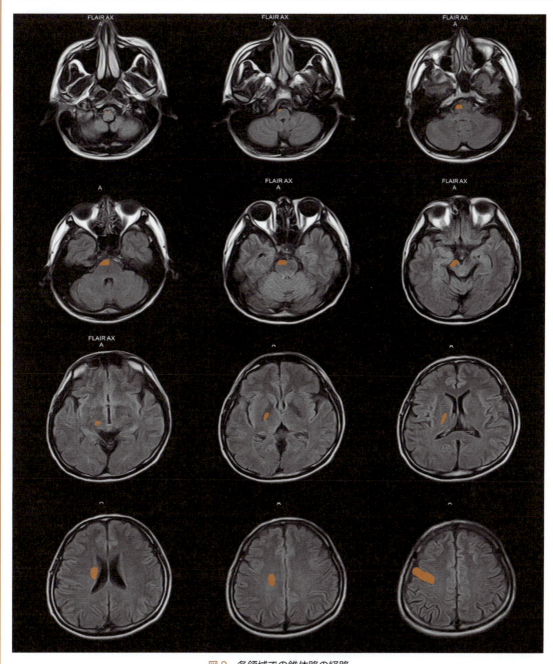

図9　各領域での錐体路の経路

■ 文　献

1) 星野晴彦：頭部MRIマスターガイド．診断と治療社，2005．
2) 河村　満・他：神経研究の進歩　増大特集　ブロードマン領野の現在地．BRAIN and NERVE, 69(4), 2017．
3) 高田昌彦・他：神経研究の進歩　増大特集　連合野ハンドブック．BRAIN and NERVE, 68(11), 2016．
4) 田崎義昭・他：ベッドサイドの神経の診かた　改訂18版．南山堂，2016．

(弓永久哲)

第3章　評価過程

1　情報収集と医療面接

「情報収集」とは，看護記録（図1）を含む診療記録（カルテ）などの書類および他職種から，患者についての全身状態や医学的情報・社会的情報を入手することです．そして診療記録から情報を収集した後，患者に直接聞き取りをすることを「医療面接・問診」といいます．本項では診療記録から得た情報の項目分類，症例レポート作成時に記載する情報収集の項目について説明します．

情報収集の目的は，事前に診療記録から患者の情報を得ることで，後の医療面接で入手できない専門的な情報から，下記に示す内容を判断する基礎資料とします．

①疾患や病態・病期に応じた必要な医学的情報を選択し，患者の全身状態を把握するとともに，理学療法におけるリスク管理の情報を得る．

②理学療法における問題点や治療の焦点を総合的に解釈する際の情報を得る．

前述した①②の内容は，本書第2章において解説しています．

（表）

看　護　記　録

病棟　　科　　記録者　　記録日

ふりがな 氏名　　様	入院　年　月　日 独歩・車椅子・ストレッチャー
生年月日 M. T. S. H　年　月　日	退院　年　月　日
男・女　　歳	主治医
現住所	
電話番号　（　）	携帯電話　（　）
連絡先①　続柄 （　）	連絡先②　続柄 （　）
職業・勤務先	電話番号　（　）
病名	主訴または入院目的
入院までの経過	身長＿＿cm 体重＿＿Kg 体温＿＿℃ 脈拍＿＿回/分（整・不整） 呼吸＿＿回/分（整・不整） 血圧＿/＿mmHg 意識
疾患に対する受け止め	
既往歴	
服薬歴	月経周期（順・不順・無・閉経）
アレルギー　無・有	妊娠　回 分娩　回

（裏）

家族歴（家族構成，年齢，健康状態） ・重要他者（　） ・生活環境 ・経済状態	1日の過ごし方 0 6 12 18 24
食事　回/日 義歯　無・有 間食　無・有（　） 食欲　無（いつ頃から　）・有 偏食　無・有	清拭行動 入浴・シャワー・清拭　回/週 整髪　回/週 洗面　回/日
排尿　回/日 夜間　回/日 症状・変化　無・有（　） 排便　回/日 性状　下痢・軟・普通・硬 症状・変化　無・有（　） 薬剤の使用　無・有	睡眠　時間 いびき　無・有 不眠　無・有 薬剤の使用　無・有（　） 趣味 活動・運動習慣 性格・価値観 不安・ストレス
飲酒　無・有（　ml/日　回/週） 喫煙　無・有（　本/日　年間） その他嗜好品（　） 日常生活活動 移動　自立・介助（　） 食事　自立・介助（　） 整容　自立・介助（　） 更衣　自立・介助（　） 排泄　自立・介助（　） 入浴　自立・介助（　）	認知障害　無・有（　） 運動障害　無・有（　） 知覚障害　無・有（　） 言語障害　無・有（　） 視覚障害　無・有（　） 装具の使用（眼鏡・コンタクトレンズ） 聴覚障害　無・有（　） 装具の使用（補聴器）

図1　看護記録用紙の例

個人情報

氏　名

氏名は診療記録から，正しい漢字表記で書き写します．また，診療記録だけからではなく本人にも読み方を確認することが必要です．ただし，氏名をレポートなどの書面に記載する場合は，個人情報保護法により匿名とし，「A 氏」などと記載します．

年　齢

年齢は，生活機能（functioning）の目安となる重要な要因です．生活機能とは，身体機能のみならず，活動や社会参加を含めた包括的な用語です[1]．平成 26 年度版の厚生労働白書において，「平均寿命」は，男性で 79.55 歳，女性で 86.30 歳です．一方，何歳まで健康で生きられるかを示す「健康寿命」は，男性で 70.42 歳，女性で 73.62 歳です[2]（図 2）．このことから，およそ 70 代半ばになると高齢者の多くで生活に支障が生じていることを理解し，日常生活活動（Activities of Daily Living：ADL）の実行状況を詳細に聴取する必要があります．

患者に医療面接をする際に，「生活で困っていることはないですか？」と聞いても，「特にないです」などと返答されることがありますが，実際は健常者と同じような動作方法や工程と異なることが多くみられ，かつ安全性が低いことがあります．セラピストは，患者の実生活上の活動やそのやり方を，具体的に医療面接で聴取する必要があります．

学生が臨床実習で担当する患者は，自分よりも年上であることが多いかと思います．学生自身が，これまでの人生で経験していないことを理解するのは難しいことですが，患者の今後の人生設計に数パーセントでも関わりをもつ立場として，年代によってどのようなライフイベントや悩みがあるのかを把握してほしいと思います．その年代別のライフイベントを知ることで，現在，患者が担っている社会的な役割，家庭内の役割，および生活上で優先していることや何に対して不安をもっているかを知る糸口になります（図 3）．これらの事柄は患者との信頼関係（ラポール）が構築された後に，理学療法中の会話のなかで，補足的に情報を入手していきます．

性　別

疾患の罹患率には，性差があります．理学療法において患者個人を捉える際，家庭内での本人の役割，社会での本人の役割は，各々の家庭や仕事内容などによって決まりごとがあるかもしれませんが，少なからず性差によって異なる一面があることも理解しなければいけません．家庭内では炊事，洗濯などの家事仕事は女性が，逆に筋力を必要とするゴミ出し，庭の手入れ，家具の配置換えなどは男性が担っていることが多いかもしれません．そのように性差によって家庭内や社会での役割が異なるため，その役割を実行するための種々の課題も異なってきます．患者を担当した際に，性別によって生活で必要となる活動や課題を想定する手がかりとなります（後述「社会的情報」の「役割機能」参照）．

身長，体重および BMI（Body Mass Index）

身長と体重および BMI は，「肥満」に関連する疾患・病態として，変形性関節症，メタボリックシンドロームに付随する高血圧や糖尿病，脂質異常症（高脂血症），動脈硬化，および「やせ」に関連する疾患・病態として低栄養，フレイルを呈する場合には，特に必須項目となります．

その他，理学療法において体重を把握する理由の一つに，心不全では尿量を減少させ体内に水分を取り込み，血圧を維持させようとするメカニズ

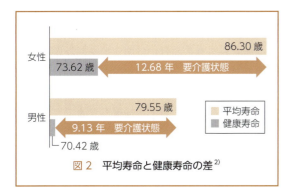

図 2　平均寿命と健康寿命の差[2]

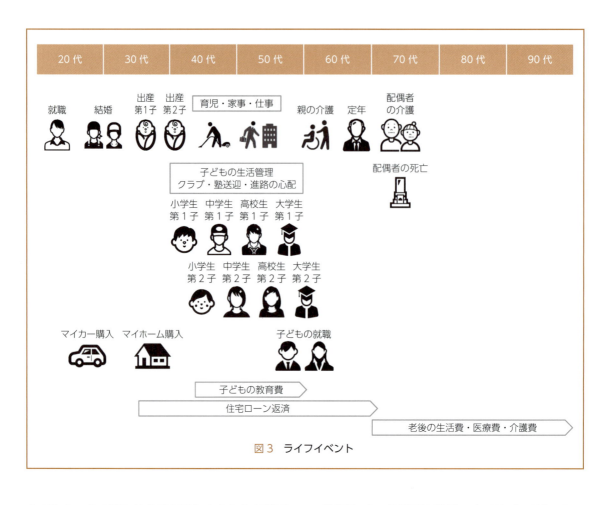

図3　ライフイベント

ムがあり，その際には体重が増加することが挙げられます．また腎不全は糸球体の濾過機能が低下しているため尿量が減少して全身性の浮腫となり体重が増加するので，心機能および腎機能低下の目安となります（第2章参照）．

性格もしくは全体的な印象

これは性格検査などによって患者本人の気質を当てはめるものではありません．本人の性格的な面で理学療法に影響しそうなことを，理学療法中のエピソードを添えて記載します．理学療法の介入にあたって協力的，積極的であるという情報は，理学療法に促進的に作用します．また恐怖感が強い，心配性であるという情報からは，理学療法の介入で不安を取り除くような対応が必要になることや，自信がないことで運動能力に対して実際の活動性が低くなることが推測されます（自己効力感が低い）．几帳面な性格の人では，セラピストの指導や忠告にも忠実的なことが多いです．逆に大雑把な性格の人では，理学療法介入で決められた回数の運動をしない，運動回数を数えない，荷重制限を守らないなどが予測されます．

> 記載例：「リハビリテーションには非常に協力的で，几帳面でよく話される優しい方である．自分の意思や心配事などはおおむね職員に伝えてくださるが，時折職員に気を遣う場面もみられる．日中は塗り絵をしながら時間を過ごされている．多少潔癖症なところもあり，また何事も自分で行わないと気が済まない性格なため，自宅復帰後も今までどおり家事や通院はヘルパーや次女に頼らず一人で行いたいとおっしゃっている」

医学的情報[3, 4)]

▌主訴 (chief complaints)

　患者本人の言葉として表現される最も困っていることや，問題としている状態（症状/symptom）です．一般的に患者は，疼痛，立位保持，歩行動作などの機能的制限についての困難・難しさを訴えることが多いものです．症例レポートに記載する場合には，必ず，セラピスト（自分）が直接患者から聞いた言葉を記載してください．そして「○○すると痛い」「立つと後方に倒れそうになる」「悪いほうの脚で支えられないから歩けない」など，患者本人が発した主訴から，もう少し掘り下げて主訴の原因を聞くことや，主訴が生じる動作や要因を限定することで，動作障害の問題点を明らかにすることができます．診療記録に記述されている主訴は，入院時に看護師が患者から情報収集して記録したものなので，それが現在と同じとは限りません．患者の病態の変化によって主訴も変容していきます．患者から聴取した主訴の内容が取り除かれるような理学療法の提供を考えて，最終的に治療方針を決定します．

▌患者の希望 (patient demands)

　患者本人が直接セラピストに対して告げた理学療法の目標のことを示します．入院中の患者であれば，退院後にどのような生活をしたいのか，具体的に聞き出して記述します．患者が上手に会話できない場合などは，患者本人の代わりに家族の意思や希望を聴取します．患者の希望は主観的なものであり，現状や今後の見込みに関する知識が少ないために，現実とはかけ離れている場合もあります．

▌現病歴 (history of present illness)

　今回の病気や怪我が発症して現在に至るまでの過程のことです．患者が訴えている症状や主訴がどのように始まり，どのような経過を経て現在に至っているかを示します．症例レポートに記載する場合には，必ず，セラピスト（自分）が直接患者から聞いた現病歴を記載してください．主訴で記述したことと同様に，診療記録に記述されている現病歴は，入院時に看護師が患者から情報収集して記録したものです．そのため看護師の観点で病気の成因などに焦点を当てて記述されています．そして，入院後の患者の容体については現病歴の欄に記載されていませんので，入院後から現在までの経過を含めて症例レポートの現病歴を記述する必要があります．

　①骨折の場合：疲労骨折を除いて骨折は偶発的なアクシデントで受傷することがほとんどです．そのため発症後からのエピソードを記載することになります．

> 記載例：「平成 X 年 X 月△日（△は不詳にして記載）の夜中に自宅1階のトイレに行き，寝室に戻ってきてベッドに移ろうとした際に，畳に足を滑らせて右側方へ転倒し，右大腿部を強打．その直後から疼痛により歩行困難となる．A病院に搬送され，右大腿骨転子部骨折と診断され，手術目的のため入院となる．現在，術後2週目である．入院日から3日後に，観血的骨接合術（γ-nail）が施行され，現在術後3週目となる．術後，翌日からギャッジアップ座位保持，術後3日目に車椅子移乗と平行棒内立位練習，術後5日目に平行棒内両手支持歩行，術後10日目から病棟内歩行器歩行による移動にてADL自立となる」

　②変形性関節症や関節リウマチの場合：変形性関節症（Osteo Arthritis：OA）は退行性変性，関節リウマチは慢性炎症性自己免疫疾患で，両疾患は罹患歴が長くなると増悪していく病態です．関節症の症状が出現して活動制限が生じてから病院を受診するまでに，少なからず軽度な疼痛や跛行を呈していることがよくあります．したがって，受診よりも以前にさかのぼって，疼痛の発現時期，そしてこれまでの治療内容，症状に対する歩行補助具の使用を含め，どのような対処をしていたのかなどを聞き出す必要があります．

記載例：「9年前より両膝に歩行時痛が出現し，近医を受診して変形性膝関節症（左右）と診断された．その当時は独歩により歩行していた．4年前より左膝の痛みの増強に伴い当院に通院し，膝に腫脹がある場合は穿刺を行っていた．3カ月前に自宅の階段を降りる際に，左膝に激痛が走り，その直後歩行困難になった．その後，近くのスーパーに買い物に行く際にも，膝に疼痛が生じることがあり，平成X年X月△日（△は不詳にして記載）に，左膝TKA目的で入院となった．TKA術後2週目の患者である」

　③脳血管障害（特に回復期など）：脳血管障害の患者を，回復期の時期に担当した場合では，発症直後の急性期での機能回復の程度が，機能予後およびADLを左右する情報となります．そのため，回復期以前の急性期の状況やリハビリテーションの機能的動作レベルを本人から聞き出し，さらに転院元からのサマリーの情報を加えて記載する必要があります．

　記載例：「平成X年X月△日（△は不詳にして記載），午前6時頃，開眼はあるが発語がないところを夫に発見される．救急要請にて急性期A病院搬送，左内包後脚に閉塞所見あり，脳梗塞が確認された．A病院で3週間入院し，同年5月□日にリハ目的で当院に転院となった．A病院での脳梗塞後の経過として，発症後3日目よりリハを開始し，1週間で座位保持が安定した．発症後2週間で立位保持可能，リハの時間のみ訓練用SLB装具を装着して片手支持での平行棒歩行を開始した．右上肢は約90°挙上可能であるが，手指は全く動かすことができなかった」

　④圧迫骨折：圧迫骨折は，転倒によって生じることがほとんどです．今回の受傷よりも以前に転倒の既往があるのか確認が必要です．転倒傾向の強い患者の場合では，再度転倒をしないような理学療法の取り組み，および歩行補助具の使用を含めた介入が必要となります．

　記載例：「平成X年X月△日（△は不詳にして記載），自宅にて夜中にトイレに行くためにベッドから立ち上がった際に転倒した．その後，腰痛が出現して歩行困難となる．寝返りをすることもできなくなったため，夫が救急要請して当院へ搬送され，第12胸椎圧迫骨折と診断された．体幹装具が完成するまでの1週間はベッド上安静，その後，リハ開始となった．これまでの転倒の既往は，直近の1年間で1回あったとのこと」

合併症（complication）

　現在の疾患または治療の状況下で生じた付随的な障害のことです[5]．疾患によって出現しやすい合併症があり，合併症の予防を含めた治療プログラムを立案します．また，合併症の存在によって理学療法プログラムの優先順序が変更されます．

　下肢の骨折や人工関節の周術期に関する合併症としては，下肢の不動やうっ滞によって血栓が生じやすくなることによる静脈血栓症があります．それらを予防する理学療法として，早期歩行開始，足関節の底背屈運動，弾性ストッキングまたは間欠的空気圧迫法にて静脈還流を促進します[6]．そして術後の合併症として，下肢が脱力しているため，下肢が外旋位を呈することで腓骨頭とベッドとの間で腓骨神経が圧迫されて生じる腓骨神経麻痺があります．術後に生じる肺合併症に関しては，術後は低換気，長期間の臥床，喀痰排出困難が重なり，気道分泌物の貯留が起こりやすく，無気肺や術後肺炎などの肺合併症を引き起こしやすくなります[7]．それらを予防する理学療法として，術前より呼吸介助と体位変化が推奨されます．

　その他，肺，心，腎，肝の各臓器の機能不全によって，相互に関連する合併症が生じます．情報収集で得られた基礎疾患や既往歴，併存疾患から起こり得る合併症を先読みし，合併症の発現有無を確認できる指標をモニタリングすべきです（第2章参照）．

既往歴（past medical history）

　手術の既往や他の疾患の罹患歴，そして現在において併存している病気（併存疾患）などを経過とともに時系列的に示します．重要なことは，罹患した病気によってどの程度ADLに支障をきたしたのか，そして現在もその影響が継続されているのかを医療面接で聞き取り，記述することです．

　併存疾患を有する患者では，現病歴で示す今回の疾病をきたす前から，生活機能が低下していることが予測され，目標設定を考える際の基礎資料とします．また内部疾患の併存疾患を有することは，外見から観察が困難なことが多く，その病態の理解が必要となり，理学療法介入時のリスクや全身状態の把握のために，モニタリングすべきことや症状出現時の対応を備えておく必要があります（第2章参照）．

入院前の機能的活動レベル

　診療記録に記載してある看護記録には，起床，朝食，出勤，帰宅，夕食，入浴，就寝といった病前の1日の過ごし方が記載されています．セラピストは，その情報以外に患者の活動，参加の状況を把握するために，入院前もしくは患者が主訴や苦痛を経験する直前の生活状況で，どのような趣味活動，仕事状況，役割機能（後述「社会的情報」参照）そして身のまわり動作の具体的な方法（第1章「日常生活活動の評価のポイント」参照）を聞き出します．

コミュニケーション能力

　患者のコミュニケーション能力は，医療面接で情報収集を得る際，また理学療法で患者に好ましい動作の指導を行う際に影響します．患者はセラピストやそれ以外の人からの問いかけの理解は十分であるのか，そして意思疎通が可能か否か，判断します．仮に不十分な場合は，患者が最も有効に学習する手段（絵を見る，ジェスチャー，デモンストレーションなど）をみつけ，指導方法にそれを取り入れます．

　記載例：「両耳に難聴があり，右の耳から大きな声で話しかけると，こちらの言っていることは理解している．また構音障害で言葉が聞き取りにくいため，コミュニケーションを取る際には，聞き手側が集中して聞く必要がある」

他部門の検査所見および情報（other clinical tests）

　他部門によって実施された検査で，理学療法に関連するものを選択して，レポートに記載します．これは生化学検査（第2章参照），X線検査，そして測定日と各検査の所見についての情報を含め，病態の理解と運動療法のリスク管理および目標設定を考えるうえで重要な情報となります．

　検査所見以外の情報として，特に看護師や介護士から，セラピストが観察できない入院中の1日の生活スケジュールを聞き出し，生活状況を把握します．また医学的管理が必要な内容などを医療スタッフから直接収集します．

手術の所見およびリハビリテーションプログラム

　診療記録より手術所見を書き写し，症例レポートに記載します．整形外科に関する手術では，特に切離した筋肉や関節包の部位などが，後の理学療法で筋力低下や疼痛に関連性が生じやすいものです．そして手術記録から得られにくい整復の程度や固定性などの情報は，指導者の許可のもと執刀医から直接的に情報を得ることが推奨されます．

　手術様式によって，術後の理学療法の進め方や期日が病院によって既定されている（クリティカルパス）こともありますので，その既定されたリハビリテーションプログラムに沿って理学療法を行うことになります．セラピストはそのリハビリテーションプログラムの内容を理解しておく必要があります．**具体的には，骨癒合にかかる期間や安静期間の理由，ROM運動を開始する時期と理由，抵抗運動を開始する時期と理由，荷重時期の理由などです．**

薬物 (medications)

症例レポートでは，患者が服用している薬物の効果と副作用について記載します．薬剤は，身体の生理的変化に影響を与えますので，投薬されている量と，現在のADL遂行状況とバイタルサインおよび患者が訴える症状との関わりを考えなければなりません．また，副作用の出現によって運動療法の遂行が期待できない場合もありますので，副作用の知識は留意すべき内容といえます．各臓器の機能不全に対する薬物について第2章で示していますので，ご参照ください．

患者の情緒的反応

患者が病気や障害を受容することは簡単なことではありません．病院に入院しているという状況は非日常的な環境であり，現状に対して不安を有することは一般的なことです．患者とともに理学療法を進めていくなかで，患者がセラピストに打ち明けてくる心配事や不安，または看護師からの情報も収集します．

社会的情報[3, 4]

習慣もしくは趣味

病前や最近の運動習慣から大まかな体力（運動耐用能）も把握できます．趣味は，活動に直結する情報です．趣味が「生き甲斐（生きていく張りあい，喜び）」ということもあり，趣味活動を通じて他者との交流や社会参加につながります．また理学療法介入では，趣味活動に関連した課題を設定することや，最終目標を趣味活動そのものとする場合があります．

職業状況 (employment status)

職業の有無，職種と仕事の内容として，「座業でタイピング」「物の運搬で50kgの荷物を運ぶ」「1時間の立ち仕事」など具体的かつ数量的に記録します．そのように仕事の課題を数量化することで，仕事に復帰する際の仕事効率の判定に役立ちます．その他，雇用形態（フルタイムもしくはパートタイム），職場までの交通経路や職場の支援体制の情報を聞き取ります．

役割機能

患者本人が希望する活動能力や，必要とされる家庭内の役割，地域・社会活動での役割，仕事面での役割などの情報です．これらは活動や参加に直接的に関係をもつものです．たとえば，家事業の役割を担う主婦，育児の役割を担う親，ペットの世話の役割を担う飼い主，社会的な役割として学生や労働者などを指します．人としての基本的活動は共通しますが，本人が担っている役割機能によって個別的な活動が異なります．

家族構成および主たる世話人・介護者 (key person)

入院する前に一緒に住んでいた人，退院するときに一緒に住む人を図式化してレポートで示します（図4）．主たる世話人・介護者は，現在もしくは退院時に患者を支援してくれる人物のことです．患者の生活を助ける支援力がどの程度あるのかを知るための情報です．活動制限がある患者においては，基礎的ADLと手段的ADLの各内容について，具体的な支援内容を聞き出します．家族の健康状態も，その支援力に関わりをもつので，支援力を左右するようであれば特記が必要となります．

住居環境 (living environment)

持家もしくは賃貸，建物の階，部屋の間取り，階段の踏段の数や幅など家屋環境についての情報を集め，間取りがわかるように見取り図を作成してレポートに記載します．また，住居周辺の状況として階段や勾配などはあるのか，社会参加するうえで構造物的に障壁となるものはあるのかを確認します（図5）．

もし患者が自宅で福祉用具を使用している場合は，どのような用途で使用しているかを記載します．具体的には車椅子を使用している場合，「屋内移動のために軽量のもので，ジェル製の座面クッションとスイング式のレッグレストの機能を有したもの」などです．

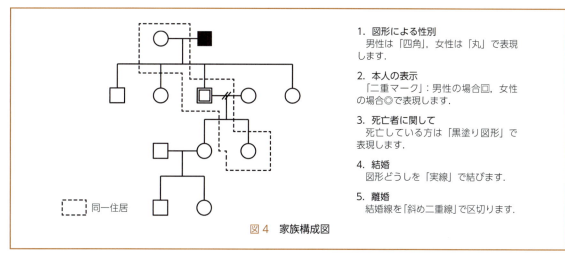

図4 家族構成図

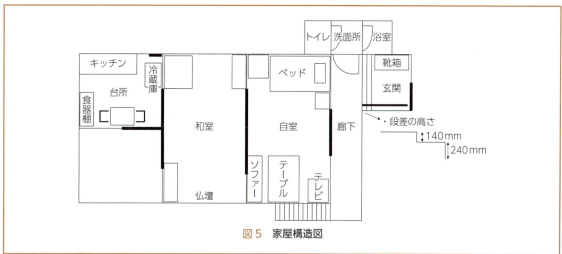

図5 家屋構造図

経済状況

保険区分により医療費や補装具の購入の費用負担額が異なってきますので，本人の医療費・介護費の負担に影響します．高齢者において収入は年金によるものだけとなりますので，医療費・介護費の支出は大きな負担にもなります．また患者の家族が医療費・介護費を支出していることも少なくありません．経済状況を含めた家族の支援力が，患者の活動・参加に影響を与えます．経済状況の詳細は，医療ソーシャルワーカーからの情報から得ることが多いです．

■ 文 献

1) 障害者福祉研究会（編）：ICF 国際生活分類—国際障害分類改訂版．pp1-19, 137-149, 中央法規出版, 2008.
2) 厚生労働省：第1部 健康長寿社会の実現に向けて 第2章 健康をめぐる状況と意識（平成26年度版厚生労働白書）．pp43-131, 2014.
3) Kettenbach G：Writing Patient/Client Note 4th. pp27-42, 237-240, F.A. Davis Company, 2009.
4) Quinn L, Gordon J：Documentation for Rehabilitation：A Guide to Clinical Decision Making 2nd. pp13-28, 75-89, Saunders Elsevier, 2010.
5) 岡島康友（編集）：わかりやすいリハビリテーション．pp2-20, 中山書店, 2013.
6) 中村真潮：静脈血栓症ガイドライン．EBNURSING, **7**(3)：34-54, 2007.
7) 岸川典明：術前・術後の呼吸リハビリテーション．日本呼吸ケア・リハビリテーション学会誌, **22**(3)：297-301, 2012.

（西守 隆）

2 情報の整理(改善すべき基本動作の選定)

医療面接の思考過程

医師は患者との話し合いの際には,患者の健康状態を正確に把握することや,その健康状態に関わる疾病をみつけることに十分な時間を費やします.対照的に,セラピストは活動制限の範囲(disability spectrum),活動制限(activity limitations)と機能障害(impairments)との相互関係に焦点をおいた情報を患者から収集します[1].具体的には,事前に診療記録から得た患者の個人情報,医学的情報,社会的情報をもとに,患者本人にその情報を確認し,患者のICF障害構造を整理するために必要な内容を質問して,「現時点で患者の最も問題となる本質的な基本動作を選定します」[1].

以前(入院前)の機能的活動レベル(prior level of function)[2] の把握

患者が主訴や苦痛を経験する直前の機能的活動の状況を聞き取ります.もし患者が慢性疾患を有していれば,その症候や徴候が増強した直前の活動レベルになります.機能的活動のレベルとしては,社会活動レベル,手段的ADL(Instrumental ADL:IADL)レベル,基本的ADLレベルおよびベッド上の活動レベルに大別して,以前(入院前)の機能的活動レベルと,現在の機能的活動レベルとを比較します(図1).

社会活動レベル

社会活動レベルは,高い身体機能を有する人で,仕事や学業などの役割機能も担い,文化的活動としては映画や美術館に行く,デパートにショッピングに行く,登山,ランニング,旅行などのレクリエーション活動やスポーツも支障なく遂行でき,活動性の範囲が社会生活に及ぶものです(図2).

手段的ADLレベル

手段的ADLレベルは,後述する基本的ADLよりも身体機能・認知機能を必要とする活動で,具体的には,電話の使用,買い物,食事の準備,家事,洗濯,公共交通機関の利用,服薬管理,金銭管理があります.これらの活動は,一人で自宅で生活するために欠かせないものです.たとえばトイレで用を足した後,トイレットペーパーがなかったらどうしますか? 家で部屋の電球が切れたらどうしますか? 現在,家族と暮らしている学生は,日常生活で不自由を感じていないと思いますが,それらは家族が生活備品の管理や交換・補充をしてくれているからです.高齢者が一人で生活するということは,それらの役割をすべて一人で行わなければならないことを理解しなくてはなりません.一人暮らしの高齢者が,日常生活のなかで困っていることの第1位は,「家の中の電球の交換,部屋の模様がえ」です[3](図3).部屋の電球を交換するという行為は,椅子を持ちながら電球の真下まで移動し,その椅子の上に登って立ち上がり,顔を上げた状態で両手で電球を取り換え,そして椅子から降りるといった課題が含まれます.この課題内容は,ICFの構成要素で示される「活動と参加」に関連する「姿勢の変換と保持」「移乗」「物の運搬・移動・操作(手と腕の使用を含む)」「歩行と移動」の項目が一つの行為に含まれた行為といえます[4].Bergのバランス検査よりも難易度が高い課題が含まれた一連の行為と推測されます.

基本的ADLレベル

基本的ADLレベルは,歩行,移動,食事,更衣,入浴,排泄,整容などの毎日繰り返される基本的な身体活動で,俗に身のまわり動作といわれます.この身のまわり動作がどのような方法や姿勢で,どのような工程で遂行されていたのかを把握しましょう(図4).身のまわり動作というだけあって,食事の準備や日常で使用する備品などが整備された環境,誰かによって手段的ADLのサポートがあって生活できるということを意味します.学生は基本的ADLができるからといって,一

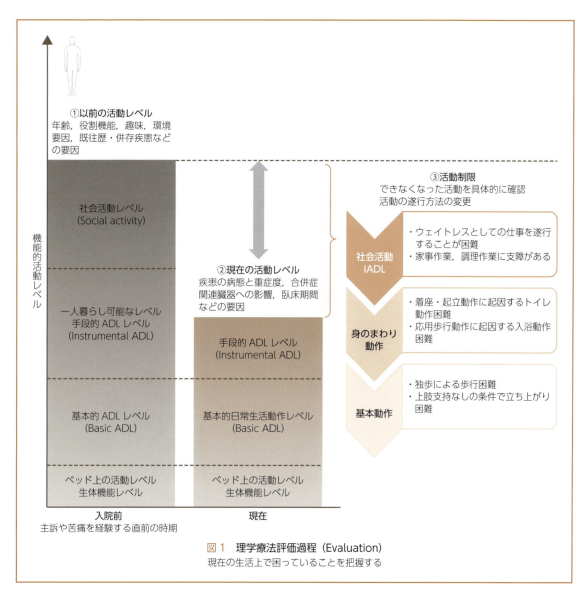

図1 理学療法評価過程(Evaluation)
現在の生活上で困っていることを把握する

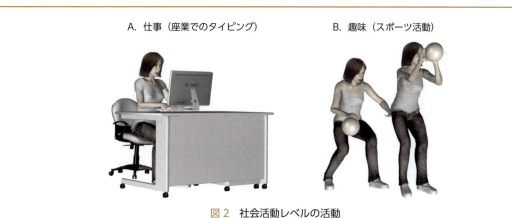

図2 社会活動レベルの活動

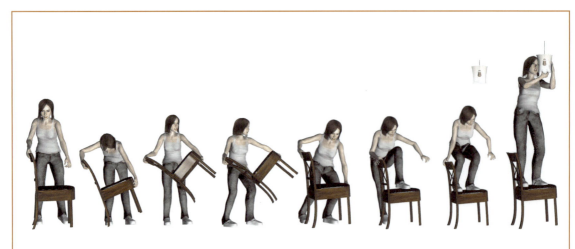

図3 一人暮らしの高齢者が最も困る活動（電球の交換）

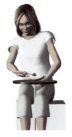

食事動作

必要な機能
・座位保持能力
・上肢機能（特に肘ROM）
・把持能力・手指の巧緻性
・摂食嚥下機能

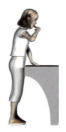

整容動作

必要な機能
・座位および立位保持能力
・上肢機能（特に肘・肘ROM）
・両手使用，把持能力・手指の巧緻性

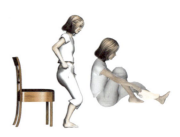

更衣動作

必要な機能
・座位・立位保持能力，姿勢変換能力
・体幹，上肢および下肢のROM
・把持能力・手指の巧緻性
・心肺機能

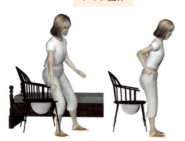

トイレ動作

必要な機能
・移動能力
・移乗能力
・更衣動作に必要な機能

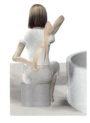

入浴動作

必要な機能
・応用歩行能力
・姿勢変換能力
・更衣動作に必要な機能

図4 ADL動作の構成要素

③活動制限
　　できなくなった活動を具体的に確認
　　活動の遂行方法の変更

社会活動 IADL
- ウェイトレスとしての仕事を遂行することが困難
- 家事作業，調理作業に支障がある

身のまわり動作
- 着座・起立動作に起因するトイレ動作困難
- 応用歩行動作に起因する入浴動作困難

基本動作
- 独歩による歩行困難
- 上肢支持なしの条件で立ち上がり困難

トイレ動作

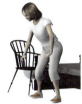
上肢支持ありで移乗能力の実用性あり

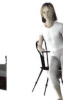
上肢支持なしで移乗能力の実用性↓

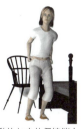
動的な立位保持能力の実用性↓
上肢支持なしでの立位安定性↓

入浴動作

独歩・片手杖での移動能力実用性↓

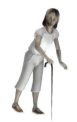 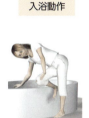
応用歩行能力・姿勢変換能力・上肢支持なしでの跨ぎ動作実用性↓

活動制限に関連した姿勢保持不良の要素的条件 活動制限に関係した動作障害の要素的条件	
上肢支持なしでの移乗動作	片手支持条件による歩行動作

図5　本質的な問題となる基本動作を選定する
患者の最も本質的な問題となる基本動作および機能を選定する．患者にとって有意義な生活を営むうえで自立すべき基本動作と，その動作方法を決定する

人で生活するには問題ないと考えてしまいがちですが，居宅において一人で暮らすということは，前述した手段的ADLが自立していなくてはなりません．

ベッド上のADLレベル

　ベッド上の活動レベルは，種々の原因によって座位保持，起立や移乗などの起居移動動作に支障がある状態で，ベッド上での生活が余儀なくされている状態です．多くの場合では，基本的ADLに介助を必要とします．
　リハビリテーションの評価においては，FIMの点数で数値化して，ADLの実行状況を比較します．以前の機能的活動レベルが，ほぼベッド上の生活で最も自立が容易である食事動作に介助が必要であった場合，FIM運動項目の合計が30点以下と推定されます．食事動作は自立しているものの，主な移動手段が車椅子で，移乗や更衣動作などに介助を要する場合，FIM運動項目は45～55点程度と推定されます．歩行が監視レベルであるが階段には介助が必要な場合は60～70点程度と推定されます．日常的に階段を使用していれば80点以上と推定されます[5]．

現在のADL状況や機能的活動レベルの把握（図1②）

　現病歴で示す今回の病気や怪我によって生活機

能が低下した患者の現在の全身状態，および機能的活動レベルとADLの自立度についての情報を聞き出します．情報収集項目としては，主訴，現病歴，そして現在のADLの状況です．

　セラピストは，現在の患者の状況を把握するにあたって，主訴を聞き取ることから始めます．その主訴が，どのような経過をたどって現在の状況となっているか，つまり現病歴を聞き取り，現在のADL状況と生じている困難な事柄を聞き出します．そして患者のなかには，現在のADLの遂行能力を過小に報告することも多いため，患者に可能な限りで実践してもらい，セラピストは遂行方法や工程を観察し，ADL動作に必要な機能の程度と，その自立度を評価します（第1章「日常生活動作の評価ポイント」参照）．

今回の病気や怪我で生じた活動制限を同定し，改善すべき基本動作を選定する（図1③，図5）

　現在と以前の機能的活動レベルや参加状況を対比することは非常に重要です．現在と以前の機能的活動レベルとの差異が，今回の病気や怪我，そしてその後の続発した機能低下によって引き起こされた活動制限（activity limitations）（個人が活動を行うときに生じる難しさ）となります．また以前と比べて，現在の身のまわり動作の遂行方法や工程が変更している，もしくは以前の方法で行うと安全性が低いことも少なくありません．具体的には，病前では上衣を着衣する場合，立位で行っていましたが，現在では座位の状態でないと上衣を着衣することができないなどがあります．そのような場合，更衣動作で必要とする動的な立位保持能力が低くなっていることが予測されます（第1章「ADL評価のポイント」参照）．できなくなった活動および動作工程や方法が変更している動作を，具体的に列挙し，活動レベルの問題点とします．

　理学療法評価過程では，各身のまわり動作と関連性のある基本動作や機能を照らし合わせて，今回の病気や怪我で生じた活動制限について，患者の最も本質的な問題となる基本動作，つまり患者にとって有意義な生活を営むうえで自立すべき基本動作と，その動作方法（上肢支持の有無，活動を遂行する際の機能的姿勢）を決定します[1]．図5の場合では，基本動作やADL動作で支障をきたしているものの多くが，上肢支持がない条件での活動です．つまり，活動制限に共通した動作障害の要素的条件を判別し，その条件における姿勢保持や動作（課題）遂行の安定性・安楽性を動作観察します．

■ 文 献

1) Quinn L, Gordon J：Documentation for Rehabilitation：A Guide to Clinical Decision Making 2nd. pp13-28, 75-89, Saunders Elservier, 2010.
2) Kettenbach G：Writing Patient/Client Note 4th. pp27-42, 237-240, F.A. Davis Company, 2009.
3) 一人暮らし高齢者・高齢者世帯の生活課題とその支援方策に関する調査研究事業報告書．平成23年度 老人保健事業推進費等補助金 老人保健健康増進等事業．みずほ情報総研，2012．
4) 障害者福祉研究会（編）：ICF 国際生活分類―国際障害分類改訂版．pp1-19, 137-149, 中央法規出版，2008．
5) 小山哲男．急性期における機能回復の予後予測．総合リハ，**42**(5), 423-432, 2014.

（西守　隆）

3 動作観察と動作分析

セラピストによる医療面接によって，患者の生活機能について時系列的に把握し，活動制限と関連性のある基本動作を選定します．そしてセラピストは，患者が遂行する基本動作を実際に観察し，基本動作（課題）の遂行能力を推測し，実用性を有しているのか，またはその動作方法が実生活上で有用な方法かどうかを判断します．これが理学療法評価過程の動作観察と分析といわれるものです．患者の基本動作をみるという印象はありますが，患者の基本動作能力と，実際の活動場面の自立度を関連させることが重要となります．

自立した動作とは，実際の生活場面で実用性があるということです．内山[1]は，動作の観察・分析を進める際に，患者の動作遂行能力が実用性を有するのかを判定するみかたとして，動作水準の階層性を示しています（図1）．実用性が高くなると，環境に適応した動作遂行が可能となります．言い換えると，「さまざまな条件変化で身体を自由にタイミングよく（時間的），適正に（空間的）操作できる適応性があるか」を判断することが，動作観察・分析のポイントとなります[2]．そこで，動作観察・分析の過程において，患者の基本動作の自立度を判定するために，具体的な条件設定や方法を説明します．

治療的指向に基づく動作観察・分析の考え方

星ら[3]は，観察された動作の安定性（ここでの安定性とは，支持基底面に対して身体重心を投影させる能力，いわゆる姿勢制御能力）を表す方法として，3つのレベルで段階づけをしており，それは動作の難易度のグレーディングにもなり，臨床的な治療的指向性を示すものとなります．

レベルⅠは支持基底面が一定の条件下で身体重心を静止できるかどうかです．支持基底面の中央に静止できるほうが安定性は高くなります．これは静的な姿勢保持，すなわち静的座位，静的立位時の安定性に相当します（図2）．

レベルⅡは，レベルⅠで支持基底面内に静止した身体重心を，多方向に大きく移動して，その姿勢で静止するもしくは保持できるかどうかをみるもので動的バランス能力といえます（図3）．立位でのリーチ動作や片側下肢への荷重比率が増大するような動作がこれにあたります．別の言い方をすれば，安定性限界（支持基定面内で足底圧中心を移動できる面積）を拡大できる能力となり，図4の場合では支持基底面に対して安定性限界が制限および偏っています．

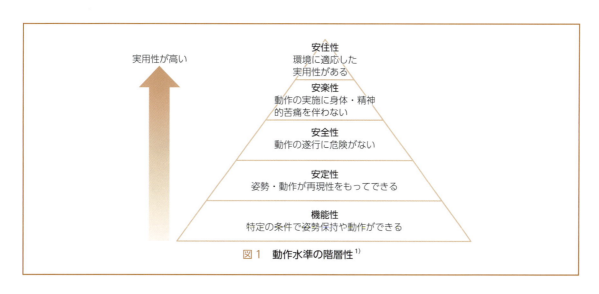

図1 動作水準の階層性[1]

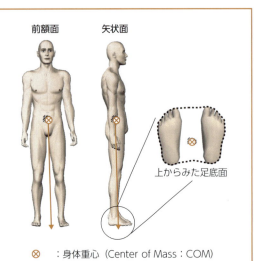

- ⊗ ：身体重心（Center of Mass：COM）
- ⌒ ：支持基底面（Base of Support：BOS）
- ▩ ：身体重心の揺らぎ
- ↓ ：重心線

図2　静的な立位保持（レベルⅠ）

健常者であっても，静止立位のときは，身体重心が呼吸や心臓の動きによって2～3 Hzで動揺しています．健常者では，身体重心の動揺面積も小さく，そのわずかに動揺している身体重心を支持基底面の中央付近に静止するように制御しています．立位が不安定な患者では，身体重心の動揺も大きく，また身体重心が支持基底面の辺縁もしくは片側（健側）に偏っています

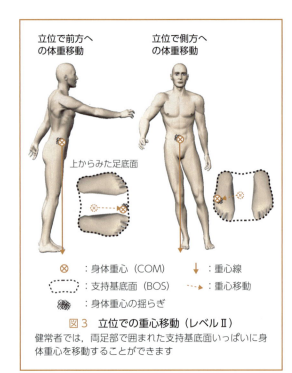

- ⊗ ：身体重心（COM）　　↓ ：重心線
- ⌒ ：支持基底面（BOS）　--▶ ：重心移動
- ▩ ：身体重心の揺らぎ

図3　立位での重心移動（レベルⅡ）

健常者では，両足部で囲まれた支持基底面いっぱいに身体重心を移動することができます

レベルⅢは，支持基底面を超えて身体重心を移動した場合に，新たに支持基底面を変更し，身体重心を支持基底面内に投影して姿勢を保持できるかどうかをみるものです（図5）．立位からのステッピング動作などの動的バランス能力，そして立ち上がり動作や歩行などの基本動作レベルの活動がそれにあたります．動的立位姿勢の制御能としては，レベルⅠ，Ⅱ，Ⅲの順で困難になります．

患者の立位保持能力の動作観察・分析

人は誰でも，本来，**行動する目標や目的を達成しようとして，その状況下で合目的的な動作方法や姿勢を選択して実行しています**[4]．たとえば，左膝に痛みを訴えている人が，自然に立位を保持しようとすれば，左脚に課せられる荷重を避けるように立つために，右側に身体重心を偏倚させた立位を選択して実行します．これと同様に，**患者が**

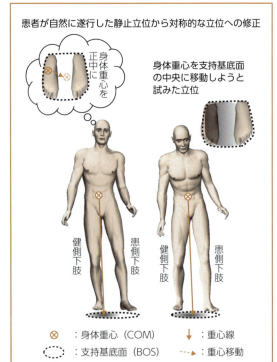

- ⊗ ：身体重心（COM）　　↓ ：重心線
- ⌒ ：支持基底面（BOS）　--▶ ：重心移動
- ▩ ：安定性限界

図4　患者の例：立位での重心移動（レベルⅡ）

片側下肢に障害がある患者は，身体重心を患側へ移動することができず，また安定性限界を患側方向へ拡大できません

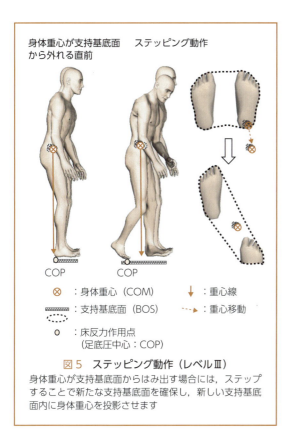

図 5　ステッピング動作（レベルⅢ）
身体重心が支持基底面からはみ出す場合には，ステップすることで新たな支持基底面を確保し，新しい支持基底面内に身体重心を投影させます

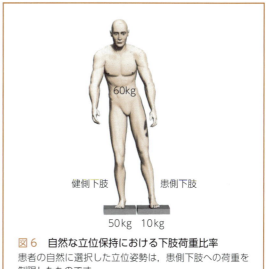

図 6　自然な立位保持における下肢荷重比率
患者の自然に選択した立位姿勢は，患側下肢への荷重を制限したものです

自然に遂行している動作や姿勢は，苦痛を少なくするように，またはどうにかして立位を保持しようとして，さまざまな代償が含まれた結果として表出されています[2]．すなわち，患者が自然に遂行または選択した動作や姿勢は，機能不全の程度を少なくするようにした（たとえば，より安全に立位保持をしようとした）表出（結果）であり，その表出したフォームを観察するだけでは，なぜ立位保持できないのか，動作に支障が生じているのかを分析することは難しいものです．そのため，動作観察・分析を進めるにあたって，種々の条件別による動作・課題遂行能力を観察します．

患者が自然に遂行した静的立位保持

これは前述した治療的指向に基づく動作観察・分析の考え方のレベルⅠに相当し，観察するポイントは立位を保持することが機能的に可能か否か，可能な場合は保持時間，そして2台の体重計に各下肢を載せた状態で，自然な立位保持をしたときの左右脚の体重比率を計測し，記録します（図6）．

健常者が自然に立位を保持しようとした場合，両脚に均等に体重が負荷されるような対称的な立位姿勢となりますが，患者の自然な立位姿勢は，機能不全の程度を弱めようとしている代償が含まれたもので，健側下肢に荷重比率を大きくした非対称な立位となります．動作観察は，非対称な立位姿勢の"構え"（頭部，体幹，四肢の各体節の相対的な位置関係），つまり身体体節のアライメントを記載します．

理想的な立位姿勢に拘束した静的立位保持

身体重心を支持基底面の中央に投影させるように誘導，および口頭指示により自己修正させた場合の立位安定性を確認します．これは安定性向上とセラピストの治療的指向性の観点から，支持基底面の中央に身体重心が投影することを試みます．多くの患者の場合，両下肢に均等にかかる程度の荷重に対応した下肢筋の筋力発揮や，対称的な立位姿勢に必要なROMが不十分，その他の機能不全によって対称的な立位保持ができないことが顕在化されます．そのように理想的な立位姿勢になるように補正することで，自然に遂行した静的な立位保持の問題点として，「両下肢に均等に荷

重した立位がとれない」「対称的な立位保持困難」が挙げられます．

ただし，自然な立位で両下肢に均等に荷重することが，必ずしもすべての患者において目標として挙げられるわけではありません．たとえば脳血管障害片麻痺を有する患者で，回復期を過ぎても麻痺側下肢に機能障害が残存する場合では，少なからず非対称性な立位姿勢となります．自立に向けて重要なことは，立位保持した状態で，四肢や頸部・体幹の自由な動きを保証できることです．多少の非対称性があっても，支持基底面内で身体重心を自由に，でき得る限り大きく移動できる能力を向上させること，すなわちADL上で立位保持が機能的姿勢として自立できる能力を促すことが大切となります．

規定された支持基底面内での動的立位保持

支持基底面の範囲内での身体重心移動や変動に対して立位姿勢を保持する能力は，いわゆる動的な立位保持能力です．動的立位保持能力を評価するには，たとえば，両脚で均等に体重支持した肢位から一側下肢への体重移動，または各方向へのリーチ動作を行い，両側足部で構成された支持基底面の範囲内で身体重心を移動させます（治療的思考に基づく動作観察・分析の考え方，レベルⅡ）．すると，片脚障害の患者の場合では，身体重心移動に伴う左右脚の荷重比率の増加に対応した下肢筋の筋力発揮やROMの拡大が不十分，その他の機能不全によって，結果的に患側下肢の支持性低下により，正中線を越えて患側方向への重心移動距離が乏しくなります．下肢の支持性とは，直立姿勢や歩行動作において倒立振子で上位に位置する身体重心を，下肢で支える能力といえます[5]．支持性低下を客観的に示すために，**2台の体重計に各下肢を載せた状態で，左右側への最大荷重量を計測し，記録します**（図7）．そして患側方向へ不安定もしくは転倒するということは，下肢支持性の低下やその他の要素も相まって，安定性限界を患側方向に拡大することが不十分な状況下で，身体重心がその安定性限界を超えて患側方向へ移動した場合に生じます．したがって患者の

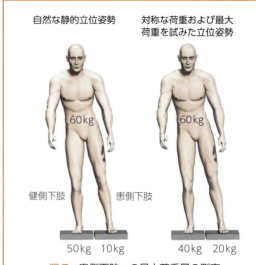

図7　患側下肢への最大荷重量の測定
理想的な立位を保持するために荷重を左右の下肢に均等になるように自己矯正する，もしくは患側下肢の支持性を評価するために最大に荷重することを試みて，その際の荷重比率，荷重量を記録します

動的立位の動作観察では，狭い安定性限界内に身体重心を投影している場合は，患側方向への重心移動距離が乏しくなります．そして安定性限界内に重心を投影する制御能が低い場合は転倒します（図8）．

立位で支持基底面に対して安定性限界を拡げることがある程度可能となれば，身体重心の上下方向の動きの制御も日常生活で頻繁に必要となります．たとえば，床の物を拾う，鞄を椅子に置くなどがあります．それに応じた身体重心の上下運動を制御する必要のある課題の遂行能力を判定します（図9）．

立位保持をしながら部分的な身体体節の動きによっても身体重心が変位します．健全な動的立位保持能力を有している場合，立位保持をしながら，支持に関与しない身体体節，たとえば上肢をダイナミックに自由に動かすことができます．上肢を頭上に挙げる動きは，上肢の質量が空間上で移動するため身体重心の変動が生じますが，健常な人では，過度に身体重心が変位しないように，そして支持基底面内の中心に投影するような制御能を有します（図10）．一方，下肢に筋力低下や感覚

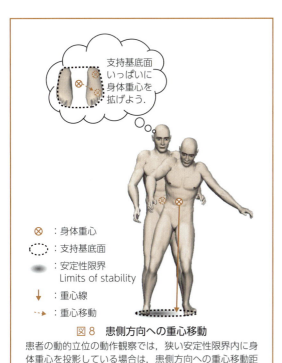

⊗ ：身体重心
⃝ ：支持基底面
▬ ：安定性限界　Limits of stability
↓ ：重心線
⇢ ：重心移動

図8　患側方向への重心移動
患者の動的立位の動作観察では，狭い安定性限界内に身体重心を投影している場合は，患側方向への重心移動距離が乏しくなり，安定性限界内に重心を投影する制御能が低い場合は転倒します

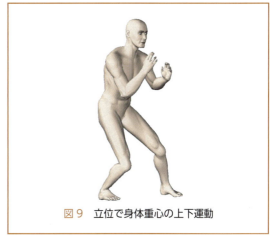

図9　立位で身体重心の上下運動

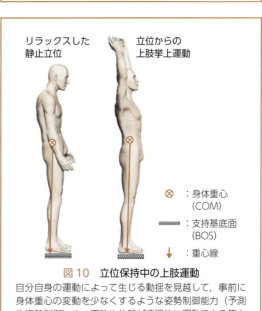

リラックスした静止立位　　立位からの上肢挙上運動

⊗ ：身体重心（COM）
▬ ：支持基底面（BOS）
↓ ：重心線

図10　立位保持中の上肢運動
自分自身の運動によって生じる動揺を見越して，事前に身体重心の変動を少なくするような姿勢制御能力（予測的姿勢制御）や，下肢や体幹が協調的に運動できる筋力や柔軟性を有していることにより，上肢の運動中にも支持基底面内に身体重心を投影させることができます

障害がある人，運動麻痺や失調症で随意性が乏しい人は，上肢の運動で生じる動揺が制御できません．また体幹の可動性が低い人は，上肢運動による身体重心の動揺が大きくなるため，容易に身体重心が支持基底面外に逸脱し，その立位を保持し続けることが難しくなります（図11）．

体幹の前屈や回旋のように質量が大きい体幹の運動では，空間上の質量分布の変化も大きくなり，そのため身体重心の変位も大きくなることで姿勢制御能がより必要となります．すなわち，立位保持中に，質量の大きな体節の運動を伴いながら，その立位姿勢を保持できることは，動的な立位保持能力が高いといえます（図12）．

その他，立位保持中に身体重心を変動させる要因として，頭頸部の運動と，視覚情報の遮断があります．静止立位状態から頭頸部を動かすと，空間上の質量分布が変化するため身体重心の変動が生じますが，それよりも頭部に加わる前庭系の入力情報が変化するため，姿勢制御に影響を与えます（図13）．前庭系は，頭部に加わる角加速度や重力加速度を感知することによって，身体がどの程度の速さで動いているのか，頭部がどのような方向に動いたかといった情報を，中枢神経系に送っています．その情報をもとに重力に対する頭部の位置が決定されます[6]．変形しない床面に直立している場合，体性感覚が70％，前庭感覚が20％そして視覚が10％の依存度で保持しています[4]．開眼時に比べて閉眼時に著しい動揺がみられる場合はロンベルグ徴候が陽性とされ，足底の体性感覚の伝導路である脊髄後索路障害でみられます

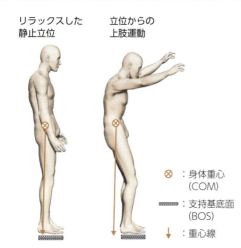

図11 動的立位保持能力が低い場合の立位保持中の上肢運動

下肢筋の筋力低下や体幹可動性低下がある場合，上肢運動に伴う身体重心の動揺が大きくなり，その立位を保持することが難しくなります

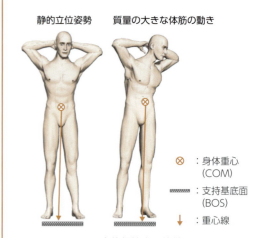

図12 立位保持中の体幹運動

質量の大きな体節の動きは，身体重心に与える動揺も大きくなります．そのため立位で体幹を動かすことは，立位の不安定性を増大させます．逆に立位を保持しながら体幹を自由に動かすことができる場合には，動的な立位保持能力を有することになります

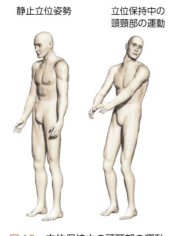

図13 立位保持中の頭頸部の運動

頭頸部を動かすことは，前庭系の情報が変化し，ひいては立位保持の安定性に関与します．頭頸部の動きを伴っても立位を保持し続けられることは，良好な姿勢保持能力を有する一つの指標となります

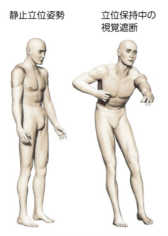

図14 立位保持中の視覚遮断条件

視覚情報によって外界の鉛直方向や水平方向を感知することで姿勢制御に貢献しています．視覚情報の遮断を伴っても立位を保持し続けられることは，良好な姿勢保持能力を有する一つの指標となります

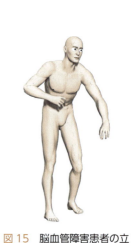

図15 脳血管障害患者の立位姿勢制御

脳血管障害の急性期では，姿勢制御において視覚系および前庭系による依存度が高いといわれています[8]

（図14）．しかし，健常者においても，特に高齢者では閉眼時には重心動揺の振幅が大きくなります[7]．そして脳血管障害の患者の急性期では，立位の姿勢制御において視覚系や前庭系の依存度が高いことから[8]，視覚遮断によって立位保持能力の有無を確認することは，臨床的に有用となります（図15）．

「立位からその場で足踏み」「ステッピング動作」「360°回転」[8]

レベルⅢに関連した動作として，自己の身体運動および他者による外力によって，支持基底面を越えて身体重心を移動した場合に，新たに支持基底面を変更し，身体重心を支持基底面内に投影して姿勢を保持できる能力を判定します．足踏み動作やステッピング動作がこれにあたります．本来，予期せぬ身体重心の変位に対して，反射的に下肢をステッピングしますが，患者にそれを実施することは転倒の危険を伴い，また恐怖心を増強させてしまい，後の理学療法に支障が生じます．そのためセラピストの操作にて，最初は弱い力で予期した状況下で患者を誘導し，身体重心が逸脱する方向に逸脱側の下肢でステッピングすることなどを試みます．

足踏み動作は，連続的な一側下肢への重心移動の交互運動です．患側下肢に自重を完全に載せることが可能であっても，連続的な荷重のタイミングに対応した筋出力が不十分で足踏み動作ができないことが多いものです．また立位を保持しながら360°回転する動作は，前庭情報と視覚情報の変化を伴うため難易度も高くなります．

このように，静的立位保持からレベルⅠ，レベルⅡ，レベルⅢのように，立位姿勢の保持→対称的な立位姿勢の保持→立位姿勢での重心移動→ステッピング練習→歩行練習と進めます．たとえ上肢支持なしで立位が保持できない場合であっても，杖や歩行補助具の使用によって支持基底面を拡大した条件，そして患側下肢に課せられる荷重比率を少なくした条件で，立位の安定性を保証しながら，より動的な動作練習を進めていくことも重要です．そうすると，より早期に移動能力の改善および自立につながりやすくなります．

基本動作の動作観察

実用性の判定

患者が実生活上で生じている活動制限と関連性がある基本動作能力（capacity）を評価します．ICFの構成概念でいわれる能力とは標準的環境における課題遂行能力で[9]，具体的には立ち上がり動作であれば，上肢支持のありとなしの条件，何cmの椅子の高さで，課題遂行に実用性があるかを判定します．歩行であれば，杖またはその他の歩行補助具のありとなしの条件で，何m，何km程度安全に歩くことができるかを判定します．

医師，看護師そして家族が欲しい情報は，「何cmの椅子の高さだったら安全に立ち上がりができるか」「杖を使用したらトイレまで歩くことができるか」という，現時点の実行能力の動作レベルに関する内容です．セラピストは，立ち上がりや歩行の動作観察内容を詳細な専門用語を用いて表現することが多いですが，実行できる動作能力を評価することを忘れてはいけません．

逸脱動作の確認

患者が遂行する動作は，その動作に必要な関節角度や筋活動が不十分となることによって，正常と異なった関節運動となり，時間的-空間的に逸脱（deviation）していることから，逸脱動作といわれています．逸脱動作は，観察者の肉眼的な観察によって，動作時の関節運動が時間的-空間的に健常成人よりも過度（excessive）もしくは不十分（inadequate）として判断されます．その逸脱動作は，機能不全（impairment）と代償運動（compensation）の2つに分けて解釈することができます．機能不全は，ある筋肉の筋力低下もしくはROM制限によって，直接的に関節運動に影響を与えるものをいいます．一方，代償運動は，機能不全の程度を弱めて動作をより実用的に遂行するためのものをいいます．たとえば，正常歩行では，初期接地時に膝関節は5°，その後の荷重応答期で15～20°になりますが，大腿四頭筋に筋力低下がある場合は，初期接地から荷重応答期に過度な膝関節屈曲がみられます（図16）．それは，正常歩行では大腿四頭筋が接地時の衝撃を遠心性収縮で制御していますが，大腿四頭筋の筋力低下がある場合はその膝関節屈曲の制御が不十分となるためです．一方，そのような大腿四頭筋の筋力低下がある場合に，どうにかして歩行動作を遂行しようとして，ステップ長を短縮して接地する，そ

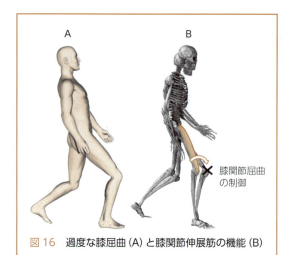

図16 過度な膝屈曲（A）と膝関節伸展筋の機能（B）

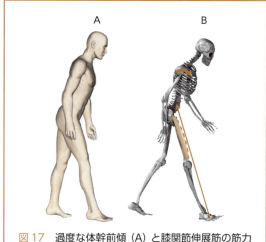

図17 過度な体幹前傾（A）と膝関節伸展筋の筋力低下による代償運動メカニズム（B）
初期接地に過度な体幹前傾することにより，床反力ベクトルが膝関節軸の前方を通過し，膝関節伸展筋にかかる要求を少なくします

して初期接地に備えてあらかじめ足関節底屈位で接地する，過度に体幹を前傾するなどの特有な運動がみられます（図17）．それは初期接地時から荷重応答期に大腿四頭筋にかかる外力を少なくするための戦略で，代償運動となります．

患者が自然に遂行または選択した動作は，機能不全の程度を少なくするようにした表出（結果）であるため，機能不全と代償運動が混在したものです．その表出したフォームを観察するだけでは，動作障害の原因を分析することは難しくなります．そのため，**動作観察・分析を進めるにあたって，種々の条件別による動作課題を設定し，課題間で共通性を有する逸脱動作の原因を分析することで，機能不全を推測します**．

■ 条件・方法を限定したときの動作観察・分析

ある筋肉の筋力低下が特有の逸脱動作を引き起こすものではなく，他の筋肉の筋力低下であっても，同様の逸脱動作がみられます．たとえば，歩行動作における「**過度な体幹前傾（図18）**」という逸脱動作は，股関節伸展筋の筋力低下，膝関節伸展筋の筋力低下，足関節背屈のROM制限，股関節伸展のROM制限，もしくは下肢の感覚障害でみられます．そのように種々の機能障害によって生じる逸脱動作は重複しています．

そこで観察された逸脱動作（たとえば過度な体幹前傾）から，機能不全や代償運動を見極めるた

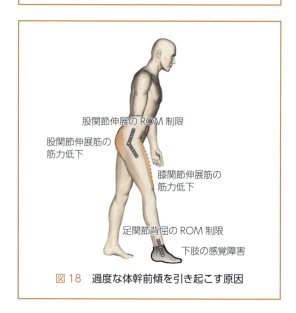

図18 過度な体幹前傾を引き起こす原因

めに種々の拘束条件で課題を設定し，その課題間での条件の違いをもとに分析を進めます．そのためには，特定の機能障害によってどのような逸脱動作が引き起こされるのか運動学的，力学的な解釈が必要となります[2]．

1. 理想的な動作方法への誘導

歩行動作で初期接地時に「過度な体幹前傾（図18）」がみられた場合，理想的な動作，つまり体

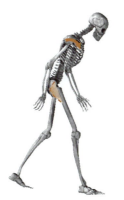

図19　過度な体幹前傾
正常歩行において股関節伸展筋群は初期接地から荷重応答期に，体幹前傾を制御しています．股関節伸展筋群の筋力低下がある場合，体幹前傾を制御できず，過度な体幹前傾がみられます．このように急激に体幹が前傾する反応を，ジャックナイフ現象といいます

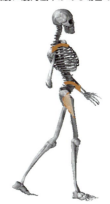

図20　過度な体幹後傾および過度な骨盤前傾
初期接地のタイミングに合わせて，体幹後傾方向，骨盤を前傾方向に配置することで，床反力ベクトルを股関節の後方に通過させやすくします．それは床反力の外力によって股関節を伸展させるもので，股関節伸展筋にかかる要求を少なくします

幹を鉛直位に保持することを意識して歩行してもらいます．股関節伸展筋は，初期接地から荷重応答期に体幹前傾を制御する機能として活動しているため，機能障害として股関節伸展筋の筋力低下が存在している場合，体幹を鉛直位に保持して歩行することができず，本人の意識に反して過度な体幹前傾が生じます（図19）．もしくは，歩行を遂行しようとして，その他の逸脱動作を選択します．いわゆる大殿筋歩行（体幹を逆に後傾するような姿勢）を選択して歩行します（図20）．

膝関節伸展筋の筋力低下がある場合，過度な体幹前傾は床反力ベクトルを膝関節の前方を通過させ，膝関節伸展筋にかかる外力を少なくする代償運動です（図21）．しかし，体幹を鉛直位に拘束して歩行をすると，床反力ベクトルが膝関節の後方を通過するため膝関節を屈曲させる外力が生じ，それを制御できないために過度な膝関節屈曲，いわゆる膝折れが出現します（図22）．

足関節背屈制限がある場合，初期接地以降に足関節を回転軸として下腿が前傾方向に傾斜できないために，足部の支持基底面に身体重心を投影することを困難にし，それを体幹が過度に前方に傾斜することで安定性を補償します（図23）．しか

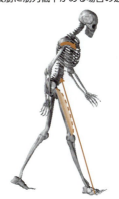

図21　初期接地時の過度な体幹前傾
膝関節伸展筋群の筋力低下がある場合，初期接地に備えて，身体重心を前方に配置するために意図的に体幹を前傾位にすることで，床反力ベクトルが膝関節の前方を通過するようにして，膝関節伸展筋群にかかる要求を少なくします

し，体幹を鉛直位に保持することを拘束すると，足部上に身体重心を投影できなくなり，歩行を遂行することが困難となります．そして，歩行を遂行しようとして，過度な体幹前傾とは異なった足関節背屈制限がある場合の逸脱動作を選択します．代表的なものとして，過度な股関節外旋によって歩行を遂行するなどがみられます（図24）．

第3章 評価過程

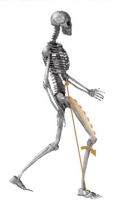

膝関節伸展筋に筋力低下がある場合の逸脱歩行②

図22 荷重応答期の過度な膝関節屈曲
過度な体幹前傾の代償動作を拘束すると，初期接地から荷重応答期に膝関節屈曲の制御ができず，過度な膝関節屈曲がみられます

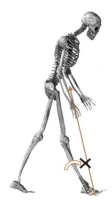

足関節背屈制限がある場合の逸脱歩行①

図23 初期接地時の過度な体幹前傾と膝過伸展
初期接地時の足関節背屈制限により下腿前方傾斜が制限された状態で，重心を前方に移動させるために，「過度な体幹前傾」が生じます．体幹前傾による床反力ベクトルが膝関節よりも前方を通り，下腿より上位にある大腿骨も前方傾斜することで，膝関節は「過伸展」が生じます

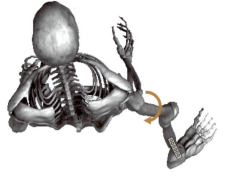

足関節背屈制限がある場合の逸脱歩行②

図24 立脚終期の過度な股関節外旋
過度な体幹前傾の代償動作を拘束すると，過度な体幹前傾とは異なった足関節背屈制限がある場合の逸脱動作を選択します．代表的なものとして，過度な股関節外旋がみられます

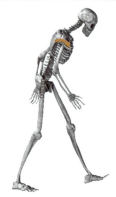

股関節伸展制限がある場合の逸脱歩行①

図25 立脚終期の過度な体幹前傾
股関節伸展制限があると，後脚足部を後方に配置しようする代償で，過度な体幹前傾がみられます．体幹前傾することで，股関節屈曲域で足部を後方に配置できます

　立脚中期から前遊脚期に股関節は伸展域で運動し，最大で10°の股関節伸展ROMが必要です．股関節伸展のROM制限がある場合，後脚足部を後方に配置しようとして，股関節の屈曲域で運動ができるように過度に体幹を前傾させています（図25）．体幹を鉛直位に保持することを拘束すると，過度な体幹前傾とは異なった股関節伸展制限がある場合の逸脱動作を選択し，過度な膝関節屈曲をさせた状態で歩行します（図26）．

　このように，逸脱動作である「歩行時の過度な体幹前傾」を是正するように理想的な姿勢や体位で課題遂行してもらうと，股関節伸展筋が弱ければ，図19のように過度な体幹前傾を修正することができません．その場合股関節伸展筋の機能不全として考えられます．また膝関節伸展筋が弱ければ，過度な体幹前傾を修正すると新たに膝折れ

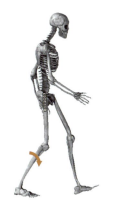

図26 立脚終期の過度な股関節屈曲
過度な体幹前傾の代償動作を拘束すると，体幹前傾とは異なった股関節伸展制限がある場合の逸脱動作を選択し，過度な膝関節屈曲をさせた状態で歩行します

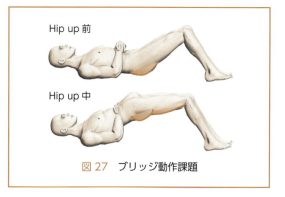

図27 ブリッジ動作課題

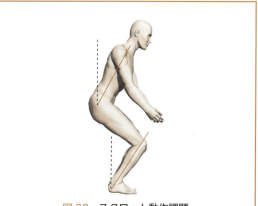

図28 スクワット動作課題
理想的なスクワット動作は，立位からしゃがみ込んでいく際に，下腿前傾角度と体幹前傾角度が，ほぼ同程度となります

が生じてしまい，歩行時の膝関節伸展筋の機能不全が顕在化します（図22）．股関節伸展 ROM，足関節背屈 ROM に制限がある場合では，過度な体幹前傾を修正することができますが，当該の機能障害でみられる別の逸脱動作がみられ，代償運動として判断することができます（図24, 図26）．

2. 種々の拘束条件の設定
①姿勢や課題変更の条件設定

患者が自然に遂行したときに立ち上がり動作や歩行動作で逸脱動作がみられた場合，セラピストは当該の逸脱動作を引き起こす原因を挙げ，その原因と考えられた筋肉に大きな筋活動が必要となる課題，もしくは ROM が必要となる課題を設定して，患者の動作遂行能力を判断します．たとえば，図18 に示すように歩行動作で過度な体幹前傾が観察された場合，股関節伸展の筋力低下，膝関節伸展筋の筋力低下，足関節背屈の ROM 制限，股関節伸展の ROM 制限，もしくは下肢の感覚障害が原因と考えられます．股関節伸展筋を強く活動させる課題としては，両脚もしくは片脚でのブリッジ動作を設定します（図27）．股関節伸展筋の筋力低下があれば連続的に力強く殿部を持ち上げることができないなどがみられます．

別の方法では，膝関節伸展筋筋力の程度や足関節背屈の ROM を確認するために，スクワット動作やしゃがみ込み動作課題を設定します（図28）．そのように，膝関節伸展筋の筋力低下（図29）や足関節背屈制限（図30）があれば，スクワットができない，もしくはスクワットやしゃがみ込み動作においても，歩行時で観察された過度な体幹前傾がみられるため，条件設定した課題間で共通した逸脱動作が観察されるかを確認します．

下肢の感覚障害がある場合のしゃがみ込み動作で生じる逸脱動作を説明する前に，身体重心と床反力作用点（足底圧中心と同義）との関係を説明します．静止立位のときは，身体重心のほぼ真下に床反力作用点が位置して，身体重心を下から上向きに床反力ベクトルによって押し支えて安定しています（図31）．立位の状態から体幹を前傾す

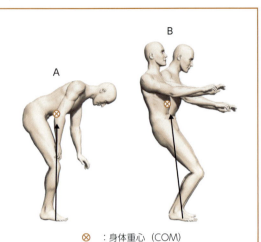

⊗ ：身体重心（COM）
↗ ：床反力ベクトル

図29　膝関節伸展筋の筋力低下がある場合のスクワット動作

A．膝関節伸展筋にかかる要求課題として，スクワットを設定した場合，膝関節伸展筋の筋力低下があると，床反力ベクトルを膝関節の前方に通過させようとして，過度な体幹前傾がみられます
B．過度な体幹前傾を拘束すると，大腿四頭筋の筋力低下がある場合，膝関節屈曲の制御ができず，いわゆる膝折れがみられます

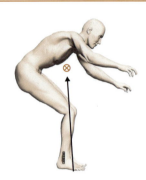

図30　足関節背屈制限がある場合のスクワット動作

足関節背屈制限がある場合，スクワット動作で下腿前傾が不十分となり，身体重心を足部の支持基底面内に投影することが難しくなります．そのため代償運動として身体質量の大きい体幹を前傾することで，身体重心を前方に配置させます

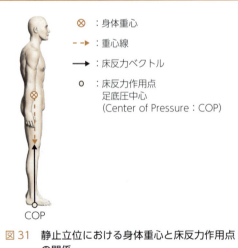

⊗ ：身体重心
--▶ ：重心線
→ ：床反力ベクトル
○ ：床反力作用点
　　足底圧中心
　　（Center of Pressure：COP）

図31　静止立位における身体重心と床反力作用点の関係

静止立位時には，身体重心線の真下にCOPが存在し，床反力ベクトルが真上に向いています

A．体幹前傾開始直後　　B．体幹前傾運動の終了時

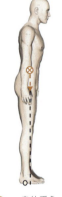 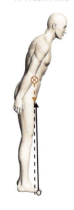

⊗ ：身体重心
--▶ ：重心線
→ ：床反力ベクトル
○ ：床反力作用点（Center of Pressure：COP）

図32　前方への重心移動における身体重心と床反力作用点の関係

A：体幹前傾開始直後では，COPに対して身体重心が前方に位置します．その状態は重力に引かれて体幹に前方へのモーメントが生じます（股関節周りの場合）
B：体幹前傾の終了時には，COPが身体重心よりも先回りして床反力ベクトルを後方に向けて，後方へのモーメントを生じさせて身体重心を制動します

れば，身体重心は前方に変位しますが，床反力作用点は身体重心よりも前方に先回りして，つま先のほうから後方に向く床反力ベクトルによって身体重心の前方変位を制御しています（図32）．一方，立位から体幹を後傾するように膝関節を屈曲させれば身体重心は後方に変位しますが，床反力

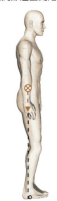 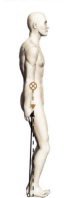

図33 後方への重心移動における身体重心と床反力作用点の関係
身体重心の後方移動を制動する場合には，COPが身体重心よりも先回りして踵後端にCOPを位置し，床反力ベクトルを前方に向けて身体重心を制動します

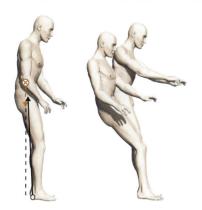

図34 後方への重心移動を制動できない場合
身体重心が後方移動している場合，COPが身体重心よりも先回りできず，身体重心が支持基底面を越えてしまう場合は，床反力ベクトルを前方に向けて身体重心を制動できないため転倒します

作用点は身体重心よりも後方に先回りして，踵後端のほうから前方に向く床反力ベクトルによって身体重心の後方変位を制御しています（図33）．下肢の感覚機能が健全であれば，足底の圧分布変化によって身体重心のわずかな変位を感知し，身体重心のブレが少なくなるように，股関節，膝関節そして足関節が迅速に協調的な運動を行います．

下肢の感覚障害がある場合は，足底の圧分布の変化の感知が鈍いことで，主として足関節筋の筋活動が遅れ，その結果，身体重心の変位を制御するための床反力作用点の移動が遅く，容易に支持基底面から身体重心が逸脱してしまいます（図34）．感覚障害の場合は，条件設定した課題間で定常的な共通した逸脱動作が確認されるわけではありませんが，膝関節の制御・自由度を減らす目的で，代償運動として常に過度な体幹前傾を呈することが臨床的によくみられます（図35）．

②方法を限定した条件課題の設定
　患者が自然に遂行または選択した動作は，機能

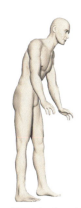

図35 下肢の感覚障害がある場合の立位姿勢
下肢の感覚障害がある人では，過度な体幹前傾によって，床反力ベクトルを常に膝関節の前方に配置することで，膝関節の骨性支持や後方の関節構成体の伸張にて下肢の支持性を得ることが多いです．その分，膝関節筋による制御を少なくしています

不全の程度を少なくするようにした表出（結果）であるため，機能不全と代償運動が混在したものとなります．代償運動は，機能不全の程度を弱めて動作をより実用的に遂行するためのものであるため，**患者が自然に遂行した動作でみられた逸脱**

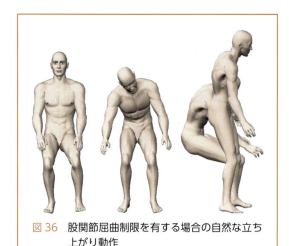

図36 股関節屈曲制限を有する場合の自然な立ち上がり動作

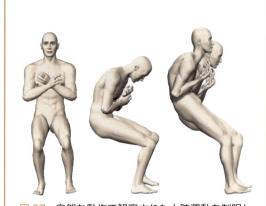

図37 自然な動作で観察された上肢運動を制限した方法での立ち上がり動作

動作を制限した方法で観察することで，機能障害を確認することができます．

　たとえば，図36に股関節屈曲制限を呈する患者で頻繁にみられる立ち上がり動作を示しています．このように自然に遂行した立ち上がり動作において，第2相の移行相で足部の支持基底面に身体重心を移動することが難しい患者では，上肢の前方突き出しがみられます[2]．立ち上がり動作において直接的に関与が少ない上肢の運動を制限して，再び立ち上がり動作を遂行すると，殿部を座面から離床させることができず，立ち上がり動作が完了しないことがあります（図37）．すなわち，自然に遂行したときにみられた上肢の前方突き出しは，足部の支持基底面に身体重心を移動することを助け，動作を完了するために選択された戦略の一部です．そして上肢の運動を制限した条件課題で立ち上がり動作の遂行能力をみると，動作が完了しない，または殿部離床直後に後方へ不安定が生じ，実用性が低いと判定されます．そのため正常な立ち上がり動作において，足部への支持基底面に身体重心を移動することに関与するものが機能障害と考えられ，それには股関節屈曲，膝関節屈曲および足関節背屈のROM制限があります．

　その他の「方法の限定」による条件課題としては，足元や床面を見て歩いている患者に対して，視線を空間上のある1点に固定した条件で歩行し

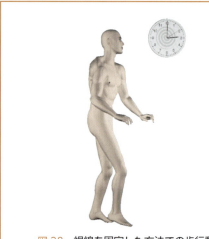

図38 視線を固定した方法での歩行動作
健常者であれば，注意を分散しながらでも安全に歩行することが可能ですが，集中しないと歩行ができない（歩行の予備能が低い）人や，下肢の感覚障害がある人で視覚的な代償によって姿勢保持または歩行の安定性を得ている場合は，歩行の安定性やスピードが低くなります

てもらい，その遂行能力を判定します．下肢の感覚障害がある場合では歩行動作の遂行能力が低くなります（図38）．

③物理的な条件課題の設定

　動作観察の始めは，患者が自然に遂行した動作を観察しますが，その動作課題の物理的な条件，立ち上がり動作では使用頻度が多い40 cm程度の椅子高における遂行能力を判定します．その椅子の高さの条件で安全に起立できる場合であって

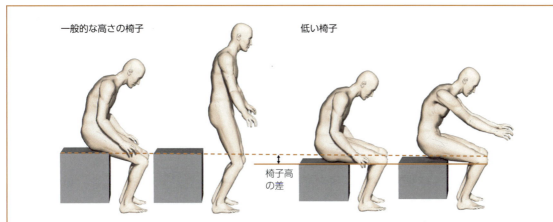

図 39　椅子の高さ条件（物理的条件）を変更した方法での立ち上がり動作
一般的な高さの椅子からの立ち上がり動作が可能であっても，低い椅子の場合では立ち上がり動作が完了しない，もしくは立ち上がりを完了するために代償運動が出現します

も，物理的，力学的に高い課題を設定することで，逸脱動作が顕在化します．

立ち上がり動作で椅子の高さを低くする，歩行動作でステップ長を延長させる，階段昇降動作で蹴上げの高さを高くすることは，その動作遂行に関わる身体重心の移動距離が大きくなり必要とする制御能が高くなります．関節機能や筋力に問題がない健常な人の場合では，椅子の高さを低くした条件で立ち上がり動作で，関節可動範囲を大きくし，力学的要求に応じて筋出力を増大させて動作を完了します[2]．しかし，特に下肢に機能障害を有している患者では，椅子の高さが低くなると，股関節屈曲，膝関節屈曲および足関節背屈の関節運動やそれを制御する筋力の機能障害によって，足部の支持基底面に身体重心を移動することが妨げられ，動作遂行能力が低くなります（図 39）[2]．そのような場合，患者は動作を完了するために代償運動の戦略を用います．患者が実生活上で安全に，安楽に動作遂行ができる物理的な環境を評価するためにも，動作観察で物理的な条件を変更して，その動作遂行能力を判定することが重要となります（「3節　動作観察・動作分析（3）種々の基本動作の動作観察　①実用性の判定」参照）．

④速度変更した条件課題の設定

たとえば，歩行速度を速めて歩行してもらうと，

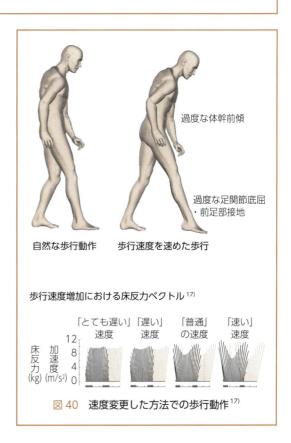

図 40　速度変更した方法での歩行動作[17]

一般的にステップ長とケイデンスの両方が増大します．またステップ長が大きくなれば床反力も大きくなり，それとともに下肢筋の筋活動も要求されます．図 40 は右下肢の初期接地の瞬間で，過度な足関節底屈と過度な体幹前傾がみられます．

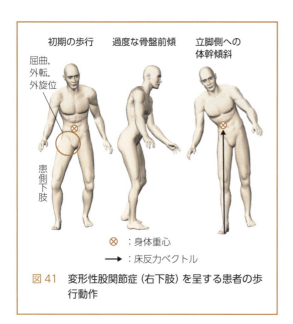

図41　変形性股関節症（右下肢）を呈する患者の歩行動作

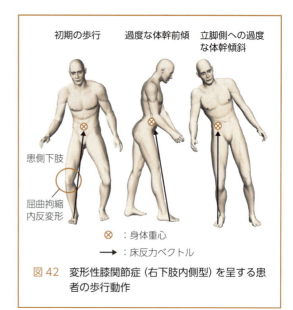

図42　変形性膝関節症（右下肢内側型）を呈する患者の歩行動作

それらは主として初期接地から荷重応答期に活動する大腿四頭筋の筋力低下によって生じる代償運動です[2]．このように速度変更による条件設定で動作を遂行してもらうと，ある機能不全を補おうと，その局面で必要性の高い筋活動が要求され，逸脱動作が顕在化します．

3. 各種疾患で頻繁にみられる逸脱動作[10]

ここでは各種疾患でみられる逸脱動作を示します．実際，動作観察や分析を行う際には，患者が有している疾患や併存症を含めた医学的情報を考慮して，出現する確率が高い逸脱動作を脳裏に浮かべながら実施します（（4）演繹仮説による機能障害の推測参照）．なぜなら，疾患によって罹患関節が特定されるためです．たとえば変形性膝関節症であれば，膝関節の伸展制限や大腿四頭筋の筋力低下が機能障害として推測され，それに対応した逸脱動作が出現しやすくなります．そして疾患の病態によって出現する機能障害が考えられます．たとえば，糖尿病であれば，その合併症として挙げられる末梢神経障害による下肢遠位優位の筋力低下および感覚障害があり，下垂足を疑って足趾クリアランスを代償する逸脱動作，足底の感覚障害を疑って視覚遮断によるバランス低下などを脳裏に浮かべながら動作観察・分析を進めていきます．

①変形性股関節症[11]（図41）

患側の股関節は，初期では関節内圧を少なくする肢位である屈曲，外転および外旋位で歩行することが多いものです．しかし，変形が進行すると，患側の立脚相において，股関節伸展ROM制限を過度な骨盤前傾（腰椎前弯）によって代償します．また前額面では股関節外転筋の筋力低下により，股関節外転筋にかかる要求を少なくするために，身体重心を股関節軸に近づけるように（床反力ベクトルを股関節軸の外側を通るように），体幹を立脚側へ傾斜させます．

②変形性膝関節症[12,13]（図42）

初期では患側膝関節の屈曲拘縮により，患側立脚期に膝関節屈曲位で歩行し，膝関節伸展筋群にかかる負荷が増大します．そして内反膝では，前額面で床反力ベクトルが膝関節軸の内方を通過しやすくなり，外力による膝内反力が増強します．しかし，長期の罹病で膝関節伸展筋群の筋力低下が生じてくると，過度な体幹前傾をすることによって膝関節伸展筋群にかかる負荷を減少させて歩行します．前額面では立脚側へ体幹を傾斜させることで，床反力ベクトルを膝関節軸の外側を通過

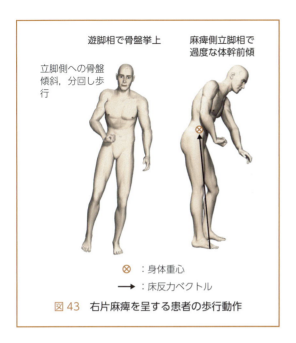

図43 右片麻痺を呈する患者の歩行動作

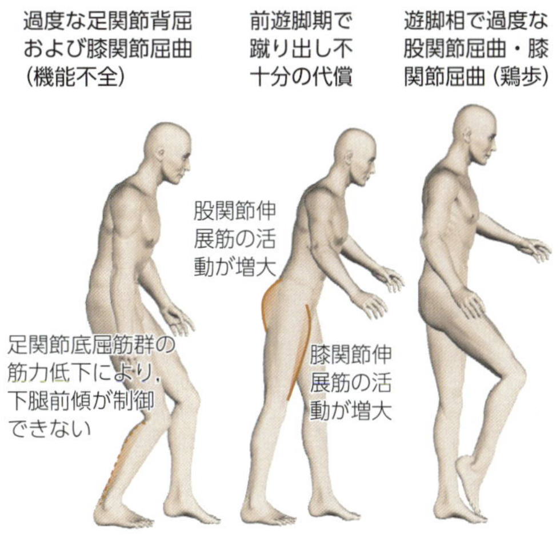

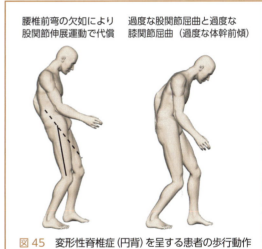

図44 右側の下肢末梢神経障害を呈する患者の歩行動作

させ，膝内反モーメントと膝関節内側顆と脛骨内側顆との圧迫力を減じようとします．

③片麻痺[14, 15]（図43）

麻痺側の遊脚相で，膝関節屈曲が不十分なときに，足趾クリアランスの向上のために骨盤を立脚側へ傾斜（麻痺側の骨盤挙上，ペルビックハイク），または分回し歩行がみられます．麻痺側の立脚相では，膝関節の支持性を得るための戦略として，過度な体幹前傾により床反力ベクトルに膝関節軸の前方を通過させようとします．

④末梢神経障害[16]（図44）

末梢神経障害は下肢遠位部優位に筋力低下および感覚障害を引き起こす疾患です．その逸脱動作として，立脚相において足関節底屈筋群の筋力低下および筋活動発揮が遅延することで，過度な足関節背屈が生じます．足関節底屈筋群による蹴り出し（プッシュオフ作用）の低下により，代償的に推進力を得ようとして，股関節伸展筋や膝関節伸展筋の活動が大きくなります．

前遊脚期で足関節底屈筋群の蹴り出しの不十分により，蹴り出しの反作用が低下して下肢の振り出しが弱くなります．下肢の振り出しに股関節屈

図45 変形性脊椎症（円背）を呈する患者の歩行動作

筋群の活動が大きくなります．

足関節背屈筋群の筋力低下により，遊脚相で足趾のひきずり（足指クリアランス低下）が生じますが，足趾クリアランスのため過度な股関節屈曲と膝関節屈曲，いわゆる鶏歩が生じます．

⑤変形性脊椎症による円背姿勢（図45）

円背による腰椎前弯の欠如があると，歩行動作で股関節伸展可動範囲を大きくして歩こうとします．しかし同時に股関節伸展ROMに制限があると，後方に不安定となります．

情報収集　＜受傷機転＞　深夜，トイレに行こうと暗がりを歩いていたときに転倒した
　　　　　　＜併存症＞　　糖尿病（20年前〜）

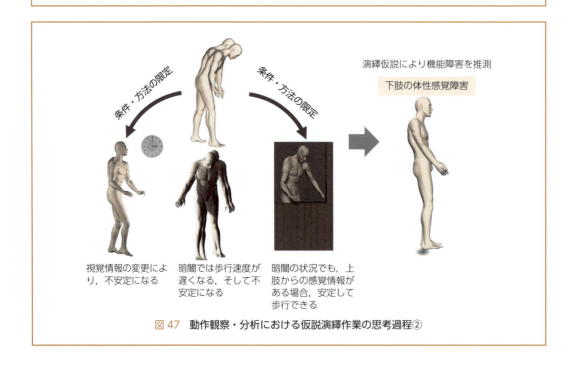

図46　動作観察・分析における仮説演繹作業の思考過程①

歩行動作観察を通じて，鶏歩がみられる場合の代表的なものとして，足関節背屈筋の筋力低下があります．それは末梢神経障害で生じます．末梢神経障害では下肢の感覚障害を伴いますので，過度な体幹前傾と鶏歩の両者が同時に観察される場合は，末梢感覚障害がその原因と強く推測されます

図47　動作観察・分析における仮説演繹作業の思考過程②

腰椎前弯の欠如を股関節伸展で代償できない場合，身体重心を前方に移動させるために，過度な股関節屈曲と過度な膝関節屈曲によって前かがみ姿勢で歩行します．

演繹仮説による機能障害の推測

演繹仮説法とは，データをもとに選りすぐられた数個の仮説を立て，その仮説が正しいかどうか

を確かめるために，新たな課題を設定し，その遂行能力の結果を検証する方法です．臨床では，動作観察をする前に，情報収集の工程で患者が生活で支障をきたしている動作を聞いています．そしてその困難な動作課題がなぜできないか（whyの解明）を考える際に，患者の有する疾患と照らし合わせています．図46では，併存疾患として糖尿病がある場合で，受傷機転が暗闇での転倒というエピソードより，下肢の末梢神経障害による感覚障害が強く疑われます．そして患者が自然に遂行した歩行動作の観察においても，「過度な体幹前傾」と「鶏歩」がみられ，下肢の末梢神経障害で生じる逸脱運動と合致しています．

したがって，患者が転倒した原因として，糖尿病に起因する末梢神経障害による下肢感覚障害が強く疑われるため，「その仮説が正しければこうなるはずだ」といった結果を予測して，課題を設定します．

そこで，下肢の感覚障害がある場合の歩行動作（図47）では，足底からの感覚情報による姿勢安定性の寄与が低いため，床面や足元を見るといった視覚情報の依存度を高めて姿勢安定性を補償しつつ歩行動作を遂行します[4]．そこで歩行遂行するための視覚情報への依存度を低くするために，空間上のある一点を見ながら歩行動作を遂行してもらうと，歩行の遂行能力が低くなります．また暗闇の環境下で歩行してもらうと環境を認知する視覚依存度が低くなりますので，下肢の感覚情報への依存度を高めて歩行する必要がありますが，下肢の感覚障害がある場合では足底の感覚の探知が難しいため，歩行の遂行能力が低くなります．そのような場合，暗闇でも上肢を壁に触れながら歩くといった手掌からの感覚情報を頼りにすると，下肢の感覚障害を有していても歩行の遂行能力が向上します．

■文献

1) 内山　靖：症候障害学序説　理学療法の臨床思考過程モデル．pp11-61, 文光堂，2006．
2) 西守　隆（編），上杉雅之（監修）：動作のメカニズムがよくわかる実践！動作分析．pp22-34, 医歯薬出版，2016．
3) 星　文彦：失調症の理学療法．理学療法，5：109-117, 1988．
4) Horak FB et al：Postural perturbations：new insights for treatment of balance disorders. *Physical Therapy*, 77：517-533, 1997．
5) Winter DA：Overall principle of lower limb support during stance phase of gait. *J Biomech*, 13：923-927, 1980．
6) 浅井友詞，中山明峰：前庭リハビリテーション　眩暈・平衡障害に対するアプローチ．pp2-37, 三輪書店，2015．
7) 今岡　薫・他：重心動揺検査における健常者データの集計．Equilibrium Res Suppl, 12：1-84, 1997．
8) Bonan IV et al：Early post stroke period: A privileged time for sensory re weighting? *J Rehabil Med*, 47：516-522, 2015．
9) 障害者福祉研究会（編）：ICF　国際生活分類―国際障害分類改訂版．pp1-19, 137-149, 中央法規出版，2008．
10) Schmid S et al：Secondary gait deviations in patients with and without neurological involvement：A systematic review. *Gait posture*, 37：480-493, 2013．
11) Hurwitz DE et al：Gait compensations in patients with osteoarthritis of the hip and their relationship to pain and passive hip motion. *J Orth Res*, 15(4)：629-635, 1997．
12) Mündermann A et al：Secondary gait changes in patients with medial compartment knee osteoarthritis：increased load at the ankle, knee, and hip during walking. *Arthritis Rheum*, 52(9)：2835-2844, 2005．
13) Huang SC et al：Effects of severity of degeneration on gait patterns in patients with medial knee osteoarthritis. *Med Eng Phys*, 30：997-1003, 2008．
14) Lehmann JF et al：Gait abnormalities in hemipkegia：their correction by ankle-foot orthoses. *Arch Phys Med Rehabil*, 68(11)：763-771, 1987．
15) Chen CL et al：Gait performance with compensatory adaptations in stroke patients with different degrees of motor recovery. *Am J Phys Med Rehabil*, 82(12)：925-935, 2003．
16) Dou R et al：Foot drop and plantar flexion failure determine different gait strategies in Charcot-Mare-Tooth patients. *Clin Biomech*, 22(8)：905-916, 2007．
17) Liu MQ, et al：Muscle contributions to support and progression over a range of walking speeds. *J Biomechanics*, 41：3243-3252, 2008．

〈西守　隆〉

4 検査測定

検査測定の目的[1]

　理学療法分野における検査測定とは,「理学療法の対象者（患者）に対し何らかの刺激や情報を入力し,それに対する反応や結果といった出力を得て,その出力を特定の基準により判定するもの」です.

　検査測定の目的を説明する前に,セラピストが担う役割について確認しておきましょう.国際障害分類（ICIDH）,国際生活機能分類（ICF）の用語を用いれば,セラピストが担う役割は,「理学療法の対象者が有する機能障害や活動制限,参加制約を改善・解決し,その人を取り巻く環境因子や個人因子を含めた心身機能・身体構造,活動,参加といった人が健康であるための肯定的要素を向上させること」です.そのために,まず患者の疾患特性をふまえたうえで,ADL状況や機能的活動レベルを評価し,患者にとって困難な,あるいは獲得すべき動作を抽出します.そしてその動作を観察し,論理的思考に基づいた問題点の仮説（演繹仮説）を立て,それを実証するために多種多様な検査測定項目から必要性の高いものを選択し,実行するのです.

　このように,検査測定はそれ自体を行うことが目的ではないため,得られた結果や数値自体が重要なのではなく,その結果を評価し,さまざまな情報と統合,解釈して治療プログラムの立案や予後予測に活用しなければ意味を成しません.

検査測定項目の選択

　検査測定の項目は,ROM測定や筋力検査などの機能障害に関連するものから,ADLや高次脳機能障害,精神心理,健康観,さらにはセラピストが直接実施しない生化学検査や臨床検査まで含めれば,その数は非常に多く存在します.検査測定項目の選択にあたっては,患者の低下した機能だけに着目して項目を列挙すると,その数は膨大となり,実際に実施することを考えた場合に,時間的にも患者の負担を考えても現実的ではありません.また,理学療法評価を進めるうえでの代表的な問題解決プロセスとして「ボトムアップ過程」と「トップダウン過程」があり,それぞれに長所と短所があります（両者の詳説はここでは省略します）が,臨床ではどちらかの過程でのみ評価を進めることに固執せず,患者の疾患特性をふまえ,病期や病態に応じて必要な検査測定項目を選択,実施することが肝要です.

　たとえば歩行動作において,同じ逸脱動作が出現している2人の患者がいたとしましょう.動作観察の情報だけでトップダウン的に問題点の仮説を立てれば,両者の問題点は類似したものになり,その患者固有の問題点が正確に抽出されない可能性があります.患者の動作は,疾患特性や病期,既往歴,年齢や栄養状態,精神心理状態,その動作の実施環境などの個人因子や環境因子など,多くの背景因子の上に構築されています.背景因子が変化すれば,逸脱動作が出現する理由も変化する可能性があり,演繹仮説を実証するために必要な検査測定項目も当然変化することになります.

　もう少し具体的な例で考えてみましょう.人工膝関節全置換術（TKA）患者の歩行障害（歩行速度が遅い）について評価する場合,循環器や呼吸器疾患を有するTKA患者であれば,術創の痛みや膝関節周囲筋の筋力低下など,TKA自体の影響はもとより,呼吸困難感や運動耐用能の影響が歩行速度に関わっていることも考えられます.このように,患者を取り巻くさまざまな情報も念頭におきながら動作観察を行い,演繹仮説を立て,その仮説を立証すべく優先度の高い検査項目から選択,実施していくわけです.

　参考までに,以下に各病態別にみた主な検査測定項目の選択について記述しておきます.ただし,ここに示す検査測定項目は,臨床において典型的な患者像を想定した一例であり,実際の検査測定項目の選択は,個々の患者の症状や背景因子から

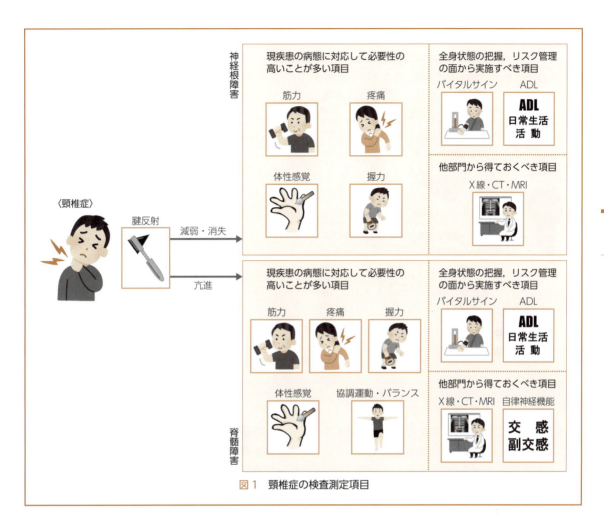

図1　頸椎症の検査測定項目

総合的に行われる臨床推論によらなければならないことは既に述べたとおりです．

運動器疾患

1. 頸椎症（図1）

頸椎症は，頸椎の椎骨の骨棘形成や椎間円板の後方脱出，靱帯の石灰化などによって，神経根や脊髄を圧迫するなどして，さまざまな神経学的症状を呈してきます．神経学的所見を把握するための手段としては，感覚検査や握力測定などの筋力検査，腱反射などがありますが，まずは腱反射による判定を行うのがよいでしょう．なぜなら，感覚検査や筋力検査では本人の意志や覚醒状態などに結果が左右されてしまうからです．腱反射の結果が減弱もしくは消失している場合には神経根障害による麻痺症状が，逆に亢進している場合には脊髄障害による麻痺症状を呈していると考えることができます．神経根障害であれば，上肢に限局した機能障害と活動制限の出現となりますが，脊髄障害であれば，上肢だけでなく下肢を含めた機能障害と活動制限，特に歩行障害との関連に思考を展開させる必要が出てきます．

2. 骨折（図2）

骨折は，保存療法，観血的療法にかかわらず，当該部位のROM制限（固定によるROM制限を含む），筋力低下，疼痛の出現をはじめ，合併症として神経損傷がある場合には，神経学的症状の出現が考えられます．また，病期に応じて炎症所見の確認や，骨折の基盤に骨粗鬆症など代謝性疾患

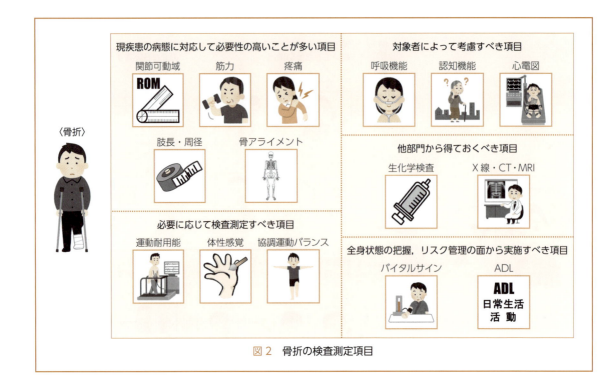

図2　骨折の検査測定項目

や内部障害の既往や併存疾患を有するケースも少なくないため，全身状態の把握も重要です．

脳血管疾患（図3）

片麻痺患者の例では，まず腱反射による麻痺側の同定を行っておくのがよいでしょう．次に麻痺側上下肢の随意性の程度を知るために，ブルンストロームステージテストと，その構成要素となる筋トーヌスの検査を行います．また，脳の病巣・損傷部位と行動の観察により，必要に応じて感覚検査や高次脳機能検査，視覚検査や協調運動（失調）の程度をみる検査などを実施します．脳血管疾患患者では，高血圧や糖尿病といった内部障害を既往にもつ患者も少なくないため，バイタルサインの確認や服薬状況の確認も重要です．

神経筋疾患

1. 多発性末梢神経障害（図4）

多発性末梢神経障害は末梢神経の障害であるため，その症状は四肢の腱反射の減弱もしくは消失，四肢遠位部優位の筋力低下や筋萎縮，感覚障害なども特徴的です．また，神経障害が全身に及べば呼吸筋麻痺による呼吸障害が，脳神経に障害が及べば嚥下障害が引き起こされる可能性もあります．

末梢神経障害に対する腱反射は，その結果が反射弓の状態を反映するため，筋力回復などの予測資料としても有用です．

2. 糖尿病（図5）

糖尿病性神経障害では，末梢神経障害や自律神経障害が生じます．末梢神経障害では手足の末梢（手袋靴下型），通常足先から左右対称的に障害が進むため，検査測定では患者の自覚症状や皮膚の状態を確認のうえ，アキレス腱反射や感覚検査（表在感覚・深部感覚），筋力検査などを行います．また，糖尿病性網膜症を合併し視覚障害が生じた場合には，足部の感覚障害によるものだけでなく，視覚障害による平衡機能の低下が予測されるため，バランス能力の把握もしておく必要があるでしょう．さらに，セラピストが治療を行っていくうえでは，全身管理やリスク管理として，血糖コ

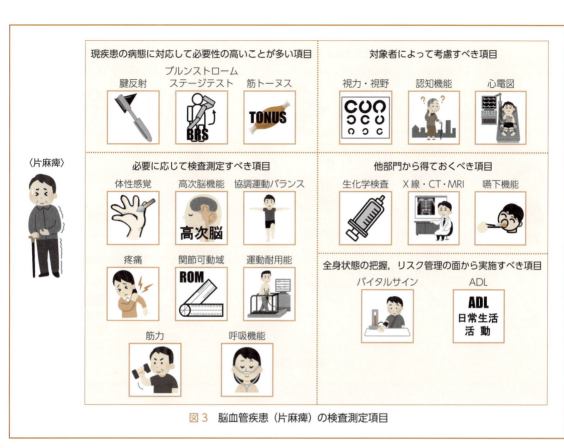

図3　脳血管疾患（片麻痺）の検査測定項目

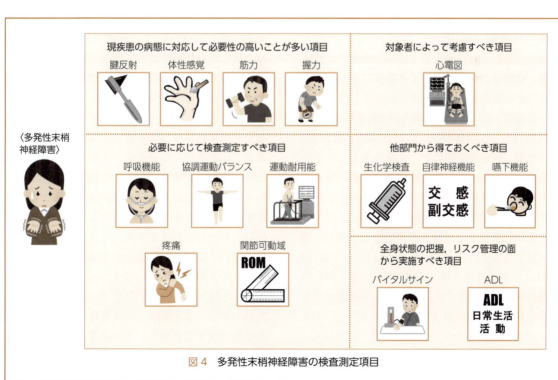

図4　多発性末梢神経障害の検査測定項目

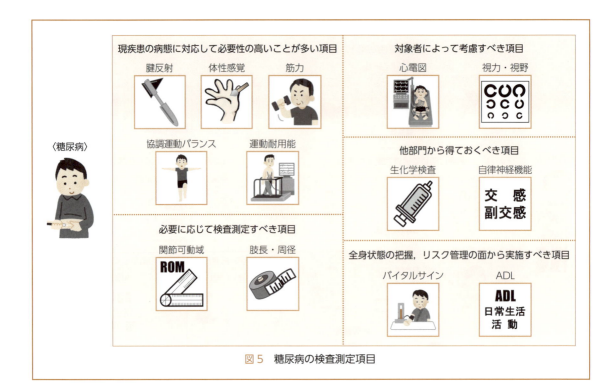

図5　糖尿病の検査測定項目

ントロールの状態把握や血圧管理，また服薬による低血糖症状への注意も重要です．

廃用症候群（図6）

　廃用症候群とは，過度な安静や長期間にわたる不動，活動性の低下などにより身体にさまざまな症状をきたす状態を指します．症状としては，筋や骨の萎縮，筋力低下，関節拘縮，起立性低血圧，心機能低下，誤嚥性肺炎，圧迫性末梢神経障害，うつ状態，尿路感染症など，身体機能面だけでなく精神心理面や全身状態にまで及ぶため，日々の患者の様子を把握し，まずは廃用を作らないためのアプローチが大切です．検査測定としては，前述の症状に関連する項目を必要に応じて選択，情報収集することになります．ROMについては，四肢だけでなく呼吸や嚥下に関わる頸部・体幹のROMのほか，胸郭のモビリティ，胸郭拡張差なども把握しておくのがよいでしょう．

検査測定項目と評価指標

　「検査測定の目的」の項でも述べたように，検査測定はそれ自体を行うことが目的ではありません．得られた結果や数値を判定・評価し，さまざまな情報と統合，解釈して治療プログラムの立案や予後予測に活用しなければなりません．そのためには，それらのデータを解釈するための「物差し」となる基準値（標準値・正常値・カットオフ値など）が有用になります．基準値は多くの健康な人たちの検査データをもとに統計学的に求められるため，単純に基準値の範囲内だからよい，基準値から外れたから悪いというような判断材料に用いるものではありません．たとえば自宅復帰を考えている患者の転倒傾向を予測する際に，セラピストの主観にのみ頼って「たぶん転倒しないと思う」と判定するのではなく，Functional Balance Scale（FBS）など転倒との関連性が報告されている複数の検査を実施し，その結果と基準値との比較のもとで，統計学的に転倒の可能性の高低に言及することで，より客観的根拠に基づいて適当な

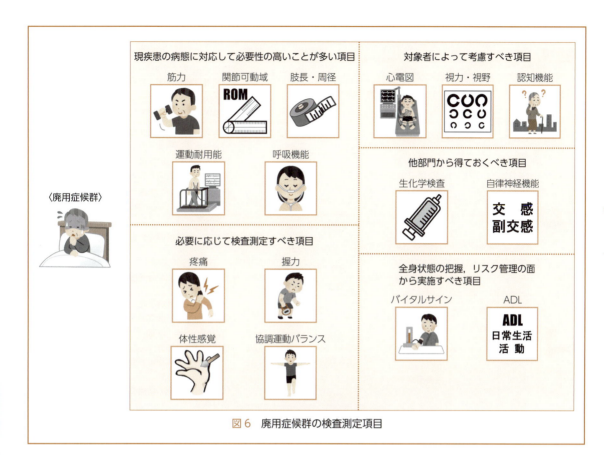

図6　廃用症候群の検査測定項目

治療プログラムの立案や予後予測を行うわけです．繰り返しになりますが，検査測定は，決して得られた検査データを基準値に近づけるために行うものではありません．演繹仮説を実証するための材料であり，患者の予後予測や治療プログラム立案のための材料なのです．

ここで参考までに，臨床で比較的扱うことの多い検査測定の基準値（標準値・正常値・カットオフ値など）をいくつか挙げておきます．

生化学検査（表1）[2, 3]

セラピストが直接検査するわけではありませんが，血液一般検査とともに医師による疾患の鑑別や治療のモニタリング，あるいはセラピストにとっても患者の全身状態の把握や予後予測などに役立つ重要な検査です．

血液一般検査（表2）[2, 3]

血液一般検査は血球成分の量や形を調べるので，患者の全身状態や病状の客観的判断材料の一つとして用いられ，理学療法の適否や治療プログラムの内容を検討するうえで重要な情報となります．また，検査項目によっては，感染症のリスク管理など，セラピストにとっても危機管理上必要な情報といえます．

握力（表3）

握力は総合的な筋力の指標とされ，膝伸展筋力や体幹屈曲・伸展筋力などとの関連が報告されており，また25年後の歩行速度や立ち上がり能力を予測する指標としても有用であるとされています[4]．このような理由から，高齢者のサルコペニアの診断基準の一つとしても握力測定が採用されています．

表1 生化学検査の測定項目

生化学検査		項目	基準値	単位	検査内容の説明
タンパク	TP	総タンパク	6.6〜8.1	g/dL	血液中のタンパク質の総量を表し，栄養状態や肝・腎機能を評価する指標となります
	ALB	アルブミン	4.1〜4.9	g/dL	代表的なタンパク質の一つで，栄養状態や肝・腎機能を評価する指標となります
肝機能	T-BIL	総ビリルビン	0.3〜1.2	mg/dL	ヘモグロビンの代謝産物で，肝疾患の診断にも用いられます．増加すると黄疸の原因になります
	AST (GOT)	アスパラギン酸アミノトランスフェラーゼ	10〜34	U/L	代表的な肝機能の指標です．肝障害以外に，骨格筋や心筋の障害時でも高値となります
	ALT (GPT)	アラニンアミノトランスフェラーゼ	5〜46	U/L	代表的な肝機能の指標です．肝障害における特異性が AST に比べ高い酵素です
	γ-GTP	ガンマグルタミルトランスペプチダーゼ	男性：7〜60 / 女性：7〜38	U/L	アルコール性肝障害の指標に有用です
	ALP	アルカリホスファターゼ	男性：102〜249 / 女性：82〜211	U/L	肝・胆道系疾患や骨疾患などで高値となります
	NH_3	アンモニア	12〜66	μg/dL	タンパク質の代謝産物で，神経毒性があります．著しい肝障害や肝性脳症などで高値となります
心機能	CK	クレアチンキナーゼ	男性：60〜270 / 女性：40〜150	U/L	骨格筋や心筋，平滑筋，脳に存在する酵素で，急性心筋梗塞や多発性心筋炎で上昇します．運動後や筋肉注射を接種後も増加することがあります
腎機能	BUN	尿素窒素	7〜19	mg/dL	代表的な腎機能の指標です．腎機能障害で高値となります
	CRE	クレアチニン	男性：0.7〜1.1 / 女性：0.5〜0.9	mg/dL	
	UA	尿酸	男性：4.0〜7.0 / 女性：3.0〜5.5	mg/dL	核酸（プリン体）の最終代謝産物で，痛風と密接な関係があります
電解質	Na	ナトリウム	135〜147	mEq/L	水分の代謝異常や体液バランスを評価する指標となります．腎障害で低値，脱水や下痢で高値となります
	Cl	クロール	98〜108	mEq/L	
	K	カリウム	3.5〜4.9	mEq/L	神経や筋の興奮性に関与します．腎不全などの排泄障害では高値に，下痢や嘔吐などでは低値となります
	Ca	カルシウム	9.2〜10.7	mg/dL	骨代謝だけでなく，筋収縮，血液凝固にも関与します．腎疾患や骨，副甲状腺の疾患などで変動します
糖代謝	GLU	グルコース（血糖）	70〜109（空腹時）	mg/dL	血液中のグルコース（血糖）濃度であり，糖尿病の診断に用いられる基本的な検査です
	HbA1c	ヘモグロビン A1c	4.7〜6.2	%	過去1〜3カ月間の平均血糖値を反映します．糖尿病の診断と経過観察に有用な検査です
脂質	T-CHO	総コレステロール	120〜219	mg/dL	血液中のコレステロールの総量を調べる検査です．高値では動脈硬化の危険因子となります
	HDL-C	HDL-コレステロール	男性：40〜85 / 女性：40〜95	mg/dL	一般に善玉コレステロールとよばれているもので，低値では動脈硬化の危険因子となります
	LDL-C	LDL-コレステロール	65〜139	mg/dL	一般に悪玉コレステロールとよばれているもので，高値では動脈硬化の危険因子となります
	TG	中性脂肪	50〜149	mg/dL	血液中の中性脂肪の量を調べる検査です．高値では，動脈硬化や膵炎の危険因子となります．食後に上昇します
炎症タンパク	CRP	C反応性タンパク	0.3 以下	mg/dL	代表的な炎症マーカーです．感染症や炎症，組織損傷などで上昇します

表2 血液一般検査の測定項目

血液検査		項目	基準値	単位	検査内容の説明
血算	WBC	白血球数	36〜93	$\times 10^2/\mu L$	体内に侵入した細菌や異物を取り込み，消化・分解したり，免疫の働きをします．炎症性疾患や血液疾患などで増減します
	RBC	赤血球数	男性：410〜530 女性：380〜480	$\times 10^4/\mu L$	全身に酸素を運び，二酸化炭素を受け取る働きをします．出血や貧血などで減少し，多血症では増加します
	Hb	ヘモグロビン	男性：14〜18 女性：12〜16	g/dL	赤血球に含まれる色素で全身の細胞へ酸素を運ぶ中心的な役割を担っています．主に貧血の程度を示唆します
	Ht	ヘマトクリット	男性：40〜48 女性：36〜42	%	血液中に含まれる赤血球の割合を％で表した数値で，貧血の程度の指標となります
	PLT	血小板数	12〜41	$\times 10^4/\mu L$	止血の働きがある血球成分です．さまざまな血液疾患で変動します
血液凝固	PT	プロトロンビン時間	10〜12	秒	抗凝固療法でのワルファリン効果をみる検査です．出血傾向や肝機能の検査としても使用されます
	APTT	活性化部分トロンボプラスチン時間	30〜40	秒	血液の凝固異常を調べる検査です．血友病など出血性疾患の診断やヘパリン療法のモニタリングにも必要な検査です
	Fbg	フィブリノゲン	170〜410	mg/dL	血液凝固の異常をきたす病気などで減少します
	FDP	フィブリン／フィブリノゲン分解産物	0〜5	μg/mL	血栓症などの血液凝固の異常をきたす病気で増加します
血液	赤沈	赤血球沈降速度	男性：1h 2〜10 女性：1h 3〜15	mm	血漿タンパクに異常をきたす炎症や組織崩壊，高度の貧血で促進します

表3 握力の年齢別平均値[18] より改変

年齢	握力（kg）			
	男性		女性	
	平均値	標準偏差	平均値	標準偏差
20-24	46.33	7.03	27.79	4.97
25-29	46.89	7.34	28.27	4.78
30-34	47.03	6.92	28.77	4.76
35-39	47.16	7.06	29.34	4.61
40-44	46.95	6.75	29.35	4.60
45-49	46.51	6.45	29.31	4.66
50-54	45.68	6.42	28.17	4.52
55-59	44.69	6.26	27.41	4.15
60-64	42.85	5.98	26.31	4.12
65-69	39.98	6.13	25.20	4.10
70-74	37.36	5.86	23.82	4.02
75-79	35.07	5.51	22.49	4.07

機能的バランス評価

1. Functional Reach (FR) test[5, 6, 7]

特別な機器を必要としないため，簡便なバランス検査の一つです．

＜方法＞

① 対象者の肩峰の高さに物差し（定規）を合わせ，壁などに固定します．

② 靴と靴下を脱いで自然な開脚位で立位を保持し，利き手の肩関節を90°屈曲します．

③ 屈曲した側の手指を軽く握り，第Ⅲ指中手骨の末端の位置を読み取ります．

④ 壁にもたれかかることなく，定規に沿って可能な範囲で上肢を前方に伸ばします．

⑤ 支持基底面を変えずに最も遠くまで到達した位置を読み取ります．

⑥ ⑤から③を引いた値を到達移動距離として記録します．

計測は全部で5回試行しますが，はじめの2回は練習で，その後の3回分を検査結果として記録します．

＜基準値＞

高齢者は，到達距離が15.3cm未満で転倒の危険が高くなります．

表4　Functional Balance Scale（FBS）[5, 7, 8]

以下の検査項目で当てはまる最も低い得点に印を付ける　　　　患者名 _____

1）椅座位から立ち上がり
　指示：手を使わずに立ってください
　4：立ち上がり可能，手を使用せず安定して可能
　3：手を使用して一人で立ち上がり可能
　2：数回の試行後，手を使用して立ち上がり可能
　1：立ち上がり，または安定のために最小の介助が必要
　0：立ち上がりに中等度，ないし高度の介助が必要

2）立位保持
　指示：つかまらずに2分間立ってください
　4：安全に2分間立位保持可能
　3：監視下で2分間立位保持可能
　2：30秒間立位保持可能
　1：数回の試行にて30秒間立位保持可能
　0：介助なしには30秒間立位保持不能

※2分間安全に立位保持できれば座位保持の項目は満点．着座の項目に進む

3）座位保持（両足を床に着け，もたれずに座る）
　指示：腕を組んで2分間座っていてください
　4：安全に2分間座位保持が可能
　3：監視下で2分間の座位保持が可能
　2：30秒間の座位保持可能
　1：10秒間の座位保持可能
　0：介助なしには10秒間座位保持不能

4）着座
　指示：座ってください
　4：ほとんど手を用いずに安全に座れる
　3：手を用いてしゃがみ込みを制御する
　2：下腿後面を椅子に押しつけてしゃがみ込みを制御する
　1：一人で座れるがしゃがみ込みを制御できない
　0：座るのに介助が必要

5）移乗
　指示：車椅子からベッドへ移り，また車椅子へ戻ってください
　　　　まず肘掛けを使用して移り，次に肘掛けを使用しないで移ってください
　4：ほとんど手を用いずに安全に移乗が可能
　3：手を用いれば安全に移乗が可能
　2：言語指示，あるいは監視下にて移乗が可能
　1：移乗に介助者1名が必要
　0：安全確保のために2名の介助者が必要

6）閉眼立位保持
　指示：目を閉じて10秒間立っていてください
　4：安全に10秒間，閉眼立位保持可能
　3：監視下にて10秒間，閉眼立位保持可能
　2：3秒間の閉眼立位保持可能
　1：3秒間の閉眼立位保持ができないが安定して立っていられる
　0：転倒を防ぐための介助が必要

7）閉脚立位保持
　指示：足を閉じてつかまらずに立っていてください
　4：自分で閉脚立位ができ，1分間安全に立位保持可能
　3：自分で閉脚立位ができ，監視下にて1分間立位保持可能
　2：自分で閉脚立位ができるが，30秒間立位保持不能
　1：閉脚立位をとるのに介助が必要だが，閉脚で15秒間保持可能
　0：閉脚立位をとるのに介助が必要で，15秒間保持不能

8）上肢前方到達
　指示：上肢を90°屈曲し，指を伸ばして前方へできる限り手を伸ばしてください（検者は被検者が手を90°屈曲させたときに指の先端に規定を当てる．手を伸ばしている間は規定は触れないようにする．被験者が最も前方に傾いた位置で指先が届いた距離を記録する）
　4：25 cm以上前方到達可能
　3：12.5 cm以上前方到達可能
　2：5 cm以上前方到達可能
　1：手を伸ばせるが，監視が必要
　0：転倒を防ぐための介助が必要

9）床から物を拾う
　指示：足の前にある靴を拾ってください
　4：安全かつ簡単に靴を拾うことが可能
　3：監視下にて靴を拾うことが可能
　2：拾えないが靴まで2.5 cm～5 cmくらいの所まで手を伸ばすことができ，自分で安定を保持できる
　1：拾うことができず，監視が必要
　0：転倒を防ぐための介助が必要

10）左右の肩越しに後ろを振り向く
　指示：左肩越しに後ろを振り向き，次に右を振り向いてください
　4：両側から後ろを振り向くことができ，体重移動が良好である
　3：片側のみ振り向くことができ，他方は体重移動が少ない
　2：側方までしか振り向けないが安定している
　1：振り向くときに監視が必要
　0：転倒を防ぐための介助が必要

11）360°回転
　指示：完全に1周回転し，止まって，反対側に回転してください
　4：それぞれの方向に4秒以内で安全に360°回転が可能
　3：一側のみ4秒以内で安全に360°回転が可能
　2：360°回転が可能だが，両側とも4秒以上かかる
　1：近位監視，または言語指示が必要
　0：回転中，介助が必要

12）段差踏み換え
　指示：台上に交互に足を乗せ，各足を4回ずつ台に乗せてください
　4：支持なしで安全に20秒以内に8回踏み換えが可能
　3：支持なしで8回踏み換えが可能だが，20秒以上かかる
　2：監視下で補助具を使用せず4回の踏み換えが可能
　1：最小限の介助で2回以上の踏み換えが可能
　0：転倒を防ぐための介助が必要，または施行困難

13）片足を前に出して立位保持
　指示：片足を他方の足のすぐ前にまっすぐ出してください
　　　　困難であれば前の足を後ろの足から十分離してください
　4：自分で継ぎ足位をとり，30秒間保持可能
　3：自分で足を他方の足の前に置くことができ，30秒間保持可能
　2：自分で足をわずかにずらし，30秒間保持可能
　1：足を出すのに介助を要するが，15秒間保持可能
　0：足を出すとき，または立位時にバランスを崩す

14）片脚立ち保持
　指示：つかまらずにできる限り長く片足で立ってください
　4：自分で片足を挙げ，10秒以上保持可能
　3：自分で片足を挙げ，5～10秒間保持可能
　2：自分で片足を挙げ，3秒以上保持可能
　1：片足を挙げ3秒間保持不能であるが，自分で立位を保てる
　0：検査試行困難，または転倒を防ぐための介助が必要

得点　/56

表5 Mini Mental State Examination（MMSE）[12, 13]

	質問内容	点 数
1	①今年は何年ですか？ ②いまの季節は何ですか？ ③いまは何時ごろですか？ ④今日は何曜日ですか？ ⑤今日は何月何日ですか？	各1点 （計5点）
2	①ここは何県ですか？ ②ここは何市ですか？ ③ここは何病院ですか？ ④ここは何階ですか？ ⑤ここは何地方ですか？（例：関西地方）	各1点 （計5点）
3	物品名3個（相互に無関係）用意し，検者は物の名前を1秒間に1個ずつ言う その後，対象者に繰り返させる 正答1個につき1点を与える 3個すべて言うまで繰り返す（6回まで） 何回繰り返したかを記録しておく	3点
4	100から順に7を引く（5回まで），あるいは「フジノヤマ」を逆唱させる ※ 計算が困難であったり拒否がある場合は，逆唱による検査に変更してみる	5点
5	「3」で提示した物品名を再度復唱させる ※ 正解1個につき1点（計3点）	3点
6	・（時計を見せながら）これは何ですか？ ・（鉛筆を見せながら）これは何ですか？	各1点 （計2点）
7	次の文章を検者が言い，対象者に復唱してもらう 「皆で，力を合わせて綱を引きます」 ※ 文章を完全に言えれば1点	1点
8	（何も書かれていないA4かB5の紙を用意して） 以下の3段階の命令をする ①「右手にこの紙を持ってください」 ②「それを半分に折りたたんでください」 ③「机の上においてください」上記3段階の命令に対して，各動作ができればそれぞれ1点．計3点	3点
9	（次の文章を読んで，その指示に従ってください） 「眼を閉じなさい」 （対象者が見える大きさの文字で「眼を閉じなさい」と書かれた紙やボードを提示して）「ここに書かれている動作を行ってください」と指示する 対象者が，書かれているとおり眼を閉じた場合に1点を与える	1点
10	（何も書かれていないA4かB5の紙と鉛筆を渡して） 「この紙に何か文章を書いてください どのような内容でもかまいません」と伝える ※ 例文などは与えない 書かれた文章について，主語と述語が明確で，意味が理解できるものであれば1点	1点
11	（A4かB5の紙と鉛筆を用意して，以下のような重なった2個の五角形を書き込んだ紙やボードを提示して）「この図形と同じものをこの紙に書いてください」と伝える 模写図形について，角が明確に10個あり，2つの五角形が交差していれば1点 ※ 模写中に援助してはいけない	1点

2. Functional Balance Scale（FBS）（表4）[5, 7, 8]

Berg Balance Scale（BBS）ともよばれます．高齢者に対する転倒のスクリーニングに有用であるとされ，また，施設を利用する後期高齢者に対する運動介入の効果判定としても有用な指標となることが確認されています[9]．

<方法> 表4の検査用紙に沿って実施します．

<基準値>

高齢者における転倒者をスクリーニングするための基準値は45点であり，歩行補助具や監視についても45点以上であれば必要ありません[10]．また，急性期脳血管障害患者における，発症から12週後の居住地とFBSの得点（平均値）の関連についても以下のようになっています．

　自宅復帰：45.0点
　一般病院からリハビリテーション
　病院への転院：31.1点
　一般病院に継続入院：8.6点

3. Timed "Up and Go" test（TUG）

高齢者における転倒ハイリスク者の選定に有用な評価指標です．

<方法>
①肘掛け付椅子，3 mの直線歩行路，方向転換の目安となるポールを用意します．
②立ち上がり，座り込み時に肘掛けを使用してよいこと，方向転換はどちら回りでもよいことを説明します．
③開始姿勢は椅子に深く座り，背筋を伸ばして肘掛けに手を置いた状態とします．
④開始の合図で立ち上がり，無理のない速さで目印に向かって歩き，方向転換して戻り，再度深く着座します．

<基準値>

健常高齢者では10秒以内に可能であり，30秒以上を要する者は起居動作や日常生活活動動作に介助を要するとされ，転倒予測のカットオフ値は13.5秒です[11]．

■ 認知機能・精神心理検査

1. Mini Mental State Examination（MMSE）（表5）[12, 13]

認知機能の評価バッテリーとしては，日本国内では改訂長谷川式簡易知能評価スケール（HDS-R）の使用頻度が高いですが，国際的にはMMSEが

表6　Geriatric Depression Scale 15（GDS15）[14-17]

1	いまの生活に満足していますか	はい	いいえ
2	毎日の活動力や世間に対する関心がなくなってきたように思いますか	はい	いいえ
3	生きているのが虚しいように感じますか	はい	いいえ
4	退屈に思うことがよくありますか	はい	いいえ
5	普段は気分がよいですか	はい	いいえ
6	なにか悪いことが起こりそうな気がしますか	はい	いいえ
7	自分は幸せなほうだと思いますか	はい	いいえ
8	どうしようもないと思うことがよくありますか	はい	いいえ
9	外に出かけるよりも家にいるほうがすきですか	はい	いいえ
10	ほかの人よりもの忘れが多いと思いますか	はい	いいえ
11	こうして生きていることはすばらしいと思いますか	はい	いいえ
12	これでは生きていても仕方ないと思いますか	はい	いいえ
13	自分が活力に満ちていると思いますか	はい	いいえ
14	こんな暮らしでは希望がないと思いますか	はい	いいえ
15	ほかの人は，自分より裕福だと思いますか	はい	いいえ

太字が1点　合計　　点／15点

よく用いられます．

<方法> 表5の検査用紙に沿って実施します．

<基準値>

　23点以下の場合に認知障害の存在が疑われます．

2. 老年期うつ病評価尺度　Geriatric Depression Scale 15（GDS15）（表6）[14-17]

　GDS15は，高齢者のうつ症状を測定する30項目の評価尺度であるGeriatric Depression Scale（GDS）の15項目短縮版として作成されたものです．GDS15の信頼性・妥当性は確認されており，高齢者のうつ状態を測定する代表的な尺度となっています．

<方法> 表6の検査用紙に沿って実施します．

<基準値>

　15点満点中，4点以下を「うつなし」，5点〜9点を「うつ傾向」，10点以上を「うつ状態」と判定します．

■ 文　献

1) 奈良　勲，内山　靖（編）：図解 理学療法検査測定ガイド　第2版．文光堂，2016．
2) 奈良信雄：臨床検査値ポケットガイド．中山書店，2011．
3) 独立行政法人国立病院機構東京病院ホームページ．（https://www.hosp.go.jp/~tokyo/bumon/kensa/kensa.html）
4) 日本理学療法士協会：13. 身体的虚弱（高齢者）（理学療法ガイドライン2011）．2011．（http://jspt.japanpt.or.jp/guideline/）
5) 内山　靖・他（編）：臨床評価指標入門 適用と解釈のポイント．協同医書出版社，2003．
6) Pamela W et al：Functional reach：Predictive validity in a sample of elderly male veterans. *J Gerontol*, **47**：M93-98，1992．
7) 内山　靖・他：理学療法における標準（値）6・平衡機能．PTジャーナル，**32**：949-959，1998．
8) Berg KO et al：Measuring balance in the elderly：preliminary development of an instrument. *Physiother Can*, **41**：304-311，1989．
9) 島田裕之，内山　靖：高齢者に対する3カ月間の異なる運動が静的・動的姿勢バランス機能に及ぼす影響．理学療法学，**28**：38-46，2001．
10) Berg KO et al：Measuring balance in the elderly：validation of an instrument. *Can J Public Health*, **83**（suppl2）：S7-11, 1992．
11) Shumway-Cook A et al：Prediting the probability for falls in community-dwelling older adults using the Timed Up & Go test. *Phy Ther*, **80**：896-903，2000．
12) James C A et al：Limits of the 'Mini-Mental State' as a screening test for dementia and delirium among hospital patients. *Psychol Med*, **12**：397-408，1982．
13) 森　悦朗・他：神経疾患患者における日本語版Mini-Mental Stateテストの有用性．神経心理学，**1**：82-90，1985．
14) Willam JB et al：The short form of the geriatric depression scale：A comparison with the 30-Item form. *Geriatr Psychiatry Neurol*, **4**：173-178，1991．
15) Brink T et al：Screening tests for geriatric depression. *Clin Gerontol*, **1**：37-43，1982．
16) Sheikh JI et al：Geriatric Depression Scale（GDS）：Recent evidence and development of a shorter version. *Clin Gerontol*, **5**：165-173，1986．
17) 日本認知症ケア学会（編）：認知症ケア標準テキスト改訂・認知症ケアの実際Ⅱ：各論　第3版．pp194-195，ワールドプランニング，2009．
18) 文部科学省　H27年度体力・運動能力調査結果．

（金井一暁）

5 統合と解釈

統合と解釈は，活動制限の原因となっている機能障害を同定するまでの臨床意思決定過程（clinical decision making）を文章に表したものです．ですから，情報収集や問診の段階から，主訴や現病歴の内容を整理し，活動制限の改善に必要な基本動作能力や機能，そしてその動作障害の原因となる機能障害を検査結果で数量化し，「活動制限と機能障害の関連性」を導くものです．そして患者が有意義な生活，または安住性の高い生活をするという目標を達成する介入計画を立案するために，「機能障害の原因の探究」「機能障害相互の関連性」「活動制限相互の関連性（基本動作からみた活動制限の共通性）」「障害の予後予測」について，得られた知見そして文献を交えて考察します．

ここでは，具体的な患者を提示して，統合と解釈の記載ポイントを説明します．

統合と解釈の書き方（全身状態が安定し，動作遂行能力の向上が期待される場合）

個人情報，医学的情報

本症例の個人情報，医学的情報（現病歴，主訴，患者の希望，併存疾患，手術歴など），経過を簡単にまとめます．

以前の機能的活動・生活状況（図 1）

主訴や苦痛を経験する直前の ADL および機能的活動状況，役割機能，趣味活動をまとめます．そして緩徐な進行性の疾患の場合は生活環境や生活上の工夫についても簡単にまとめます（第 2 節 情報の整理①参照）．

〈本症例の個人情報，医学的情報〉
50 歳代，女性．BMI 23.0
診断名：右変形性膝関節症（右 TKA 術後 3 週目）
併存疾患：糖尿病（10 年前）

A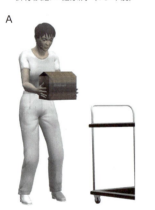
B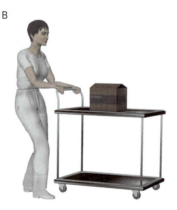
C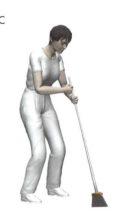

図 1　以前の機能的活動レベルの把握

仕事は非正規社員の清掃員で，朝 5〜8 時まで働いている．仕事内容はゴミの運搬（A，B）と掃除（C）である．1 年程前から階段を昇るのに苦痛を感じてきた．家族内の役割としては，買い物，料理，洗濯，風呂の掃除をしている．
2 カ月前に右膝の疼痛で，T 字杖による歩行をするようになった．その後階段昇降も 1 足 1 段の方法ではできなくなった．仕事にも支障が生じたため，右人工膝関節置換術をすることを決意した

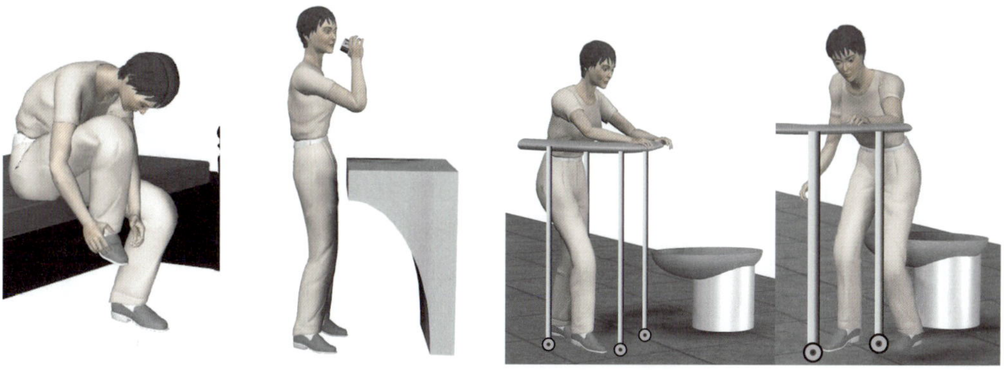

A. 更衣動作　　　B. 整容動作　　　C. トイレ動作

図2　現在の機能的活動レベル①

- 病棟内の主たる移動手段は，車輪付き歩行器にて自立
- 食事動作は，ベッド端座位で自立
- 更衣動作は，端座位にて自立し，右靴下や靴の着脱も可能（A）
- 整容動作（洗顔）は，両上肢支持なしで立位にて自立（B）
- トイレ動作は，病棟内のトイレまでの移動は車輪付き歩行器を使用し，立位で両手を用いて下衣を下ろしてから，便座に着座する方法で自立（C）

現在の機能的活動状況と改善すべき基本動作の選定

現在のADL状況，活動状況を簡単にまとめます（図2）．すなわち，各身のまわり動作の実行状況および患者がどのような活動で支障が生じているのかを記述します．そして患者の最も本質的な問題となる基本動作，つまり患者の能力に応じて，患者が有意義な生活を営むうえで自立すべき基本動作と，その動作方法・条件（上肢支持の有無，活動を遂行する際の機能的姿勢）および手順を選定します（第2節「情報の整理」参照）．そしてそれらを選定した理由を記述します（図3）．

一方，各疾患の急性期では合併症の予防や医学的管理に理学療法の焦点を当てる場合があります．また併存疾患を有することで，セラピストが推奨する理学療法介入よりもリスク管理が優先される場合があります．そのような場合には，急性期の理学療法の目標，併存疾患の病態と，その生化学データの解釈，運動療法の注意点（運動療法中にモニタリングすべきこと，症状出現時の対応など）を記述し，総合的に改善すべき基本動作を決定します（第2章「各臓器不全で生じる病態理解とリスクマネージメント」参照）．

改善すべき基本動作の動作観察・分析

前述した改善すべき基本動作能力の実用性と逸脱動作を記載します．図4は図1～3で提示した症例に対応しており，T字杖による歩行動作時の逸脱動作を示しています（第3節「動作観察・動作分析　（3）基本動作の動作観察」参照）．

活動制限と機能障害の関連性

患者の動作障害と機能障害を結びつける作業で，理学療法評価の中核となるものです（図5）．

一般的には患者の動作障害で観察された逸脱動作を明記し，正常動作の内容を記述して，機能障害（不全）を推測し，検査結果と照合することで，動作障害の原因を立証します．経験の浅いセラピストや学生の場合にはそれぞれの逸脱動作の原因を複数考え出し，一つずつ検査結果との照合をして機能障害を同定することが多いです（図6, 7）．

また，経験の浅いセラピストや学生の場合，意図せずにデータを収集して，すべての情報が集まってから問題点を導こうとする傾向が強いようです[1]．

しかし，たくさんの情報があることが必ずしもよいというわけではなく，過剰なデータ収集や不

A. 歩行器を使用した歩行動作　　　　　B. T字杖を使用した歩行動作

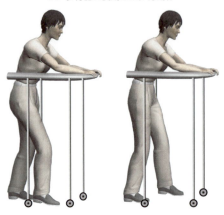
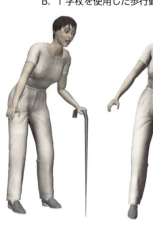

図3　現在の機能的活動レベル②　条件別による遂行能力（歩行動作）

　右下肢への支持性が必要となるT字杖歩行の条件（物理的な条件設定）にて歩行動作を遂行した場合，2動作前型の歩行形態による連続歩行距離が20mで遂行能力の低下がみられ，病棟内での主たる移動手段としてのT字杖歩行は介助もしくは近接監視が必要となります

　右TKA施行により，今後，右下肢の支持性が期待されるため，上肢により右下肢の荷重を免荷した条件から，段階的にその割合を少なくした条件で，歩行動作の自立度を高める必要があるため，現在最も動作向上が必要な課題として，T字杖による歩行動作の自立が挙げられます

A　　　　　　　　B　　　　　　　　C　　　　　　　　D

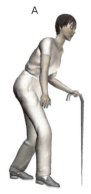
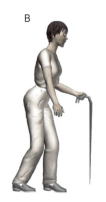
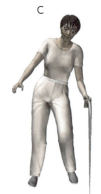
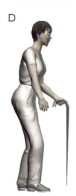

右初期接地で　　　　　右立脚中期～立脚終期で　　　右立脚中期で　　　　　右遊脚期で
★過度な体幹前傾　　　★過度な膝関節屈曲　　　　　★過度な足部外反　　　★膝屈曲制限
★過度な膝関節屈曲　　★過度な股関節屈曲　　　　　★不十分な骨盤水平移動
★過度な足関節底屈　　★過度な腰椎前弯　　　　　　★トレンデレンブルグ徴候
　　　　　　　　　　　★踵離地の遅延化

図4　改善すべき基本動作の動作観察と逸脱動作の抜粋

　必要なデータは患者の臨床像をあいまいにし，臨床意思決定（clinical decision making）にあたっての解釈をより困難にさせることにもなります[1]．

　経験豊富なセラピストの場合では，動作間で観察された逸脱動作の共通性を見出し，最も可能性の高い原因を挙げ，検査結果と照合しています．動作間で対比する課題条件を決定するには，逸脱動作と機能障害をつなぐ運動学－力学的な解釈が十分に備わっている必要があります．

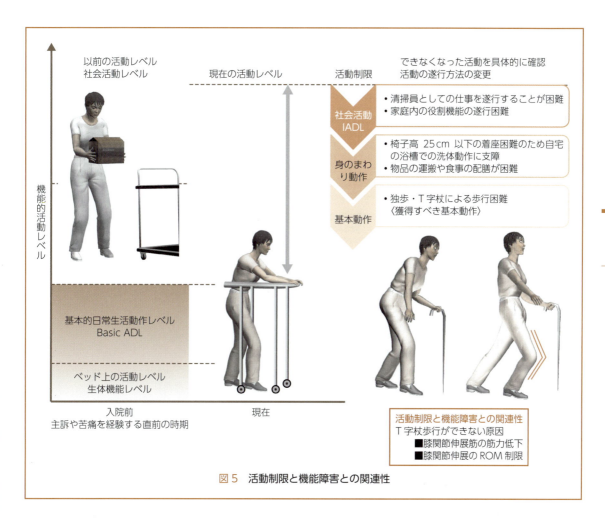

図5　活動制限と機能障害との関連性

　図8は，図4-Aでみられた初期接地時の「過度な体幹前傾」「過度な膝関節屈曲」および「過度な足関節底屈」の逸脱動作をもとに，過度な体幹前傾を是正したときの遂行能力の低下と新たな逸脱動作を示しています．自然な動作でみられた「過度な体幹前傾」を補正すると「膝折れ（過度な膝関節屈曲）」がみられたことにより，膝関節伸展筋が機能不全であることが明らかになります．自然な動作でみられた過度な体幹前傾や過度な足関節底屈は，床反力ベクトルに膝関節の前方を通過させ膝関節伸展筋にかかる要求を少なくするための代償動作であると理解されます（図8-B）．
　前額面（図4-C）では体重が患側下肢に十分に載っておらず，骨盤の水平移動が不十分な歩行をしているため，拘束条件として患側方向への骨盤の水平移動を誘導し，患側下肢への体重負荷の許容を確認したところ，より顕著に骨盤が対側へ傾斜してトレンデレンブルグ徴候が強く確認され，患側股関節外転筋の筋力低下が強く疑われます（図9）．
　患者が自然に遂行した歩行動作で，患側下肢へ体重が負荷できない理由は，図7に示す複数の原因が考えられますが，**拘束条件にて課題を遂行してもらうことで，その歩行障害の原因となる可能性が最も高い機能障害が限定され，限定された機能障害の有無や程度を検査結果と照合するという効率的な評価手順となります**．

機能障害の原因の探究

　動作障害の原因となる機能障害が同定されると，次は治療介入するにあたって機能障害がどのような成因で引き起こされているのかを探究する

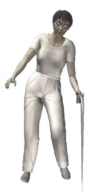

右初期接地で

★過度な
体幹前傾 → ・股関節伸展筋の筋力低下
初期接地時に生じる体幹が前傾方向に傾斜される外力に対して，股関節伸展筋が制御することができないため
・股関節伸展のROM制限
股関節伸展可動域が－30°より伸展制限が大きい場合
・膝関節伸展筋の筋力低下
膝関節伸展筋力が弱い場合，初期接地から荷重応答期の膝関節屈曲の制御をすることができないため，あらかじめ体幹を前傾することで床反力ベクトルを膝関節の前方へ配置させる
・足関節背屈のROM制限
初期接地に必要な足関節背屈0°よりも小さい場合

★過度な
膝関節屈曲 → ・膝関節伸展のROM制限
初期接地時の膝関節屈曲5°よりも大きい場合
・膝関節伸展筋の筋力低下
当該筋の筋力低下によってあらかじめ体幹前傾して床反力ベクトルが膝関節の前方を通ることで，伸展方向の外力が大きくなるため

★過度な
足関節底屈 → ・足関節背屈のROM制限
初期接地で必要な足関節背屈が0°未満の場合
・足関節背屈筋の筋力低下
遊脚相でクリアランスのために足関節背屈0°を維持できないため
・膝関節伸展のROM制限
初期接地時に膝関節屈曲5°よりも屈曲位の場合，機能的下肢長が短くなるため，足関節を底屈位にして機能的下肢長を補正する

検査結果

図6　特定の逸脱動作を引き起こす原因①

右立脚中期で

★過度な
足部外反 → ・外反足（距骨下関節の回内）
踵骨回内アライメント
・足部内反筋の筋力低下
後脛骨筋の筋力低下がある場合，初期接地から荷重応答期で足部内反を制動することができず，過度な足部外反が生じる
・膝関節の内反
足膝関節が内反がある場合，立位で下腿が足部に対して外側へ傾斜するため，足底を地面に適合させるために足部外反のアライメントとなる
・下行性の下肢運動連鎖
立位の状況下で同側の骨盤が前方回旋すると，下行性の運動連鎖として，膝関節外反，大腿に対して下腿外旋（足部に対して下腿内旋），足部外反が生じる

★不十分な
骨盤水平移動
★トレンデレン
ブルグ徴候 → ・股関節内転のROM制限
立位で骨盤水平移動には股関節内転・外転運動を伴う
・股関節外転筋の筋力低下
股関節外転筋の筋力低下がある場合，対側への骨盤傾斜を制御できずトレンデレンブルグ徴候が生じる．その他，支持側への骨盤水平移動を制御できないため，過度な骨盤水平移動が生じる，もしくはあらかじめ股関節外転位で接地して骨盤水平移動を回避した歩行を選択する
・足部外反による上行性の下肢運動連鎖
足部外反により足部に対して下腿内旋，膝関節外反，股関節内旋そして骨盤が対側へ移動する運動連鎖が生じる

検査結果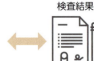

図7　特定の逸脱動作を引き起こす原因②

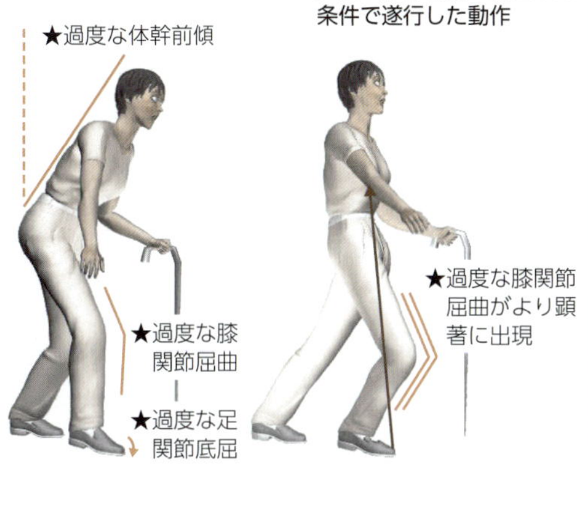

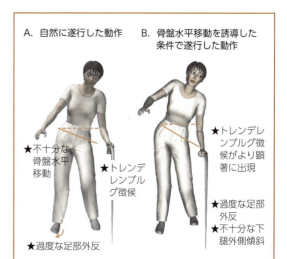

図8 拘束条件の課題遂行による機能不全の限定①
自然に遂行した動作でみられた逸脱動作を補正し，課題遂行をすることで機能不全と代償運動を区別することができます．この場合，体幹前傾を補正することで，床反力ベクトルが正常と同じく膝関節軸の後方を通過するため，膝関節伸展にかかる要求が大きくなります．膝関節伸展筋の筋力低下がある場合は膝折れ（過度な膝関節屈曲）が顕在化します．また，膝関節伸展制限が存在している場合は，初期接地で過度な膝関節屈曲により，正常歩行よりも膝関節伸展筋群の筋力がより必要となる悪循環を呈します

図9 拘束条件の課題遂行による機能不全の限定②
自然に遂行した動作でみられた逸脱動作を補正し，課題遂行をすることで機能不全と代償運動を区別することができます．この場合，患側下肢への体重負荷を促すために骨盤水平運動を誘導すると，トレンデレンブルグ徴候は顕著に出現し，不十分な下腿外側傾斜がみられました．機能不全としては，股関節外転筋の筋力低下，そして足部外反のアライメントが考えられます

必要があります．ROM制限時に生じる疼痛の部位の確認，筋肉の短縮を確認するための触診，および関節運動学のような関節内の副運動が健全化しているかどうかのチェックが必要となり，その原因に対しての治療をすることでROM制限が改善する，もしくは制限因子が取り除かれたため筋力が十分に発揮できるようになります．

運動器疾患以外においても機能障害の原因を考えることは重要です．呼吸器疾患による呼吸機能低下で生じる呼吸不全の原因には，肺胞で酸素を取り込む，または二酸化炭素を吐き出して十分なガス交換が行えるだけの換気量が得られていない状態である「換気」の障害（肺胞低換気），肺胞から酸素を血液に取り入れるまでの「拡散」の障害，右室から拍出された血流が肺胞気に接触しないことによる「シャント血流」の増加，そして換気量と血流量のミスマッチングである「換気血流比の不均衡」が関与します．これらの原因は視診や触診，聴診などのフィジカルアセスメントと姿勢変

換や動作時の呼吸・循環応答の評価に加えて，胸部X線，CTなどの画像所見，スパイロメトリーなどの呼吸機能評価を統合して特定します．特定した原因が痰の貯留による「換気障害」であれば，治療選択として排痰を促すことになります．また，気道の狭窄が原因であるならば，気道内圧を高める口すぼめ呼吸を指導します．肋間筋の短縮や脊柱・肋椎関節の可動性低下などによる胸郭の硬さ（高い胸郭コンプライアンス）が胸郭拡張を制限している場合には，胸郭の可動性，柔軟性の改善，さらには弾性を和らげて換気量を増やすなどの介入が必要となります．一方，毛細血管壁や肺胞壁の肥厚，肺胞面積の減少などの「拡散障害」では，血液に酸素を十分に受け渡すことが困難となるため，酸素療法で吸入気酸素濃度を増加させることが低酸素血症の改善に有効となります．特に，運動時の血流速度の増加に伴う，肺胞気と血流との接触時間の減少で酸素飽和度（SpO_2）の低下が生じる場合（運動誘発性低酸素症）には，運動時の吸入気酸素濃度を増加させて対応します．しかし，肺炎や無気肺などの肺胞虚脱に伴う「シャン

ト血流」の増加においては，肺胞と血流が接触しないため酸素療法では改善せず，その原因となる肺炎に対する治療や無気肺に対する体位ドレナージ，徒手的な呼吸理学療法が必要になります．また，重力の影響を受ける血流は下側肺で増加するため，病的肺が下側になる体位では，下側肺の換気量に対して血流量が多くなる「換気血流比の不均衡」が生じて低酸素血症を呈します．この場合においても，体位の影響を受けることになるため，体位の違いで呼吸応答を観察し，治療的体位を決定することになります．

　脳血管障害や心大血管障害，代謝障害においても，このような「機能障害の原因」を追究することで，機能障害の改善の度合いを推測でき，ひいては治療方針にも寄与します．治療方針へ寄与例として，足部の感覚障害の改善度が低い場合では，杖などを持って手から入力される感覚情報から路面の状態などの環境を認知し，歩行動作を補償するような治療方針となります．または筋力低下による下垂足に対しての装具の必要性を考慮する必要があります．

機能障害相互の関連性

　一つの機能障害があることで動作パターンも変わり，結果として二次的な別の機能障害を招くこととなります．たとえば，図4-Bに示すTKA術後のT字杖歩行動作における主要な機能障害（活動制限と機能障害の関連性）として，膝関節伸展筋群の筋力低下および膝関節伸展のROM制限が考えられました．この膝関節伸展筋の筋力低下や膝関節伸展のROM制限が，TKA術前の変形性膝関節症という退行性変性の疾患特性を考えると，術前からもこの機能障害が存在することが大いに推測されます．**経験豊かなセラピストになると，手術前にどのようなフォームで歩行をしているかを推測し，現在の逸脱歩行との関連性を考えます**．術前に変形性膝関節症に多くみられる膝関節伸展のROM制限がある場合，歩行のフォームは，立脚中期から立脚終期に「過度な膝関節屈曲」「過度な股関節屈曲」「過度な足関節背屈」が生じます（図10-A）．そしてそのようなフォームで継続して

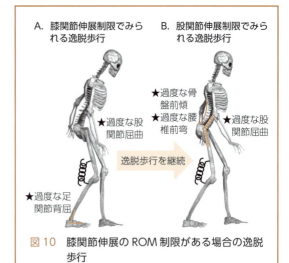

図10　膝関節伸展のROM制限がある場合の逸脱歩行
A．膝関節伸展制限がある場合，過度な膝関節屈曲がみられます
B．継続して股関節屈曲位（過度な股関節屈曲）で歩行することで股関節屈曲拘縮が生じ，結果的に過度な骨盤前傾と腰椎前弯および過度な股関節屈曲が生じます

歩行をしていると，その関節肢位で拘縮を招くことになり，結果的に「過度な腰椎前弯」「過度な股関節屈曲」を引き起こします（図10-B）．

　TKA術後2週目に測定した検査結果を図11に示します．右股関節伸展のROMは-10°で著明な伸展制限を認め，歩行フォームにおいても過度な腰椎前弯が確認されます．このように変形性膝関節症により疾患特有に膝関節伸展制限（膝関節屈曲拘縮）が生じ，長期間，膝関節の伸展制限を伴った歩行を継続することによって二次的に股関節伸展のROM制限を招いています．TKA後のリハビリテーションにおいては，一次的な原因となる膝関節伸展制限を改善することは重要ですが，腰椎への負担軽減や，効率的で安楽な歩行動作の再獲得をする場合には，二次的に生じた股関節伸展のROM制限の改善も重要です．このように一次的な機能障害が二次的な機能障害を引き起こす関係を**機能障害相互の関連性**といい，この機能障害相互の関連性を考えることで，治療の着眼点を患部外へも広げるきっかけとなりますので，患者の動作課題能力を上げるためには必要な項目となります．

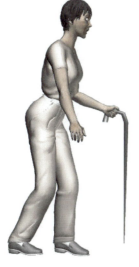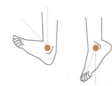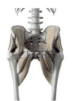

ROM-T（術後2週）単位：°		
	Rt	Lt
股関節 屈曲	70	100
伸展	−10	−5
外転	35	35
内転	5	10
外旋	30	35
内旋	0	15
膝関節 屈曲	70	110
伸展	−15	−5
足関節 背屈	20	20
底屈	30	35
足部内がえし	0	15
外がえし	20	20

MMT（術後2週）		
	Rt	Lt
股関節 屈曲	3	4
伸展	3	4
外転	2	4
内転	3	4
外旋	3*	4
内旋	3*	4
膝関節 屈曲	3	4
伸展	2**	4
足関節 背屈	4	4
底屈	2+	4
足部内がえし	3	4
外がえし	3	4

*徒手抵抗は膝関節の外反・内反のストレスを考慮して実施せず．
**伸展不全があり判定は2とする．膝関節中間域では重力に抗して伸展運動可．

図11　機能障害相互の関連性
変形性膝関節症による膝関節伸展制限（膝屈曲拘縮）が，長期の罹患により股関節の伸展制限を引き起こします

　MMTの結果をみると，罹患関節以外にもかかわらず股関節外転筋が2（Poor）レベルとなっています．そして，このように罹患関節以外の関節にも著明な筋力低下が存在することも少なくありません．

　変形性膝関節症（内側型）の典型的な歩行フォームとして，患側立脚相において，立脚側へ体幹を傾斜させることで，膝関節の内反ストレス，内側コンパートメント（compartment）を減少させ，膝関節内側部の疼痛を回避する戦略があります（「3）基本動作の動作観察　各種疾患で頻繁にみられる逸脱動作」参照）．本症例において術前の歩行フォームは，変形性膝関節症でみられる疾患特有の歩行と同様の逸脱動作がみられました．膝関節の内反ストレスを減少させるために体幹を立脚側へ傾斜させることは，同時に床反力ベクトルに股関節の外側を通過させることで立脚期の股関節外転筋にかかる要求を少なくします．このような逸脱歩行を継続していたのであれば，ほかの患側筋に比べて，股関節外転筋や外旋筋の筋力低下が強くなります[2]．

　歩行動作の安楽性と除痛目的のためにTKA術にて内反変形を生理的膝外反と同等な大腿脛骨角に戻します．術前に膝関節の内反が強い場合では，足部に対して下腿が外側へ傾斜するため，足部は足底面を地面に適合させるために，足部外反が生じます（図12）．TKA術により大腿傾斜角が生理的膝外反に戻された場合であっても，足部の外反は残存していることも少なくありません．足部外反によって足部内側に集中した荷重が患側下肢への支持性を低下させる一つの原因ともなり，体幹を立脚側へ傾斜させることにも関係します．

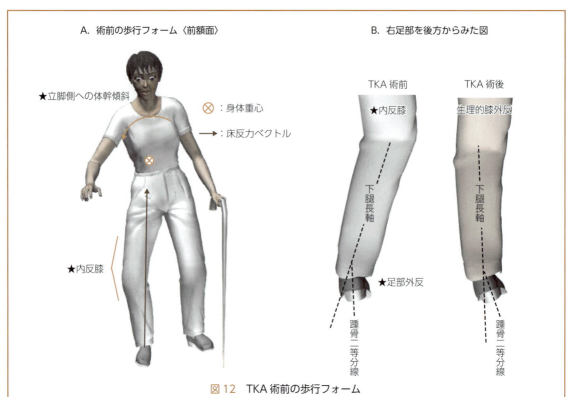

図12　TKA術前の歩行フォーム

TKA術前では患側立脚相で，体幹を立脚側へ傾斜させることで膝内反ストレスを小さくして歩行しています．しかしそのような歩行では床反力ベクトルが股関節軸の近傍を通過するため股関節外転筋にかかる要求が少なくなり，股関節外転筋の筋力低下を引き起こしやすいです

活動制限相互の関連性

身のまわり動作各々は，要素的に共通した基本動作や機能が重複しています（「第1章　日常生活動作の評価のポイント，第3章評価過程　第2節情報の整理」参照）．たとえば，整容動作において立位姿勢で洗面台で両手を使用して洗顔する動作と，トイレ室内において立位姿勢でズボンを下ろし，便器に着座して用を足す動作では，立位姿勢を保持しながら目的に合わせて両上肢を自由に使用するという点で共通しています．その動作課題に必要な共通した要素的機能は，動的な立位保持能力，両上肢機能および手指の巧緻機能です．仮に動的な立位保持能力を理学療法の機能レベルの目標にした場合，立位での洗顔動作および立位での下衣を下ろすという動作に共通して課題の向上が期待されます．また，手指の巧緻機能向上を理学療法の目標とした場合，以前は食事動作でスプーンを使用していても，箸を使用できるようになります．整容動作では電動歯ブラシを用いて顔の向きを調整して歯磨きしていましたが，手指で歯ブラシの向きを変えて磨けるようになります．更衣動作で以前はウエストゴム製のズボンのみしか着衣できなかったのが，ベルトを通すことができるようになったためジーパンを着衣できるようになります．

そのようにセラピストが治療対象とした基本動作や機能の向上が，要素的共通性のある複数の身のまわり動作の改善につながります．したがって，統合と解釈の項で，治療対象とした基本動作や機能の改善が，どのような身のまわり動作の遂行方法の変更をもたらすかを示す必要があります．これを活動制限相互の関係性といいます．

障害の予後

治療方針を考えるうえで機能障害の改善度合いを見積もることは非常に重要です．予後予測は，最適なレベルまでの機能改善の予測と，そのレベルに到達するまでの期間を示すことです[1]．予後予測は，治療開始時点で決定されることが望ましいですが，重度な脳損傷患者のような多部位に機能障害を伴いリハビリテーションに難渋する患者の場合，改善度合いを予測することは難しいため，リハビリテーションによる機能改善の経過をみながら徐々に決定されます．

予後予測に関係する要因として，以前の機能的活動レベル，年齢，疾患の病態やその重症度，併存疾患，罹患期間，合併症を考慮して考える必要があります[3]．患者の以前の機能的活動レベルを超えて回復することが考えにくいことから，予後目標の設定には，以前の機能的活動レベルを把握する必要があります（「第2節　情報の整理　改善すべき基本動作の選定　①以前（入院前）の機能的活動レベル Prior level of function を把握」参照）．高齢になれば患者の機能的活動レベルも低下するため，特に年齢は予後に関連する重要な因子となります．脳血管障害で60歳未満では運動麻痺が重度であっても歩行が自立する割合が高いですが，80歳以上では麻痺が重度であれば歩行の自立は難しくなります[3-5]．

最適なレベルまでの活動への回復やそれまでの期間を予測することは，経験不足のセラピストにとっては難しいことです．学生や経験が浅いセラピストは，指導者などの助言によって，予後予測や意志決定が行いやすくなります．

セラピストは，活動制限と機能障害との関連性で示した機能障害の改善度を考え，患者が最終的にどのような方法や手順，そして道具によって身のまわり動作や諸活動を遂行するのかを記します．これが次項で説明する「問題点の抽出」となります．仮に機能障害が改善する見込みが乏しい場合では，それに代わる機能として，装具や代償を用いて，基本動作や活動を遂行してもらうようにしなければなりません（「治療プログラム　代償的アプローチ」参照）[1]．

具体的な予後予測は，「臨床的における各疾患の統合と解釈」の項で，参考文献を提示して考察します．

■ 文　献

1) O'Sullivan SB：Clinical Decision Making. Physical Rehabilitation 4th. pp3-26, F.A, Davis Company, 2007.
2) 公益社団法人日本理学療法士協会：理学療法診療ガイドライン　第1版ダイジェスト版．pp116-150，2011．
3) Berg K et al：Measuring balance in the elderly：preliminary development of an instruument. *Physiother Can*, **41**：304-311, 1989.
4) 二木　立：脳卒中リハビリテーション患者の早期自立度の予測．リハ学，**19**：201-223，1982．
5) 近藤克則，太田　正：脳卒中早期リハビリテーション患者の Barthel index の継時的変化．臨床リハ，**4**：986-989，1995．

（西守　隆）

6 問題点の抽出と目標設定

問題点の抽出

統合と解釈において活動制限と機能障害の関連性で示した機能障害の改善度の予測をもとに、患者に対する理学療法で改善すべき基本動作の遂行方法や手段を示し、その遂行方法や手段にて課題を達成することに関連した機能障害（原因）を記載します。最終的には患者についての国際生活機能分類（ICF）にて図式化します。その際には活動レベルを主軸として組み立てます[1]。

たとえば、「第5節 統合と解釈」（図9）の変形性膝関節症によるTKA術後症例の場合では、TKAによる膝関節機能の再建と、その他に一次的な機能障害を引き起こす原因が存在しないため、リハビリテーションにより機能的活動レベルの向上が予測され、以前の機能的活動レベルと同じ方法や手段で、そして同じ環境下での活動が期待されます。したがって問題点の抽出では、移動手段としてT字杖による歩行動作が活動レベルの問題点（活動制限）として挙げられ、その原因の機能障害レベルの問題点として膝関節伸展筋の筋力低下や股関節外転筋の筋力低下が挙げられます（図1）。膝関節伸展筋と股関節外転筋の筋力は増強する見込みが大きく、それらの筋力増強の結果、T字杖による歩行動作の遂行能力が向上すると考えられます（「治療プログラム 回復的アプロ

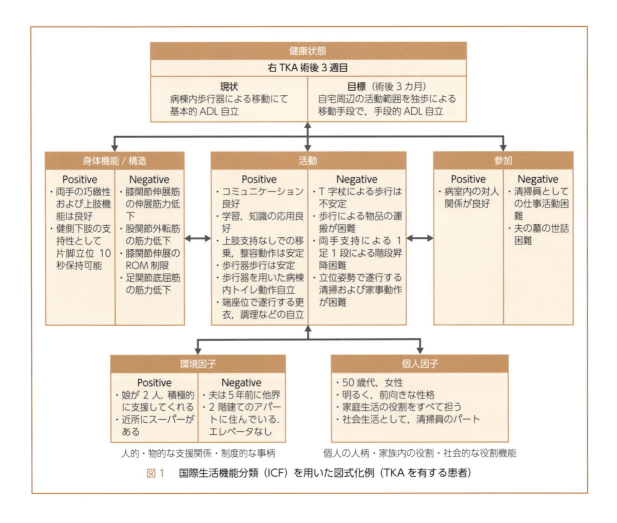

図1 国際生活機能分類（ICF）を用いた図式化例（TKAを有する患者）

一方，高齢者や神経疾患を有する患者では，いくつかの機能障害が永久的もしくは進行性に持続し，すべての機能障害が理学療法によって改善しない場合も多く，以前の機能的活動レベルまでの向上が認められないこともあります．統合と解釈において活動制限と機能障害の関連性で示した機能障害の改善度が低いと予測される場合には，その課題や活動を別の方法や手段によって課題達成することを考え，その達成に必要な機能の向上が必要となります．以下，具体的な例を挙げて説明します．

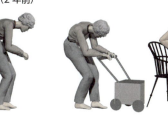

図2 維持期の患者についての生活状況
A：自宅屋内を不安定ながら独歩で移動
B：老人保健施設内をシルバーカーを使用した歩行（監視付き），上肢支持なしの動的立位は不安定

90歳代，女性，BMI 21.0
疾患名　：右大腿骨転子部骨折（2年前）
併存疾患：（骨粗鬆症75歳），変形性脊椎症（80歳）
既往歴　：腰椎圧迫骨折（88歳）

現病歴：2年前，玄関のポストに新聞を取りに行った際に転倒し，右大腿骨転子部骨折となり，γ-nailを施行した．病院でのリハビリテーションを2カ月実施後，生活機能の向上を目的に当老人保健施設に入所した．

図2に示す維持期の症例の以前の生活（典型例）は，屋内を歩行速度が遅いながらも独歩で移動していましたが，2年前の大腿骨転子部骨折以降，現在では施設内を監視付きでシルバーカーによる歩行動作の遂行，そして立位保持を必要とする生活動作ができなくなっています．歩行動作の遂行能力を低下させている原因としては，短絡的な考えでは直近の病気である2年前の右大腿骨転子部骨折により生じる右下肢の筋力低下やROM制限が考えられます．しかし，この右下肢の機能改善のみに焦点を当てた理学療法は，よい結果（帰結）を招くのでしょうか？　理学療法の大部分は，機能的制限や活動制限を減じることによって，個人が生活する環境で有意義に生活を営むように促進すべきですが，**維持期の症例や高齢者において目標とする活動を決定する際には，機能障害の改善度と環境因子と個人因子そして罹患部以外の残存機能を考慮すべきです**．環境因子では患者の障害を軽減してくれる人的な支援，機能低下を補助してくれるような物的支援を考える必要があります．目標として1カ月後に自宅での生活に戻る場合に，自宅が段差の多い家屋環境でシルバーカーを利用することができないものの，1日中親身に生活を支援してくれる家族がいることなどを考慮して，自宅内を監視付き伝い歩きを移動手段とする生活を設定し，活動制限も屋内伝い歩きの安定性の低下と考えます（図3）．そのため歩行動作や立位保持において上肢支持を助けるような肩関節や体幹（肩甲帯を含む）のROM・柔軟性の向上に着眼する必要があり，上肢や体幹に関連する機能の低下が，機能障害レベルの問題点として抽出されます．このように**代償的な方法を用いて動作を遂行する場合には，代償動作に関わる機能の向上に関わるものが機能障害レベルの問題点とします**（「治療プログラム　代償的アプローチ」参照）．

目標設定

予測される目標（anticipated goal）と期待する帰結（expected outcomes）[1]

統合と解釈で医学的および生活機能を含めて考察された問題点に対して，理学療法介入による予測される目標（anticipated goal）と期待する帰結（expected outcomes）と，それに関わる時間を設定します[2]．期待する帰結はリハビリテーション

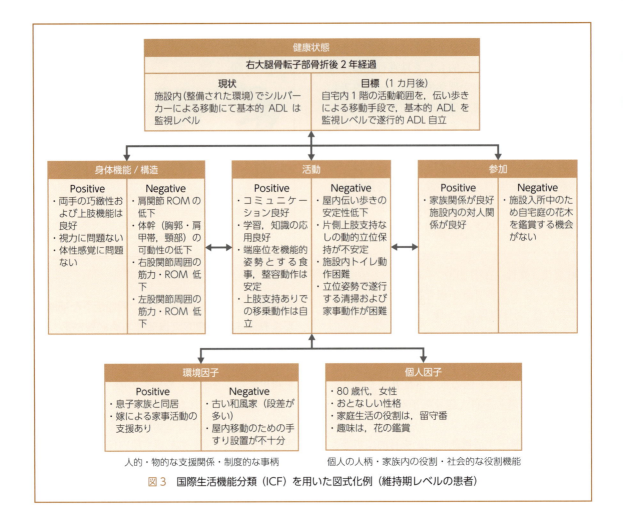

図3 国際生活機能分類（ICF）を用いた図式化例（維持期レベルの患者）

終了時で患者の期待されるレベル，一方，目標（goal）は期待される帰結（expected outcomes）を達成するまでに必要な中間の段階のレベルで示されるものです．この予測される目標には，参加レベル，活動レベル，機能障害レベルの3つのレベルがありますが，活動レベルの目標は必ず記載しましょう．

予測される目標と期待する帰結には，以下の4つの条件を伴わなければいけません[1]．

個人（individual）：目標と帰結は，理学療法を直接的に受ける患者や，健康増進などの相談やアドバイスを受ける人を中心（patient-centered goals）に考えられたものでなければいけません．または発達障害児の場合では，その児の保護者が中心として考えられたものでなければなりません．つまり患者を中心として，患者の生活が有意義なものとなるような特徴のある活動を獲得するために考えられます．

行動/活動（behavior/activity）：目標や帰結は，機能障害（ROM，筋力，バランス）の変化と，機能的制限または活動制限（移乗，歩行，ADL）の変化との関連性を示す必要があります．

条件（condition）：目標や帰結は，特定の条件，課題が達成されるのに必要な条件を限定します．たとえば，達成できる距離，活動を実行できるまでの必要な時間，試行回数中に成功する回数などを記載します．その他に動作を実行するために必要な条件として，監視のレベル，口頭指示の内容とタイミング，介助の部位と量，補助具の種類を記述します．また帰結を達成するのに必要な環境

氏名：いしや　くみ子

1. 情報収集

   現在の状態

   患者は 46 歳，女性である．10 年前に多発性硬化症（Multiple Sclerosis：MS）を発症した．その後，寛解して自宅で生活をしていた．5 カ月前に多発性硬化症の症状が増悪し，ステロイド治療目的で同年 5 月に A 病院に入院した．その後，リハビリテーション目的に同年 8 月に本院に入院した．担当医の処方内容は，歩行困難の増悪に対しての歩行練習である．

   既往歴：右 ACL 損傷（25 年前）

   薬物：アボネックス（多発性硬化症が発病早期に治療を始めるほど，将来的な身体機能障害の進行や脳萎縮を抑制する効果がある），バクロフェン（抗痙性薬）

   入院前の生活と参加

   今回の入院前の患者は，T 字杖を用いて歩行し，基本的 ADL は自立していた．患者は階段がない平屋のアパートで 21 歳の息子と一緒に住んでいた．簡易な家事と料理は患者の役割であった．しかし息子も家事や料理を手伝うことも頻繁にあり，その他の家事仕事も手伝ってくれていた．患者は，2 年前から疲労感が強まり，家事仕事ができなくなった．

2. 活動

   ベッド上の移動：両側の寝返りも安楽に可能で自立している．背臥位からベッド座位は，両側下肢の最少介助を必要とする．

   移乗動作：患者はベッドからの立ち上がりに最少介助を必要とする．プッシュアップするために両側上肢を使用し，立位になるために最少の介助を必要とする．車椅子からベッドの移乗も上肢使用にて，最少介助を必要とする．スライディングボードがあれば機能的に移乗可能である．

   身のまわり動作：浴槽への移乗は看護助手による中等度の介助で，入浴は完全介助を必要とする．更衣動作も中等度介助である．座位保持能力（sitting ability）は上肢の支持なしで 5 分間，ベッド端座位を鉛直位（uplight）保持可能である（疲労を呈するのでそれの制限範囲内の時間）．車椅子座位ならば 30 分以上保持可能である．

   立位保持能力：患者は 3 分間，右上肢を支持した状態で立位保持可能で，監視レベルである．身のまわり動作も右上肢支持をしながら，片方の上肢を使用するなどしている．押し車を使用しての立位は 3 分間保持可能で，監視レベルである．

   移動：手押し車を使用すれば 15 m 歩行可能である．また平らな病院の廊下を最少介助で歩行している．心拍数（HR）は 130 拍/分である．車椅子での移動は疲労が出現するまでの 30 m まで一人で可能である．

3. 機能障害

   臓器別聞き取り：安静時に心拍数は 72 拍/分，血圧は 130/84 mmHg，呼吸数は 20 回/分である．短期記憶の中等度障害が問診や理学療法検査中に観察された．意思疎通は実用レベルである．

   筋緊張：Modified Ashworth Scale は，両側の股関節内転筋と足関節底屈筋が 2/4 である．

   感覚機能：両側の膝より末梢部に触覚鈍麻（4/10）と痛覚鈍麻（3/10）を認める．

   心肺機能能力と持久力：疲労は Visual Analogue Fatigue Scale で 7/10 である．疲労は最近の悪化によって増悪した．

   バランス検査：Berg Balance Score：7/56 である．座位のリーチ動作は安定，また中等度の外力に対して姿勢制御がすべての方向にバランスを保持することが可能である（5/5 施行）．立位の状態では，両上肢を前方と側方に 3 回リーチすることができる．中等度の前後方向の外力に対して 5 回中 3 回，バランスを保持することが可能である．5 回中 2 回は後方へのステッピング反応がみられた．歩行器を使用しないで 10 秒間保持することが可能である．しかし恐怖感があるとのことである．

MMT			ROM-T（°）		
部位	右	左	部位	右	左
股関節屈曲	3	2	股関節屈曲	115	110
伸展	3	2	伸展	5	5
外転	3	2+	外転	30	25
内転	3	3	内転	20	20
膝関節屈曲	3+	3−	膝関節屈曲	130	140
伸展	3	3	伸展	0	0
足関節背屈	3	2	足関節背屈	5	0
底屈	3	2	底屈	45	45

   歩行動作：左側の遊脚期に股関節屈曲および膝関節屈曲が不十分で下垂足を示し，左下肢を前方に振り出すことが困難である．振り出しには 25％程度の介助を必要とする．左立脚期には，左股関節外転筋の筋力低下のためにトレンデレンブルグ徴候が観察される．

4. 解釈および考察

   患者は，現在，多発性硬化症（MS）の急性増悪の状態である．下肢筋力低下（L>R），バランス障害，易疲労性，そして両側の股関節外転および足関節背屈の可動域制限を呈し，それによってベッド上の起居動作や身のまわり動作および歩行動作に困難を示す．持久力低下と下肢筋力低下により，歩行器なしの条件での歩行動作が困難となっている．特に左関節外転筋の筋力低下により左方向への不安定性そして，左股関節屈筋および足関節背屈筋の筋力低下により，左遊脚期での足趾クリアランスの低下を引き起こしており，転倒の危険性が高い．

5. 目標

   参加についての目標（participation goal）

   1. 1 カ月で，屋内でヘルパーによる監視付きの条件で，身のまわり動作と移動を実行する．

   活動についての目標（activity goals）

   1. 1 週間で，20 秒以内で，背臥位からベッド端座位への起き上がり動作を，5 施行中 5 回とも自立して実行できる．
   2. 1 週間で，10 分以上座位保持ができる．
   3. 1 週間で，歩行器を支持しながらベッド端座位から立位への立ち上がりを，5 施行中 5 回とも自立して実行できる．
   4. 2 週間で，身のまわり動作課題をしながら，洗面台付近で 10 分間立位保持ができる．
   5. 2 週間で，心拍数 110 拍以内で，監視付きで歩行器を用いて，病院内の廊下を 2 分以内で 60 m 歩行できる．

   図 4　目標設定の記述例

の種類，たとえば屋内の住環境，屋外の住環境も合わせて記載します．

時間（time）：設定した目標や帰結を達成するためには，どれくらいの期間を要するのかを考えます．目標には，〔短期 short-term（一般に2～3週）〕，長期〔long-term（3カ月以上）〕で示されます．

帰結は，リハビリテーション終了時や治療終了時で，到達できるもので，機能的な実行状況で示します．機能障害が重度で，複合疾患を有する場合は，リハビリテーション開始の時点で，セラピストや医療メンバーが期待される帰結を決定することは非常に難しくなります．そのような場合，長期目標は回復の経過データをもとに設定します．

また患者がもつ参加に対する意識は，目標や帰結の言明に関して重要な要素となります．

目標設定の記述

目標を構成する5つの要素を取り入れて，それぞれのレベルの目標を記載します．

> **目標の5要素（ABCDE）**
> ① Actor（誰が）：誰が目標を達成しますか？（A）
> ② Behavior（何を実施する）：個人が実施することができる課題は？（B）
> ③ Condition（条件）：課題を実行する条件は？（C）
> ④ Degree（程度）：実行する程度は？（D）
> ⑤ Expected time（時間）：目標達成にかかる時間は？（E）
> 　設定された活動目標は，5つの要素が含まれているものでなければなりません．
> 　目標（G）＝A＋B＋C＋D＋E

1. 参加レベルの目標（participation goals）[3]

患者が社会に参加するための役割を目標としたもので，活動レベルの目標よりも個人の特有な活動が多くなります．一般的には1つもしくは2つの参加レベルの目標は，家での役割機能や活動，患者が期待するレクリエーション，社会活動，仕事に参加するレベルとなります．

・患者が（A）1カ月以内に（E）バスの運転手としての（C）一般的な職務を（D）仕事する（B）．
・患者が（A）2カ月以内に（E）介助なしで（D）家で2人の子どもの（C）育児をする（B）．

2. 活動レベルの目標（activity goals）[3]

活動レベルの目標は，介入終了時に予測される実行状況を記載します．このレベルの目標は，個人的な活動（specific activity），課題（task）でなければなりません．そしてそれは個々の経過の変化を測る水準（benchmark）となるものです．

・患者は（A）1週間以内に（E）整備された路面で歩行器を用いて（C）2分間で250mの距離を（D）最少介助で（D）歩行する（B）．
・患者は（A）1週間以内に（E）2分間で250mの距離を（D）T字杖を使用して平坦な屋外を（C）歩行する（B）．

3. 機能障害レベルの目標（impairment goals）[3]

機能障害レベルの目標は，介入終了時に問題点として抽出した機能障害の改善度や変化を示します．機能障害レベルの目標は，統合と解釈で活動制限と機能障害の関連性で示したように，活動レベルの目標に関連するものです．たとえば，目標とする肩関節ROMを達成することが，リーチを必要とする機能的課題に関連しているということです．記載例ではActor（A）は省略されます．

・右肩関節屈曲筋の筋力が（C）3週間以内に（E）4/5まで（D）増大する（B）．
・右側の片脚支持が（C）2週間以内に（E）10秒間（D）保持できる（B）．

図4に目標設定の記述例について示したので参考にしてください．

■ 文　献

1) O'Sullivan SB：Clinical Decision Making. Physical Rehabilitation 4th. pp3-26, F.A, Davis Company, 2007.
2) 二木　立：脳卒中リハビリテーション患者の早期自立度の予測．リハ学，**19**：201-223，1982.
3) Quinn L, Gordon J：Documentation for Rehabilitation：A Guide to Clinical Decision Making. 2nd. pp13-28, 75-89, Saunders Elsevier, 2010.

（西守　隆）

7 治療プログラムの立案

治療プログラムの構成項目

治療プログラムは、患者を中心として設定された活動レベルの目標を達成するための介入戦略です。理学療法介入の要素は、①調整と情報交換（coordination/communication）、②教育的指導（患者指導）（patient/client-related instruction）、③介入（procedural intervention）に分けられます。

調整と情報交換

セラピストは、患者とその家族もしくは他の医療スタッフに直接的に患者の治療方針を伝える機会があります。患者に対しては、現在の活動制限の内容と、その原因と考えられる機能障害との関係をわかりやすい言葉で伝えなければなりません。そして、その機能障害に対しての治療内容を理解してもらい、患者と共同的に理学療法を進めます。患者は現在の健康状態が悪化していることによる焦燥感や不安感を抱いています。セラピストは患者に対して思いやりの態度をもちながら患者一人ひとりの個別性や心理状態を考慮した言語的および非言語的な表現を用いて対応しなければなりません。しばしばセラピストは、患者のそのような心理状態を汲み取って、早く元気になってもらいたいという気持ちから、「大丈夫です」「すぐに歩けるようになります」という安易に期待感を抱かせるような言葉かけをしてしまいます。しかし安易な言動は、後のトラブルに発展することにもなるので慎重かつ客観的なデータをもとにした発言をするように心がけてください。

他の医療スタッフとの情報交換としては、ケースカンファレンスやチームミーティングで協議することがあり、他部門の治療方針や目標を取り入れ、そのなかで理学療法によって貢献できることなどを話し合います。

教育的指導および患者指導

理学療法介入の初期段階では、荷重制限、運動制限などの禁忌事項、そして運動療法として自動運動を中心とした運動を多く取り入れますので、患者にそれらの運動を理解してもらうための指導をします。たとえば荷重制限のある場合で歩行動作を指導する際に、松葉杖の持ち方や理想的な姿勢、杖を運ぶ順序、上肢支持の技術、逆に好ましくない方法がみられたときは、その修正点などをいくつかの工程に分けて指導します。

理学療法介入の中期段階になると、医療スタッフや患者および家族には、現在の機能面から考えて、病棟内や自宅で実施可能な動作方法、そしてその際の介助方法や環境設定などを指導します。

理学療法介入の終盤になると、ホームエクササイズプログラム、職業復帰、社会的活動に移行しやすいように、自宅でも継続的な運動をしてもらいます。自宅での運動は、セラピストの監視が行き届かないため、必ず実施可能な（回数も多くしない）、簡単で安全なものでなければなりません。患者が自宅でも適切に運動を行えるように視覚教材を用いて、指導します（図1）。また患者が自宅復帰するにあたって必要不可欠な備品や設備を、退院日までに自宅や退院先に搬入するように調整し、そしてリハでは自宅や退院先と同じ環境下で同じ備品や設備を使いこなせるように繰り返し練習し、完全に習得できるように指導します。

介入

治療介入戦略を分類すると、①回復的アプローチ（restorative interventions）と、②代償的アプローチ（compensatory interventions）に分けられますが[1]、現在ではそれに加えて③予防的アプローチ（preventative interventions）も高齢社会に伴い予防的な観点でセラピストの重要性が示されています[10]。

①回復的アプローチ

機能障害、機能的制限の回復の方向性をもつ治療介入です。たとえば、肺炎の急性期では、炎症

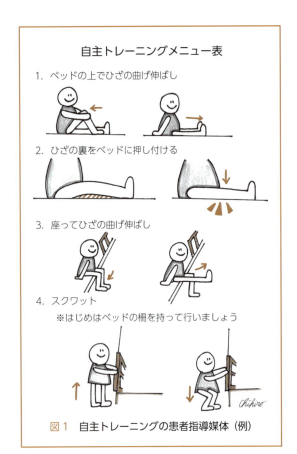

図1 自主トレーニングの患者指導媒体（例）

が沈静化するに従い肺理学療法を実施して呼吸機能を改善させ，全身状態の安定そして運動耐用能が向上して，ADLが促進されます．回復期では，その名のとおり活動レベルの能力が向上することにより動作が再獲得される時期です．そのように急性期および回復期においては，セラピストは活動制限の原因となる機能障害の改善度を予測し，目標とする活動レベルを設定し，介入は最大限機能回復に向けて努力します．

②代償的アプローチ

残存能力（residual ability）を有効に活動や課題に活用し，課題達成を目的に適応させる戦略です．そのため障害部位以外の部分も機能向上の対象とします．その他，環境因子として，患者の障害を軽減してくれる人的支援，機能低下を補助してくれるような物的支援を考えます．自宅で生活する環境に合わせて，動作課題の手順や方法のスキルを再獲得してもらいます．疾病の性質や程度によりますが，機能回復には限界があります．したがって，回復期の終盤になると，機能回復のみにこだわらず，代償的アプローチを活用しながら，生活機能障害の軽減に努めます．そのように代償的アプローチは，回復的アプローチによって患者のもつ最大限の機能に達したとき，もしくは回復的アプローチが非現実的もしくは効果が薄い場合に用いられます．

③予防的アプローチ

機能障害や機能的制限そして活動制限が最小限になるよう，または健康を維持するといった目的をもつものです．たとえば今日では，要支援の高齢者が要介護予防に，あるいは健康寿命を延ばすように全身的体力の向上を目的とした運動が行われています．また，脊髄損傷患者には，ティルトテーブルを用いて早期に抗重力肢位をとることで肺炎，骨萎縮，腎結石のリスクを最小限にします．

運動療法の立案

前述した理学療法介入の戦略を決定するのは，患者に対して設定した目標を達成するためです．活動制限の原因となる機能障害が改善する見込みがある場合，その機能障害を改善することで活動制限の軽減に寄与するときに回復的アプローチを主体として，プログラム項目，内容を決定します．また機能障害が改善する見込みが少ない場合では，課題達成に向けて異なる方法や手順で目標を達成することを考え，代償的アプローチを主体としてプログラム項目，内容を決定します．

回復的アプローチの治療介入では，問題点として導き出した機能障害を改善するわけですが，機能障害のみを切り取ってプログラム内容を決定することは（たとえば痙性に対して持続ストレッチ，中殿筋の筋力低下に対して筋力強化），介入方法を狭くしてしまいます．機能障害はある動作障害の機能不全で生じるものであるため，機能障害を改善する治療介入の場合では，その正常動作の機能を含んだものにすべきです．たとえば歩行障害の

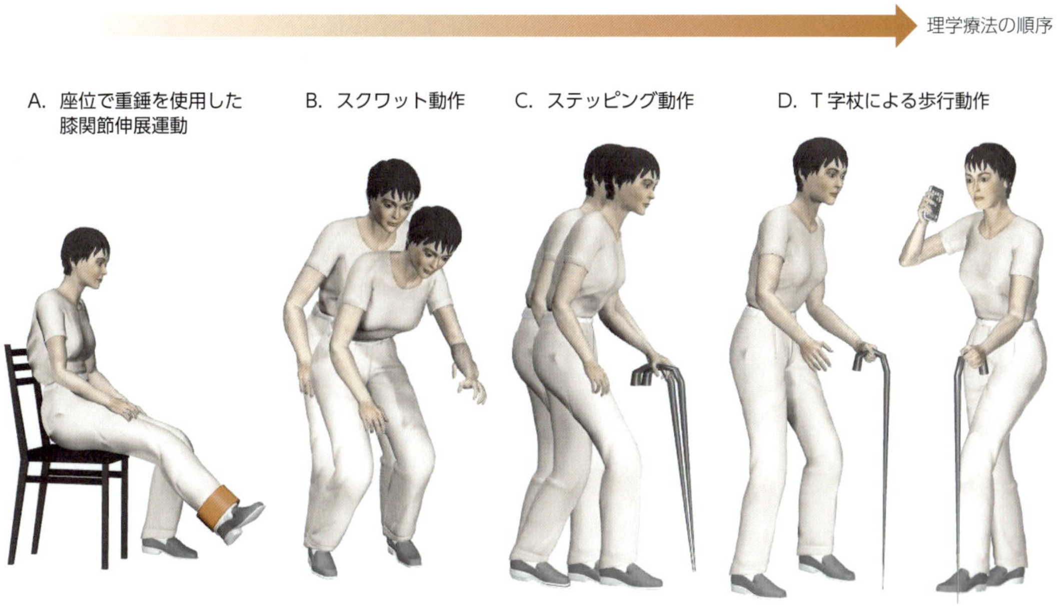

理学療法の順序 →

A. 座位で重錘を使用した膝関節伸展運動　　B. スクワット動作　　C. ステッピング動作　　D. T字杖による歩行動作

図2　運動療法の流れ

A：安全な座位の姿勢で行います．非荷重時での筋力増強の長所は，選択的に当該筋の筋力増強運動ができることです．荷重時の課題を遂行する前に，十分に非荷重時で筋力増強をすることが重要です．B：荷重時で両脚支持の条件で，膝関節伸展筋の筋力増強運動をします．理想的なスクワットは両脚均等に体重負荷をすることで，健脚に荷重が偏らないように注意が必要です．そして膝関節伸展筋による膝関節の制御と同時に，スクワット動作で，股関節，足関節との協調運動により，垂直方向への身体重心移動の制御を経験します．C：荷重応答期で膝関節伸展筋による膝関節屈曲の制御能を高めるために行います．D：患者が自然に遂行する歩行動作で安全性が得られれば，2重課題を用いた歩行動作の遂行により，安楽性および歩行動作の予備能を高めることができます（図11参照）

原因が荷重応答期での膝折れ（過度な膝関節屈曲）である場合には，**歩行動作時の膝関節伸展筋の作用に関与するように治療プログラム順序を考えなければなりません．まず最初に非荷重時で膝関節伸展ROMの改善を図った後，膝関節伸展筋を選択的に筋力強化し，次に荷重時で膝関節伸展筋が身体重心の上下の動きを制御するように，まずは両脚支持でのスクワット動作を試みます．その後，荷重応答期に対応するように患側下肢をステップして衝撃を吸収するようにタイミングよく遠心性収縮を経験させ，そして歩行動作をつなげるようにします**（図2）．

このように主要な問題点として挙げた機能障害の改善に向けた治療プログラムを作成して，基本動作能力の向上を図る，または機能障害が残存する状況下でいかに生活を実行してくかを考慮して患者の残存能力を向上させるプログラムを作成

し，最終的に活動・参加の向上に寄与します．すなわちパフォーマンスに反映するまでを考えて，その介入の姿勢，頻度，強度，施行時間，方法，順番を含めて治療プログラムを考えます．

治療プログラム立案のための基本原則

1. 安全であること

セラピストが患者に接する際には，いかなる状況でも安全で安心できる環境を保証する必要があります．理学療法の進め方として，患者に支持基底面の広い条件から狭い条件で，目的とする課題を遂行してもらいます．そして患者が一人で経験できない課題を，セラピストの少しの介助や誘導で経験してもらいます．しかしそれは同時に患者に危険性をも与えていることになります．セラピストは，患者に課題を実行してもらう前に転倒を未然に防ぐような環境設定，そして転倒しそうに

なったときの対処方法を考え，自身の適切な立ち位置を考えてから，治療しなくてはなりません．

認知症を有する患者の場合では，安全に座っているとしても，患者の傍から離れないようにしなければなりません．なぜなら口頭による指示が十分に伝わっていないこともあり，急に立ち上がったり，床の物を取るなど予期せぬ行動をとり，転倒のリスクが高いからです．そのように認知症を有する患者の場合では，常にセラピストの監視が必須となります．

一般的に運動は，健康増進を促す手段でありますが，リハビリテーションを対象とする患者では運動は物理的，生理学的な負荷となるものです．

患者の安全を守るために理学療法をする前，実施中，またその後もバイタルサインの確認は必須となります．リハビリテーションの中止基準を必ず覚えておきましょう（表1）．

2. 禁忌事項の確認と遵守

（第2章の情報収集　リスク管理の章参照）

全人工股関節置換術では，術後早期ではアプローチ法により脱臼肢位が決まっています．各種のアプローチ法を確認し，股関節が脱臼肢位にならないように患者指導，もしくはROM運動の際に留意しなくてはなりません．

一般の骨折後の治療プログラムにおいては，他

表1　リハビリテーションの中止基準

1. 積極的なリハビリテーションを実施しない場合
    ①安静時脈拍 40/分以下または 120/分以上
    ②安静時収縮期血圧 70 mmHg 以下または 200 mmHg 以上
    ③安静時拡張期血圧 120 mmHg 以上
    ④不安定狭心症の方
    ⑤心房細動のある方で著しい徐脈または頻脈がある場合
    ⑥心筋梗塞発症直後で循環動態が不良な場合
    ⑦著しい不整脈がある場合
    ⑧安静時胸痛がある場合
    ⑨リハビリテーション実施前にすでに動悸・息切れ・胸痛のある場合
    ⑩座位でめまい，冷や汗，嘔気等がある場合
    ⑪安静時体温が 38 度以上
    ⑫安静時酸素飽和度（SpO_2）が 90% 以下

2. 途中でリハビリテーションを中止する場合
    ①中等度以上の呼吸困難，めまい，嘔気，狭心痛，頭痛，強い疲労感等が出現した場合
    ②脈拍が 140/分を超えた場合
    ③運動時収縮期血圧が 40 mmHg 以上，または拡張期血圧が 20 mmHg 以上上昇した場合
    ④頻呼吸（30 回/分以上），息切れが出現した場合
    ⑤運動により不整脈が増加した場合
    ⑥徐脈が出現した場合
    ⑦意識状態の悪化

3. いったんリハビリテーションを中止し，回復を待って再開
    ①脈拍数が運動前の 30% を超えた場合，ただし，2 分間の安静で＋10% 以下に戻らないときは以後のリハビリテーションを中止するか，またはきわめて軽労作のものに切り替える
    ②脈拍が 120/分を超えた場合
    ③1 分間 10 回以上の期外収縮が出現した場合
    ④軽い動悸，息切れが出現した場合

4. その他の注意が必要な場合
    ①血尿の出現
    ②喀痰量が増加している場合
    ③体重が増加している場合
    ④倦怠感がある場合
    ⑤食欲不振時・空腹時
    ⑥下肢の浮腫が増加している場合

〔日本リハビリテーション医学会（編）：リハビリテーション医療における安全管理・推進のためのガイドライン．p6 より引用〕

動運動，抵抗運動および荷重の開始時期を確認します．骨癒合の程度，骨接合術の固定性や整復の程度，軟部組織の修復や縫合などによって左右されるので，必ず医師に確認する必要があります．

3. 目的に合わせた効果的な運動の設定
①筋力増強運動
筋力増強運動においては，期待する筋力（最大筋力と筋持久力）によって運動方法が異なります（図3）[1]．最大筋力を向上するトレーニングでは，現在の最大筋力（1RM）の60〜70％の負荷にて，反復回数を8回未満で設定します[1]．持久力の向上を目的とする場合では，最大筋力の約30％の負荷で，反復回数を15回以上で設定することが多いです．そのように運動強度と反復回数は負の相互関係で設定します（表2）．下肢伸展挙上運動（Straight Leg Raising：SLR）で用いる最大筋力（1RM）を決定するには，実際に足首に重錘を巻いて，1回だけしか挙上できない負荷を課しますが，それは非常にリスクが高くなり，数回の試技が必要となります．そのため任意の最大下の負荷を与え，それを反復運動してもらいます．たとえば，1.5kgの負荷を4回反復することができた場合，表3に照らし合わせて，1RM＝1.5kg÷0.9＝約1,667kgと推定できます．

そしてSLR自動運動の1RMが重錘1,667kgとした場合，表2の負荷量と反復回数を照らし合わせて，15〜20回の運動をさせる場合には，最大（1RM）に対する負荷（％）は60％であることから，重錘（kg）＝1,667kg×0.6＝1.0となります．

筋力増強運動では，関節運動を伴わない等尺性収縮と，関節運動を伴う等張性収縮の方法があります．等尺性収縮は当該筋の最大筋力を発揮することが長所であり，たとえば関節炎で当該関節で運動時に疼痛がある場合にも比較的運動可能であることがメリットとなります．しかし，関節運動を伴わないため関節角度の違いや関節運動速度による筋力の発揮に，等張性収縮よりも関与が少なく，動作への影響が低くなります（表4）．

神経疾患を有する患者に対して麻痺筋の筋力増強運動は，筋疲労が生じやすくなり，強度の強い運動を繰り返し実施すると，過用性筋力低下を引き起こします．そのため運動強度を低めに見積って行います．また翌日の疲労感や痛みをチェックして，翌日に疲労が生じない程度の運動を行います．

重錘とチューブの違いによる筋力増強運動の効果を図4，5に示しています．重錘は自重をより重くすることで，それを動かす筋肉の要求が大きくなること，そして抗重力位では重力による影響を受けることで，抵抗運動となります．しかし，

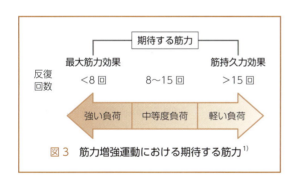

図3 筋力増強運動における期待する筋力[1]

表2 負荷量と反復回数の目安

最大（1RM）に対する負荷（％）	最高反復回数（回）
30	50〜60
50	20〜30
60	15〜20
70	12〜15
80	8〜10
90	3〜6
100	1

＊1RM：関節運動を1回だけ動かすことができる最大負荷量

表3 反復回数と1RMの関係[5]

最大反復回数	1RMに対する負荷（％）
1	100
2	95
3	93
4	90
5	87
6	85
7	83
8	80
9	77
10	75
11	70
12	67
15	65

＊1RM：関節運動を1回だけ動かすことができる最大負荷量

表4 筋収縮の種類による運動への影響

	等尺性収縮 Isometric contraction	等張性収縮 Isotonic contraction
至適負荷量	最大筋力の2/3以上で5, 6秒間	最大筋力の60〜70%
装置・方法	徒手抵抗, ハンドマスキュレータ	徒手抵抗, 重力, 重錘, チューブ
関節運動	なし	あり
関節への影響	関節変形があり, 関節運動で疼痛が出現する場合に, 筋力増強に有利	関節運動範囲にわたって筋力増強で有利
循環器への影響	息こらえ, バルサルバ効果により, 血圧が高くなりやすいため, 心疾患患者には注意が必要	比較的安全
運動技能の影響	少ない	チューブを使用した場合では, 関節運動を制御した運動, 速度を調節する, 遠心性収縮による関節運動の制御を経験できるため, 実際の動作時の筋収縮に近似した運動を経験できる

A. 重錘による膝関節伸展運動（前半）　　　　B. 重錘による膝関節伸展運動（後半）

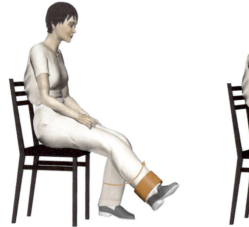
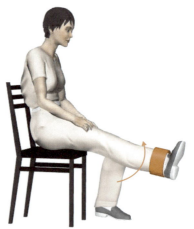

図4 重錘を用いた筋力増強運動
A：下腿が重力の影響を受ける抗重力位からの膝関節伸展運動で, 膝関節伸展筋に負荷が加わります. 膝関節伸展運動の開始初期に, 静止したセグメントを動かすために膝関節伸展筋はより多くの筋力を必要とします. B：膝関節伸展運動の後半では, 運動前半で発揮した伸展筋力による慣性によって, 膝関節伸展運動が生じています. したがって, 膝伸展位に近い屈曲角度では膝関節伸展筋の筋力増強効果は少なくなります

図4に示す膝関節伸展運動の後半では, 慣性による影響によって膝関節が伸展されているため, 膝関節伸展筋にかかる負荷は少なくなります. したがって膝関節屈曲角度が小さい角度範囲では, 膝関節伸展筋の筋力増強効果は低くなります.
　一方, チューブでは重力にかかわらずチューブの長さが長くなれば, 縮まろうとする力（張力）が増加するので, チューブに逆らって運動すれば強い抵抗運動となります（図5）. しかし, ROMいっぱいを動かす場合にはチューブもより伸ばされるため強い抵抗が付加されるので, 動作が困難になります. その場合, チューブの長さやチューブの抵抗の強さを調整します.

② ROM運動, 柔軟性の改善
　ROMは, 関節構成要素である骨, 軟骨, 関節包, 靱帯や関節周囲の筋, 腱, 皮膚の状態に影響を受けます. 主として筋肉の短縮が原因となる場

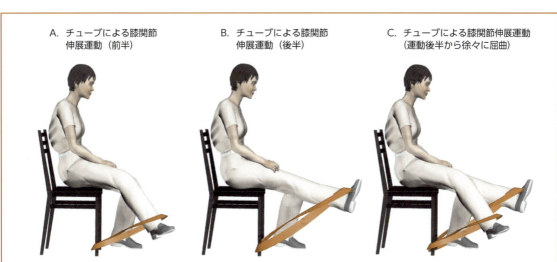

図5 チューブを用いた筋力増強運動

A，B：抗重力位からの膝関節伸展運動と，チューブの長さが増加するにしたがって，膝関節伸展筋に負荷が加わります．そのため，膝関節が伸展位に近づくにしたがって，より多くの膝関節伸展筋の筋力が必要となります．C：チューブによる筋力増強では，少しずつ伸展位から屈曲していくことで，遠心性収縮，膝関節の制御能を高める練習も可能となります

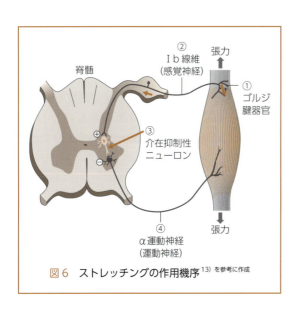

図6 ストレッチングの作用機序[13]を参考に作成

合には，ストレッチングが行われます．ストレッチングの作用機序（図6）は，骨格筋に持続的な伸張（張力）が加わると腱組織に存在する①腱紡錘（ゴルジ腱器官）が興奮し，この信号が②感覚神経のⅠb線維を介して脊髄後角に伝播され，脊髄後角では③介在神経を介して同名筋の④α運動神経を抑制するように作用し，筋弛緩が生じます

（Ⅰb抑制）[2]．ストレッチングの方法は，反動をつけたり呼吸を止めたりせずに，当該筋をゆっくりと伸張させ，強度は疼痛を自覚しない程度で，持続時間10～30秒間筋肉を伸張させた肢位で保持します[2,3]．しかし筋肉に短縮がある患者の場合では，週5回の頻度で30秒以上伸張させないと伸張効果がないとの報告があります[4]．

③運動耐容能の改善

心肺系の機能低下を有する患者は，理学療法ではADLを促進するために，運動に伴う酸素需要に心肺系が許容できる程度の運動強度で，運動をしてもらわなければなりません．呼気ガス分析装置がなく最大酸素摂取量（VO_{2max}）を測定できず%VO_{2max}を設定できない場合では，カルボーネン法を用いた心拍数，または自覚的運動強度（RPF）などを参考とします[5]（表5，6）．

カルボーネンの式

目標心拍数＝
　｛（最高心拍数－安静時心拍数）×k
　　＋安静時心拍数｝

＊予測最高心拍数は，（220－年齢）として計算されることが多いです．

表5　有酸素運動による運動療法時の強度と各種パラメータ[5]より

	運動			時間（分）	頻度	
	%VO$_{2max}$	カルボーネン係数（k値）	自覚的運動強度（Borg scale）		1日あたりの頻度（回）	1週あたりの頻度（日）
軽度負荷	20～40未満	0.3～0.4未満	10～12未満	5～10	1～3	3～5
中等度負荷	40～60未満	0.4～0.6未満	12～13未満	15～30	1～2	3～5
高度負荷	60～70未満	0.6～0.7未満	13	20～60	1～2	3～5

表6　Borg scale[5]より

指数（Scale）	自覚的運動強度
20	
19	非常にきつい（very very hard）
18	
17	かなりきつい（very hard）
16	
15	きつい（hard）
14	
13	ややきつい（fairy hard）
12	
11	楽である（light）
10	
9	かなり楽である（very light）
8	
7	非常に楽である（very very light）
6	

表7　FITTの方式[10]より

・頻度（Frequency）：どれぐらいの頻度で患者が治療を受けるのでしょうか？
　これは一般的に1週間で何回治療を受けているか（たとえば3回/週），または特定の期日までに何回来院するかで決められる
・強度（Intensity）：運動や活動を繰り返す回数？
　スクワット10回など
・時間〔Time（duration）〕：どれくらいの期間，患者が治療を受けるか
　これは一般的に1週間および何日間という形式で表現される（7週間中，週3回）．また，1回の治療で予測される治療の長さで定義される（1回の治療で30分）
・介入の種類（Type of intervention）：特殊な治療戦略（treatment strategies）もしくは介入手続きはどのようなものか
　たとえば，足関節背屈筋の収縮を強化するための経皮的電気刺激など

心不全を有する患者には軽症（New York Heart Association：NYHAの心機能分類Ⅰ～Ⅱ）では0.4～0.5，中等度～重度（NYHA Ⅲ）では0.3～0.4を代入して，運動強度を考えます．β遮断薬を服用している患者では心拍数の増加が抑えられているため，心拍数を指標として運動強度を図ることは困難になります．そのためβ遮断薬を服用している患者では，運動時心拍数は安静時心拍数より20拍を超えるべきではありません[6]．

Borg scale（6～20）を用いる場合では，13以上にならないようにします[6]．

④ FITTの方式

筋力増強運動，ROM運動そして有酸素運動などにおいて，患者にどれくらいの運動をしてもらうかを，患者一人ひとりに合わせて決定しなければなりません．その手助けとなるものとして，FITTの方式（Frequency-Intensity-Time-Type）があります（表7）．

⑤ 姿勢と体位（posture and attitude）

患者が運動を実行する姿勢と体位を規定しなければなりません．患者に運動を実施してもらう，ROM運動を受けてもらう際に苦痛が伴わない姿勢を考えるべきです（図7）．たとえば脊柱に円背がある患者に股関節伸展筋の強化する運動を考える際に，MMTで段階3（Fair）以上ある場合，腹臥位も選択肢の一つとなりますが，平らなベッドでの腹臥位では脊椎の可動性が乏しいため，安楽な姿勢ではないことが多いです．そのため，股関節伸展筋のMMTが段階3以上あったとしても，背臥位によるReverseのSLRを徒手抵抗で行うなどの方法を考えます．

一般にMMTの段階に応じて運動可能な姿勢を

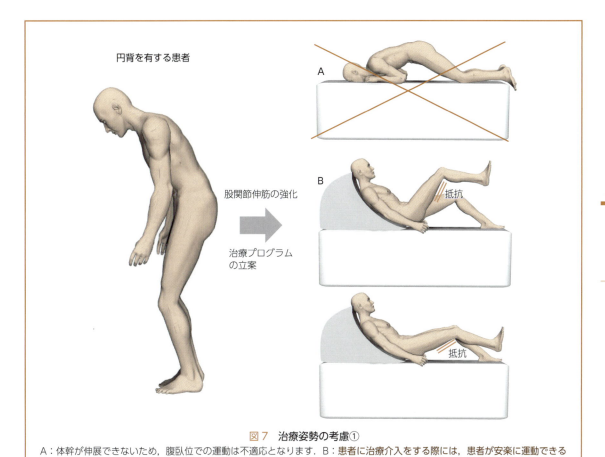

図7　治療姿勢の考慮①
A：体幹が伸展できないため，腹臥位での運動は不適応となります．B：患者に治療介入をする際には，患者が安楽に運動できる肢位を最優先に考えます．円背がある患者の場合，背臥位で背面にクッションを入れて支持できるように工夫します

選択します．たとえば，股関節外転筋のMMTが段階2（Trace）であれば重力の影響を取り除いた姿勢である背臥位，段階3（Fair）以上あれば側臥位が選択されます．しかしながらMMTで段階4（Good）の場合でも，下肢の運動に際して抗重力位である側臥位姿勢を安定して保持できず，外転筋筋力を十分に発揮できない場合などがあります（図8）．その際には背臥位で両側の大腿外側部にチューブを巻きつけて，左右脚同時に外転運動を行ってもらいます（図9）．チューブを使用することで重力にかかわらず抵抗運動が可能で，かつ背臥位のほうが姿勢の安定性もよく，両側同時に外転運動をするほうが骨盤部の代償も減じることができます．

セラピストは動作遂行や姿勢保持に寄与するようにと，当該筋力が発揮してほしい角度を考えながら，姿勢や肢位を規定して筋力増強運動を実施します．たとえば，立位で後方に不安定を呈して体幹を前傾位で保持している患者に対して，股関節伸展位で股関節屈筋を強化したいときがあります（図10）．その場合，座位で股関節を屈曲させて腸腰筋を強化すると股関節屈曲域での運動であるため，立位時の姿勢保持の影響は少なくなります．そのため背臥位で片脚の大腿部までベッドに乗せて，下腿部をベッドから下垂させた肢位から，股関節の屈曲運動を行ってもらいます．また反対側の脚は股関節と膝関節を屈曲させて足部をベッド上に支持させます．そのように反対側の脚をベッド上に保持させることで，過度な腰椎前弯を防止して腰痛を予防します．

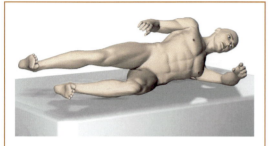
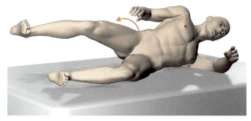

図8　治療姿勢の考慮②
一般的に，患者が有する筋力がMMT3（Fair）以上では抗重力位，MMT2以下であれば重力を取り除いて自重を支えた姿勢を選択して筋力増強運動をします．股関節外転筋のMMTで段階3であれば，通常，側臥位の姿勢による筋力増強運動を行います．しかし側臥位では支持基底面の安定が難しく，股関節外転運動を遂行すると骨盤が後方に回旋して姿勢が不安定となりやすいことがあります．その際にはMMTの段階3だから抗重力位の姿勢とは固執せず，姿勢の安定性や代償運動が出現しないように総合的に姿勢を選定します

A．片側（右）のみ股関節外転運動　B．両側同時股関節外転運動

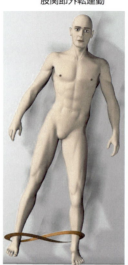
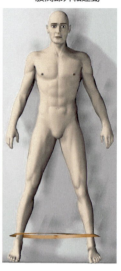

図9　治療姿勢の考慮③
A：股関節外転筋のMMTが3（Fair）以上でもチューブを用いると背臥位でも効果的な運動ができます．片側のみの股関節外転運動では，骨盤部での代償が生じやすいです．B：両側同時に股関節外転運動すると，無意識に左右の外転角度や運動速度を同じぐらいにしようとするため，外転筋に筋力低下があった場合でも代償運動は少なくなります

A．後方に不安定な立位　B．自然な立位姿勢

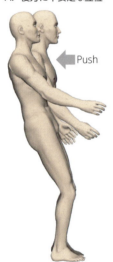
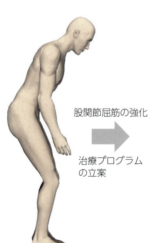
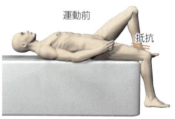
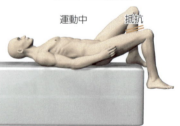

股関節屈筋の強化 → 治療プログラムの立案

図10　治療姿勢の考慮④
A：後方に外力を加えると，姿勢を制御することなく後方に倒れます．B：股関節屈筋への要求を少なくするように，体幹前傾位で保持するようになります．C：立位で後方へ不安定な状況を改善するために，立位保持での股関節角度に一致した角度で股関節屈筋を増強させます

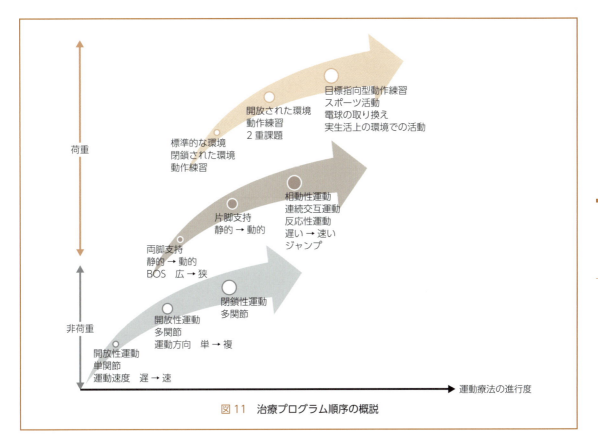

図 11　治療プログラム順序の概説

4. 必要事項

運度療法や活動において患者を介助するために必要な要素（たとえば，口頭指示，介助する部位や方向），また運動で使用する器具や道具（たとえば，弾性バンドの強さ，セラピーボールの大きさ）を記載すべきです．

また好ましくない運動や運動を中止する事柄や内容を示します．

プログラム順序

主に下肢障害についてのプログラム順序を図11に示しています．たとえば患者がバスケットボールのクラブ活動に復帰することを目標にしている場合，相手からの追跡をかわす，動いているボールに反応して身体を素早く移動する身のこなし能力を身に付けなければなりません．また，高齢の患者においても同様で，スーパーに買い物に行くことを目標にしている場合，混雑しているところを避けるように歩かなければなりません．どちらも，その前段階で荷重時の下肢支持の向上および身体重心変位の制御に備えて，リハビリテーションの初期では各下肢筋の最大筋力を増加させておく必要があります．

1. 非荷重時の開放性単関節運動

筋力増強運動の初期に用いる方法としては，選択的に当該筋に負荷を与えることができる開放性運動を行います．図12では，非荷重時での開放性運動として下肢筋の筋力強化として代表的に用いられるSLR自動運動を示しています．下肢術後にSLR自動運動が早期に可能となると，その後の歩行動作の自立時期が早くなるとの報告があります[7]．そのためSLR自動運動をスムーズに実施できることを，しばしば機能障害レベルの目標することがあります．そしてSLR自動運動の前段階として，膝関節伸展位で膝関節の関節運動を伴わない大腿四頭筋を収縮させること（パテラセッティング，大腿四頭筋セッティング）を指導しますが，

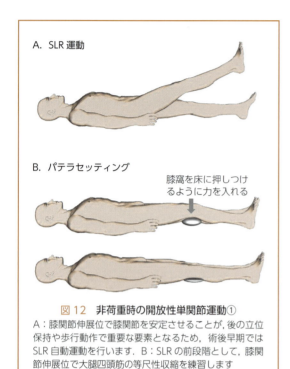

図12　非荷重時の開放性単関節運動①
A：膝関節伸展位で膝関節を安定させることが，後の立位保持や歩行動作で重要な要素となるため，術後早期ではSLR自動運動を行います．B：SLRの前段階として，膝関節伸展位で大腿四頭筋の等尺性収縮を練習します

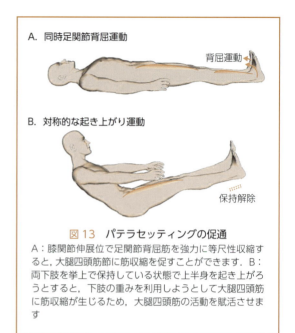

図13　パテラセッティングの促通
A：膝関節伸展位で足関節背屈筋を強力に等尺性収縮すると，大腿四頭筋に筋収縮を促すことができます．B：両下肢を挙上で保持している状態で上半身を起き上がろうとすると，下肢の重みを利用しようとして大腿四頭筋に筋収縮が生じるため，大腿四頭筋の活動を賦活させます

　下肢の術後の患者では力を入れる感覚がつかめず，パテラセッティングができないことが多いものです．そのため膝が曲がった状態で下肢挙上となります．術後早期にパテラセッティングができない原因としては，大腿四頭筋自体の筋萎縮の要因よりも，術前の筋活動の不活性化，術後の疼痛や不動，手術による脊髄麻酔や術中の下肢への血流遮断などのさまざまな影響により，神経性要因である神経細胞の動員数，前角細胞の発射頻度および前角細胞が発火するタイミングの同期化が活性化されていないことが考えられます[8,9]．パテラセッティングが上手にできない患者に対して行う方法として，①両足関節を同時に背屈することで，末梢の運動を実行するために不随的に近位部体節を固定するために大腿四頭筋が収縮します（図13）．それは神経筋再教育の一つとして両下肢を一緒に筋収縮をさせることで，患側の大腿四頭筋の筋収縮を賦活させることに通じます．②両下肢を挙上させた肢位を保持させるように意識させ，腹筋を使って起き上がりをさせます（図13）．このように無意識な，平衡反応で生じる筋活動の方法を利用して大腿四頭筋の収縮を促すことがあります．次に膝関節伸展位で大腿四頭筋の収縮が，自分の意思で収縮したいというタイミングで，即座に収縮できるように，セラピストの合図に対して反応して素早くパテラセッティングする練習をします．

　大腿四頭筋が選択的に即座に収縮できるようになると，SLR自動運動を大腿四頭筋の収縮を維持したままでスムーズに15回程度連続的にできるようにし，徐々に重錘を負荷させて筋力増強を図ります．SLR自動運動の最初の試行では，対側の股関節と膝関節を屈曲して片膝を立てて足部でベッドを支持し，骨盤部の動きを少し許すことでSLR自動運動が行いやすくなります．SLR自動運動がある程度可能になれば，さまざまな運動速度でもSLR自動運動ができるようにし，任意の下肢挙上角度で「止める」，そして「動かす」というように運動の随意性を高めます（図14）．言い換えれば，単関節の運動を自分の意思で即座に出力できる能力を高めます．

2. 非荷重時の開放性多関節運動

　SLR自動運動が十分に可能になれば，下肢挙上

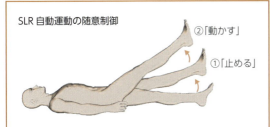

図 14　非荷重時の開放性単関節運動②
数回の SLR 自動運動が可能になると，次は SLR 自動運動を自由な股関節角度で静止できるか，そして運動を開始できるかを練習します．運動の法則で F=ma にもあるように，静止した状態から，動き始めるときに筋活動が必要となります．随意的に任意の股関節角度で①「止める」，②「動かす」の練習をします．

を保持しながら膝関節のみを屈伸させます（図15）．この課題では，下肢挙上した状態から膝関節の運動をすることで下肢の部分重心のレバーアームが変化するため，股関節を保持している腸腰筋や大腿直筋に要求される筋活動の制御が必要となります．股関節や膝関節周囲筋の筋活動の制御能が低ければ，下肢挙上角度を維持できなくなるなどがみられます．同様に下肢挙上を保持しながら足関節のみの底屈・背屈運動をします．この課題においても足関節の動きによって膝関節伸展位で固定している大腿四頭筋の筋活動にわずかな変化が生じるため膝関節を伸展位に保つための制御を必要とします．そのように**単関節の運動だけでなく，一つの関節を保持した状態で，その他の一つ，または二つの関節運動を自分の意思で制御できる能力を養います**．つまり下肢の自由度を高めるように運動療法を追加します．次に，セラピストの指先に，患者のつま先をタッチさせるような課題を行ってもらいます（図16）．それには空間上での三次元的な動きと，股関節，膝関節そして足関節の動きによって機能的な下肢長を調節し，それを保持するという下肢相互間の制御が必要となります．

3．非荷重時の閉鎖性運動

非荷重時で開放性運動での下肢運動の制御能が備わってくると，ADL での使用状況に近い環境で

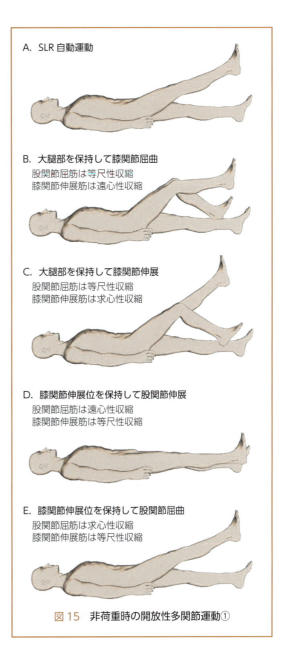

A．SLR 自動運動

B．大腿部を保持して膝関節屈曲
　股関節屈筋は等尺性収縮
　膝関節伸展筋は遠心性収縮

C．大腿部を保持して膝関節伸展
　股関節屈筋は等尺性収縮
　膝関節伸展筋は求心性収縮

D．膝関節伸展位を保持して股関節伸展
　股関節屈筋は遠心性収縮
　膝関節伸展筋は等尺性収縮

E．膝関節伸展位を保持して股関節屈曲
　股関節屈筋は求心性収縮
　膝関節伸展筋は等尺性収縮

図 15　非荷重時の開放性多関節運動①

ある閉鎖性運動で，下肢筋の筋力増強運動および下肢運動の経験を設定します．閉鎖性運動は，末梢の体節が固定された状態で中枢部の体節が動く運動です．具体的な運動は，背臥位で殿部をベッドから持ち上げる，いわゆるヒップアップで，この運動は下肢に荷重がかかるため厳密にいえば荷重時の運動となりますが，一般的には非荷重時の運動として扱われています（図17）．足部や下腿

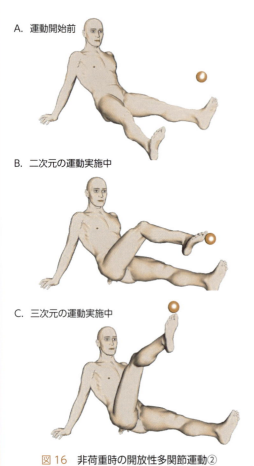

図16　非荷重時の開放性多関節運動②
A：セラピストが空間上の任意の点を指さし、それにつま先をタッチするように説明します。B：空間上で指さしのポイントを前後および上下と変化させ、屈曲−伸展の二次元の運動で股・膝・足関節の協調運動を行います。C：空間上で指さしのポイントを前後、内外側および上下と変化させ、屈曲−伸展、外転−内転そして外旋−内旋の運動を含めた下肢関節の協調運動を行います

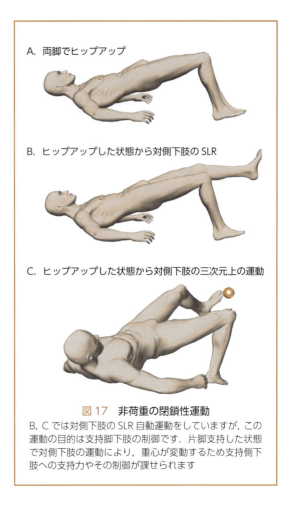

図17　非荷重の閉鎖性運動
B, Cでは対側下肢のSLR自動運動をしていますが、この運動の目的は支持脚下肢の制御です。片脚支持した状態で対側下肢の運動により、重心が変動するため支持側下肢への支持力やその制御が課せられます

は固定された状態で、大腿部が伸展方向に動き、かつ股関節も伸展して殿部が持ち上がる運動です。これには多関節がリンクして動かないとなりません。そのため非荷重時の開放性多関節運動の制御能が向上した後に、設定することが多いものです。

4. 両脚支持で身体重心移動

患者が自然に遂行する立位（両脚支持の条件）では、両脚に均等に荷重ができておらず、患側下肢に荷重が載っていません。セラピストは、まず支持基底面の中央に身体重心が位置するように促すことで、立位時の物理的安定性の向上に努めます（図18）。非荷重下で各々の下肢筋の筋力増強にて得られた筋力を、両脚支持下において身体重心の左右・上下の運動に伴う姿勢制御として機能させる経験を与えます（第3章-3. 患者の立位保持能力の動作観察・分析参照）。

5. 片脚支持で身体重心移動

両脚支持下で患側下肢への荷重をすべて載せることが可能になると、支持基底面が狭い片脚での身体重心の左右・上下の運動に伴う姿勢制御能力を高める経験をさせます（図19）。正常歩行の単脚支持時間は約0.4秒であり、かつ単脚支持中に身体重心は足部の支持基底面には投影されていま

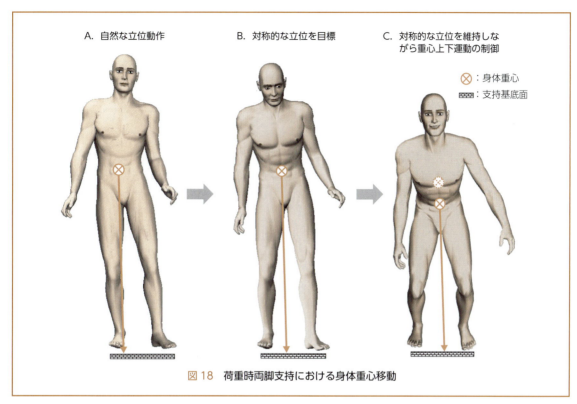

図18 荷重時両脚支持における身体重心移動

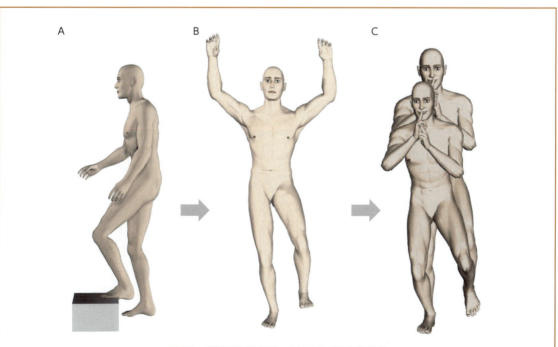

図19 荷重時片脚支持における身体重心移動①

A：片脚支持では，支持基底面が小さくバランス能力が必要になるため，はじめは遊脚足部を低い台に支持し，徐々に高い台へと変更していきます．B：台なしの片脚立位保持が可能になると，片脚立位保持しながら，各身体体節の肢位を変更させて，保持する練習をします．C：片脚立位保持しながら身体重心の上下運動（自分の膝や足部を触らせるような課題）を行います

せんが，片脚立位保持能力が向上すれば歩行中の単脚支持期が安定します．日常生活では物品を跨ぐ動作，逆に頭を低くして歩く（図20）など片脚立位の安定性が重要となる活動が多々あります．

6. 立位および片脚支持での相動性運動

両脚および片脚支持において，支持基底面内で身体重心を支持（投影）する能力が備わった後，身体重心移動の速度変化を制御する運動をします．

すなわち，速い動きでのスクワットを連続的に行う（相動性運動），次に支持基底面を臨機応変に変化できるように，連続的な左右脚交互運動の速い足踏み（図21），段昇降（連続交互運動）などを経験させます．

これまでの4, 5で示した荷重時の運動は，セラピストによって指示された運動課題に自分のタイミングでその運動を模倣するものでした．ADLの活動は，活動する場所に応じて，環境の状況に合わせて歩行速度を変化させなければ逆に危険性が高くなることがあります．たとえば，デパートの地下の食品売り場の夕方では，我先にと自分の好みの食材や御惣菜を買うために，多くの人が他の人をかき分けて歩いています．そこに一人だけ自分のペース（遅い）で歩いていると，その群衆に押されて倒れてしまうことが，容易に想像できるでしょう．そのように外界の変化に対応するように動作速度を変更して運動できなければなりません．この段階での運動療法では，立位保持した状態で「じゃんけんホイ，あっち向いてホイ」のように瞬時に勝ち負けを判断して，次の行動を決定し，自分の動作を決め，瞬時に動く動作を行います（図22）．それには外界の判断，運動，それに

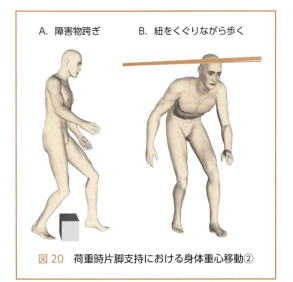

図20 荷重時片脚支持における身体重心移動②

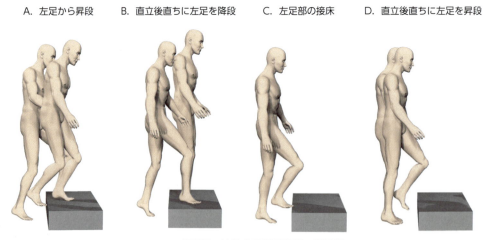

図21 相動性，連続交互運動課題の段昇降

図は，「左脚から昇段して，左脚から降段する」課題を示したものです．A：左足の昇段で求心性収縮による身体重心の上方移動をし，B：直立位後に直ちに右下肢支持に移行して左下肢を降段することにより，左右脚の支持側と運動側との迅速な変換を経験させる．C：左脚が接床してから，D：右脚を降段して直立後に直ちに右下肢支持に移行して左脚を昇段することにより，左右脚の支持側と運動側との迅速な変換を経験させます．これを「右脚から昇段して，右脚から降段する」課題も同様に行います

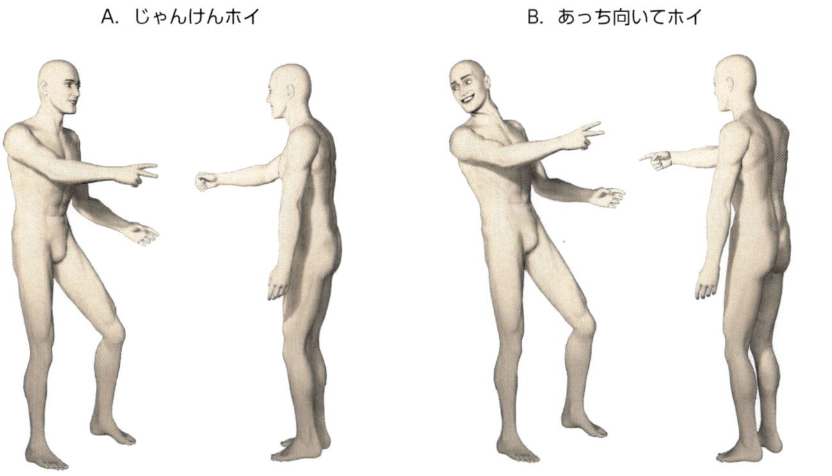

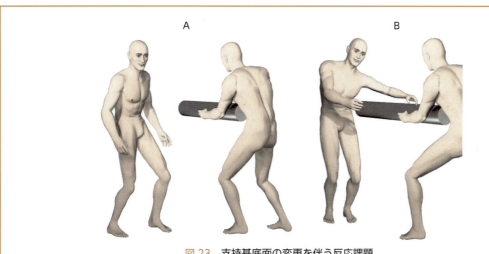

A. じゃんけんホイ　　　　B. あっち向いてホイ

図22　立位・片脚立位における反応課題

A：片脚立位でじゃんけんをします．そして勝ち，負けを判断して，次の行動を選択します．立位バランスが未熟な場合は，その判断および行動も遅くなります．B：「負け」を認識して，その後，「あっち向いてホイ」のリズムに応じて，頭部を動かさないといけません．その際に頭部の動きにより，前庭系の変化，視覚の変化そして身体重心の変化に対して，片脚立位を保持しなければなりません

図23　支持基底面の変更を伴う反応課題

伴う身体動揺を補正する姿勢制御が必要となります．その他，瞬時に支持基底面の変化を伴うような課題として，立位保持した状態から，セラピストが重いボールを投げてそれをキャッチさせる，棒を患者目がけて突き出して，患者は身体に当たらないような身のこなしをするなどです（図23）．
　若年者のリハビリテーションにおいては，この相動性運動の延長線上として，瞬時に大きな筋力を発揮させるスクワット肢位からジャンプするスクワットジャンプ，反動を利用したドロップジャンプを行います．

7. 標準化された，閉鎖された環境下による動作練習

　立ち上がり，移乗動作，歩行動作という基本動作課題の練習，そしてそれを組み合わせた洗面所

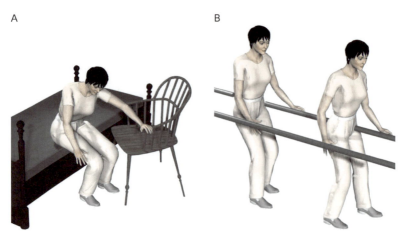

図 24 閉鎖された環境下による動作練習
A：ベッドと椅子の高さ，椅子の配置を規定して，いつも同じ環境下で動作練習（移乗動作）します．B：平行棒の高さは，上肢支持が容易な大転子の高さに規定して，同じ環境下で歩行練習します

で遂行する洗顔動作，病棟内のトイレ動作と移行していきます．そのような動作練習の初期の段階では，リハ室内で車椅子からベッドへの移乗動作を練習する際に，車椅子とベッドとの距離や角度，いつもと同じベッドというように，固定化された状況で，もしくは予測できる環境（closed environment）において動作練習を行います（図24）．

動作練習の経験を通じて，運動スキル（動作を自立して遂行できる能力）を習得するには，**運動学習**についての知識をふまえておかなければなりません．運動学習の過程は FittsとPosner によって，明瞭にステージ分類され，「認知ステージ（cognitive stage）」，「連合ステージ（associative stage）」，そして「自動ステージ（autonomous stage）」と階層化されています．これらのステージの階層をもとに，運動学習過程で用いる指導内容を決定していきます[9,10]（表8）．

学習過程の認知ステージの目的は，課題内容を理解することや患者が動作課題を計画して実行することを促すことです．その課題は学習するための実現可能な条件でなくてはなりません．セラピストは，最適な運動スピードで患者が失敗しないような方法で，課題を実演して相手に観察させます．このようにセラピストが動作課題を実演し，患者がそれを観察することは，患者に内的な認知図式（internal cognitive map）や運動イメージを生成させ，課題内容の理解を促すことができます[10]．

患者はセラピストが設定した課題の動作練習をします．達成可能な課題であっても初期では，セラピストの徒手的な誘導（guidance）が課題中に必要になることがあります．それは失敗を未然に防ぐまでの期間で，不慣れな動作能力が向上していくなかで，学習初期においては効果的なものです．セラピストの手は，失敗要素を効果的に代用するために用い，期待したい運動を促通するため，または正しい運動を誘導するために当該箇所を安定するように保持します．それは患者に課題を実行するうえでの一連の動作周期を完結することで，力を発揮する局面や運動方向を変更するタイミングなどの運動感覚（sensations of movement）の経験，そして恐怖感を和らげ，安全に動作を遂行するまでの自信（confidence）を与えます．セラピストの徒手的な誘導は少しずつ少なくしていきます．逆に簡単でわかりやすい口頭指示（verbal instructions）を与え，かつ患者へ過剰もしくは数多い要求を課さないようにし，患者一人で遂行可能な正しいパフォーマンスを強化します．

表8　運動学習ステージ[9, 10]

運動学習ステージと指導内容の特徴	
認知ステージの特徴 (cognitive stage)	指導内容
■学習者は今実施する課題だけに注意を向ける ■学習者は，正しい動作と誤った動作の違いを理解しなければならない ■学習者は，安全な動作と危険な動作の違いを理解しなければならない ■'何をすべきか'の決定 　'What to do' decision	□運動の目的を確かめる □セラピストが正しい運動を実演する □セラピストは，患者が遂行している運動を直接手で触れて誘導する，もしくは補助する．患者が安全に課題を遂行できるようになれば，患者に触れるのを少なくして，口頭による指示に変更する □どれくらいの速さ，距離で動くべきかを指示する □複雑な課題は，部分的な課題に分けて練習する □少数の課題だけを練習する．そして疲労が生じない程度で，安全に遂行できる課題を繰り返し練習する． □学習者に自分のパフォーマンスを自己評価してもらい，自分で修正箇所を確認させる □安全の範囲内であれば，少し誤った方法でも許容する．
連合ステージの特徴 (associative stage)	指導内容
■学習者は少ないミスの範囲内でより正確な運動を遂行する ■学習者は，もし誤った方法で運動を遂行すれば，それを自己修正するように心がける ■学習者は，セラピストによる口頭指示やフィードバックに頼らないで，動作を遂行しなければならない ■事前にミスが生じることを予測できる ■'どのようにすべきか'の決定 　'How to do' decision	□多くの運動や課題を練習する □複合的な課題を練習する □患者一人で練習を遂行して問題解決能力を高める．ミスしない方法を考える（自己決定スキルを向上させる） □セラピストの徒手による介助・誘導は避ける □学習者が誤った方法で動作を実演している場合，セラピストは学習者に，それを認知させるために，しばらく経ってからフィードバックを与える □課題のみに集中しない程度の環境を設定して，動作を遂行してもらう
自動ステージの特徴 (autonomous stage)	指導内容
■ほかの課題を遂行しながらでも，正確に自動的な動作遂行をする ■新しい環境，難しい課題に対しても，動作方法を修正して安全に遂行できる ■連続的な課題や俊敏に動かなくてはならない課題を行う際にも，疲れないで動作遂行できる ■成功する方法を決定 　'How to succeed' decision	□学習者に動作速度を速くして，長い距離で，複雑な課題を一人でできる程度の難しい課題を設定する □毎日の活動のなかで，難しい課題を取り上げて，それを練習する

8. 開放された環境下による動作練習

　環境状況を変更させて動作課題を練習することは，非常に重要なことです．閉鎖された環境において動作遂行の安定性（課題遂行をいつもと同じような動作遂行方法で行うことができる）が向上するにしたがって，少しずつ環境を変化させて患者に動作課題を練習してもらいます．最終的には実生活上に一致した環境の課題条件に変化させます．学習能力が高い個人は，プラットフォームベッドへの移乗動作を習得した場合，ほかの方法の移乗動作のやり方，つまり車椅子から車，車椅子から浴槽などで上手にできるようになります．つまり学習とは，環境が変化した状況で運動課題を実行する適応性の向上を意味するものです[10]．

　学習過程における連合ステージ（associative stage）と自動ステージ（autonomous stage）の段階では，閉鎖された環境での動作能力が向上し，無秩序な誤りは減少していきます．定型的な誤りが確認されたとしても，解決するほうへ進展します．この段階は環境が変化した際に，一定の運動が保たれているか，または課題条件が変化しても動作遂行能力が担保されているかを確認します．

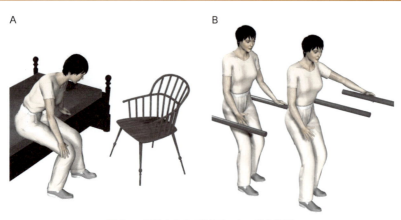

図 25　開放された環境下による動作練習
A：異なる椅子の配置，椅子の高さなど，動作練習（移乗動作）の環境を変更し，その変更された環境でも動作を一人で行えるように練習します．B：一つの課題遂行においても，一定の環境ではなく，環境が変化（上肢支持の高さの変更）する状況において，一人で行えるように練習します

　これは幅広い環境で変化する要求に対応して適応し，全体的な運動を可能にすることを意味します．
　この段階では移乗動作において，ベッドと車椅子との距離を遠くする条件変化などを与えます．移乗先の車椅子との距離が長くなれば，移乗する前にベッド上に座っている位置を車椅子に近づける，ベッドに浅く座って車椅子を把持して車椅子を自分に近づける，起立後に脚の踏み返し数を増やして車椅子に近づくなどの動作方法の変更が課せられます（図 25）．課題条件の変更による運動の失敗や危険性が増えることになりますが，それを理解させることは重要なことです．この段階では，セラピストは数多くみられる失敗を修正しないで，どちらかといえば患者が多くの課題を実行し，成功と失敗との違いを認識することを見込んでいます．そして連合ステージや自動ステージの段階で，認知ステージのように運動を誘導する方法や手順を説明するなど行うと，逆にセラピストに依存してしまい，自動的制御から外れるために，この連合ステージと自動ステージにおける目的と，逆効果になります．
　学習過程の最終ステージにおいて，会話しながら歩行したり，もしくは玉突きをしながら歩行するといった2重課題を用いることは，自動制御能を発達させるための方法として有用なもので

す[10]．

9．目標指向型の動作練習

　人の基本的活動は共通していますが，個人が担っている家族内，社会における役割機能は個別特異的であり，それに応じた活動を実行しています．したがって患者の役割機能やニーズに応じた明確な行動目標を設定し，長期にわたって到達するための必要条件を規定し，運動療法の課題内容として取り入れます．
　また，完全回復を期待できない患者の場合では，障害が残存する状況下でいかに実生活上での生活を実行していくか，実生活上の環境に対しての実行能力の向上に努めます．

その他，運動学習に影響する要因[3, 10]

部分練習と全体練習

　一つの動作課題を要素的に解体もしくは分解，または複合的な課題を一つの課題ごとに分けて動作練習をする場合があります．
　一つの動作課題として，立ち上がり動作を失敗した例として，第2相の移行相で殿部離床した後，後方に倒れ込むことがよくあります（図 26）．多くの場合，股関節伸展のタイミングが早く，身体

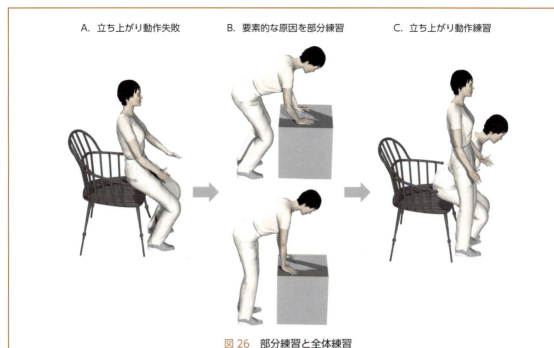

図26 部分練習と全体練習
A：第2相（移行相）の股関節伸展運動が早期に生じたため，後方に倒れ込んでしまう．B，C：正常な第2相（移行相）で生じる股関節屈曲を継続した状態で，膝関節の屈伸運動を練習し，その後に立ち上がり動作を遂行する

重心が足部の支持基底面に投影できないので，後方に倒れ込んでいます．正常では殿部離床後においても股関節は屈曲運動をし続け，膝関節が伸展することで身体重心の前方移動は継続されています．したがって患者に股関節を屈曲したままで，膝関節の伸展運動を練習する経験をさせることで，一連の立ち上がり動作が完結することを促進します．このように動作が失敗に至る要素的な運動を全体の運動の前に強調して練習してから，全体の動作練習に移ります．

複合的な課題としては，たとえば，車椅子からのトランスファー練習の前に，ブレーキを掛ける，フットレストを上げる，浅く腰掛け直す，立ち上がる，方向転換する，そして着座するといった構成要素を分離して練習しておくべきです．そして，それぞれの構成要素が組み合わさって全体的な運動に統合された練習をするようにプログラムの順序を考えます．

課題順序が固定された練習と無作為な順番での練習[10]

課題順序が固定された練習，いわゆるブロック練習（blocked practice）は一つの課題を繰り返して実行される組織立てられた練習です．無作為な順番での練習，いわゆるランダム練習（random practice）はいろいろな課題を任意の順序で連続して実行される形式です．

Timed Up and Go Test（TUG）の構成要素の課題として，「1．椅子から起立」「2．歩行」「3．方向転換」「4．着座」と順番が規定されています．それぞれの課題の遂行能力が結果的にTUGの遂行時間に反映され，TUGの遂行時間がADLと関連性を示します．1課題につき3試行する場合，ブロック練習では111，222，333，444の順序となり，繰り返しのあるランダム練習1234，1234，1234，1234という順序構成となります．両方の実演形式でも運動スキル（動作を自立して遂行できる能力）を向上させることができますが，ランダムな順番での練習のほうが長期間の保存はよいと

されています.

　一方，運動学習の認知ステージでは，複合的な課題を一連の課題として練習するよりも，ブロック課題として一つひとつの課題を練習するほうが，各々の運動スキルの向上につながります．そのように一つひとつの課題をある一定の安定した動作で遂行できるようになれば，それぞれの課題順序を変えて動作を遂行するようにプログラムを考えます．そうすることで外界の変化に対応する能力が養われ，実際の生活の場への適応能が高くなり，ひいては実行能力の向上につながります．

帰結（outcomes）

　帰結は，治療効果，患者の満足を明らかにするためのものです．治療計画に対する予測される目標や期待される帰結を要約します．具体的には現時点の理学療法の内容が，患者の疾患や経過をふまえて，正当なものかどうかを再考します．もし，患者が供述した目標に対して期待された能力レベルにすでに達している場合，治療計画の改訂をしなければなりません．もし患者が期待される帰結に対して希望する活動レベルに達成している場合では，予定どおりに理学療法が終了することになります．もし患者が，供述した目標や帰結を達成することに失敗した場合，セラピストは失敗した理由をみつけなければいけません．

■ 文　献

1) 安保雅博・他（編），江藤文夫，里宇明元（監修）：最新リハビリテーション医学　第3版．p36，医歯薬出版，2016.
2) 沖田　実：関節可動域制限　病態と理解と治療の考え方．pp152-191，三輪書店，2008.
3) Kisner C, Colby A：Therapeutic Exercise：Foundations and Techniques. 4th ed. pp3-30, 171-211, F.A. Davis Company, 2002.
4) Bandy WD, Irion JM：The effect of time on static stretch on the flexibility of the hamstrings muscles. *Physical Therapy*, **74**(9)：845-850, 1994.
5) 高橋哲也（編）：理学療法NAVI　ここで差がつく'背景疾患別'理学療法QandA．pp63-64，医学書院，2016.
6) Paz JC, West MP：Acute Care Handbook for Physical Therapists Third ed. pp1-42, Sunders, 2009.
7) 柳田頼英・他：理学療法学，37(Suppl)2（第45回日本理学療法学術大会 抄録集），セッションID：pp3-135，2010.
8) 塚越　累・他：人工股関節全置換術後における膝関節伸展筋力低下の要因．日本理学療法学術大会 2008，C3P3341-C3P3341，2009.
9) Mizner RL et al：Quadriceps strength loss after total knee arthroplasty：The contributions of muscle atrophy and failure of voluntary muscle activation. *Bone Joint Surg Am*, **87**(5)：1047-1053, 2005.
10) O'Sullivan SB：Clinical Decision Making. Physical Rehabilitation 4th. pp3-26, F.A, Davis Company, 2007.
11) 日本リハビリテーション医学会（編）：リハビリテーション医療における安全管理・推進のためのガイドライン．p6，医歯薬出版，2006.
12) Joseph MW：筋力テスト．ストレングス＆コンディショニングジャーナル，**15**：53，2008.
13) 岡田　忠，菅屋潤壹（監訳）：コスタンゾ明解解剖生理学　第3版．p100，エルゼビア・ジャパン 2006.

（西守　隆）

第4章 臨床における運動器疾患の評価 ―統合と解釈―

1 大腿骨頸部骨折

> **症例（72歳，女性）**
> - BMI：21.2（身長：158 m　体重：53 kg）
> - 現病歴：平成X年3月Y日，買い物より帰宅し玄関段差を上ろうとした際に足が滑って転倒しました．起立不能となり近隣住民が救急車要請，A病院に搬送されました．X線所見にて左大腿骨頸部内側骨折が認められ，Y＋2日に人工骨頭置換術（後外側アプローチ）を施行，術後1日目より理学療法開始となりました．術後4日目より平行棒内歩行練習開始，術後8日目より歩行器歩行練習開始，術後14日目よりT字杖歩行開始となり，現在術後5週目です．
> - 既往歴：X−10年：高血圧症により内科通院加療中
> - 主　訴：受傷前ADLを獲得したい．

担当患者を受けもつにあたって事前に予習しておくべきこと

大腿骨頸部骨折の骨折型

骨折の種類は，内側骨折（関節内）あるいは外側骨折の骨折により，血行動態が異なるため骨癒合に影響します（図1）．内側骨折では，大腿骨頭への栄養血管からの供給が絶たれやすくなるため，大腿骨頭壊死が生じます．そのため人工骨頭置換術が行われます．

大腿骨頸部骨折の観血的治療

観血的治療が選択された場合には，さまざまな術式があります．術式によって荷重開始時期や術後注意すべきリスクが異なってくるため，各術式の特徴を知っておく必要があります．人工骨頭置換術の後外側アプローチでは，皮膚切開後，腸脛靭帯の一部，中殿筋あるいは小殿筋，梨状筋といった外旋筋を切離します[2]．この手技によって，股関節後方の支持性が脆弱になるため，術後の脱臼リスクを伴います．近年では，最小侵襲手術（Minimally Invasive Surgery：MIS）という，手術を受ける患者の身体負担を最小限にするような手術法が適応される場合もあります．アプローチ方法の確認では，切開部位の視診，手術記録あるいは執刀医から情報を収集しましょう．

術後合併症の知識

術後のリスク管理では術後合併症を念頭に置き，理学療法を実施します．合併症として，脱臼（人工股関節全置換術），深部静脈血栓症，大腿骨頭壊死，骨癒合不全，術後感染症，末梢神経障害（特に総腓骨神経麻痺）が挙げられます（後述）．

術後2〜3日までは脂肪塞栓症のリスクが高いため，低酸素血症の症状に注意します（不整脈，足部冷感，呼吸困難，意識障害など）[3]．また，深部静脈血栓症は，術後1週間以内の発症が多いとされ，致死性の高い肺血栓塞栓症の原因の90％は下肢の深部静脈血栓症といわれています．そのため，D-dimer値の上昇，Homan's signの有無，下腿筋の硬化，圧痛症状，浮腫，皮膚色，足背動脈の拍動の左右差には注意します[4]．一般的に，D-dimerは血栓の存在を示唆する指標であり，外傷および術後で凝固系が亢進するため，微小な病的意義の少ない血栓でも陽性を示します．そのため，D-dimerが陰性か否かの判断が重要となりま

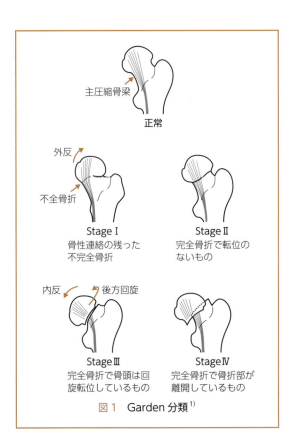

図1　Garden 分類[1]

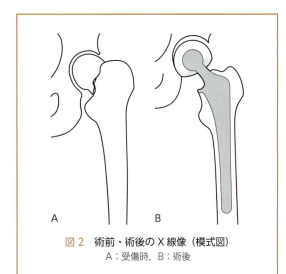

図2　術前・術後のX線像（模式図）
A：受傷時，B：術後

表1　生化学検査

検査項目	検査値	基準値
血清アルブミン（Alb）	4.4	4.1〜5.1 g/dL
血清総タンパク（TP）	6.6	6.5〜8.1 g/dL
カルシウム（Ca）	7.4	9〜11 mg/dL
白血球（WBC）	5120	4,000〜9,000/μL
ヘモグロビン濃度（Hb）	15	12〜16 g/dL（女性）
クレアチニン（Cr）	1.1	0.7〜1.3 mg/dL
尿素窒素（BUN）	10	8〜20 mg/dL
γグルタミントランスペプチターゼ（γ-GTP）	8	5〜24（女性）
C反応性タンパク（CRP）	0.2	0〜0.6 mg/dL
D-dimer（術前）	0.8	≦0.5〜1.0 ng/μL（試薬により異なる）

す．

　人工骨頭置換術後の脱臼では，進入法によって脱臼肢位は異なりますが，後外側アプローチでは股関節屈曲・内転・内旋位が脱臼肢位となります．特に軟部組織の回復が得られるまでの術後2〜3カ月間は注意が必要です．リハビリテーション実施前には，執刀医や手術記録から脱臼肢位や角度を必ず確認します．そして，患者に脱臼肢位に関する説明を行い，理解を得られたうえでADL指導等を実施します．

画像所見や生化学検査の医学的情報収集から考えられること

　X線では，術前X線像にてGarden分類ステージⅢの内側骨折を認めています．ステージⅢは，完全骨折で骨頭転位（内反・後方回旋することが多い）がみられますが軟部組織の連続性が残っている状態です．また，骨折部の転位のしやすさを示すPauwels分類においてⅡ度（水平線に対する骨折線の傾斜角が30〜70°）であることがわかります．患者は人工骨頭置換術を施行されましたが，骨接合術が実施される場合もあります（図2）．生化学検査では，ほとんどの検査項目において基準内であることがわかります（表1）．しかし，カルシウム値が7.4 mg/dLと低カルシウムを認めています．骨折の受傷機転は転倒によるものであることから，血清リン値や骨密度検査をさらに確認し，骨粗鬆症のリスクを把握しておく必要があります．

初回に患者と会うときに，どこを・何をみるべきか

安静時痛が強く持続している場合は苦痛感，せん妄を念頭に置いて接します．せん妄は，身体疾患に惹起される精神や行動の症候群です．せん妄については，話しかけた際の反応性や落ち着きのなさ，見当識障害，幻覚の有無を確認しておきます[5]．

末梢神経障害については，術直後で麻酔が効いている間は特に注意が必要です．術後ベッドサイドにおけるポジショニング（下肢が外旋位となり腓骨頭が圧迫を受けていないか）は必ず確認しましょう．その際，総腓骨神経の支配筋の筋力低下および感覚麻痺がないかを確認しておくことが重要です．

人工関節の緩み（loosening）をきたした場合に脚長差が生じることがあります．この場合，ステム遠位端の疼痛の自覚症状の有無を確認しておきます[6]．ただし，ライナー（人工軟骨）の摩耗といった早期の段階では，疼痛やその他の症状が少ないため注意が必要です．

受傷前の機能活動レベルと現在の機能活動レベル

患者は夫と2人暮らしです．受傷前ADLでは，主に家事全般を行っていました．買い物は歩いて約300m先の大型スーパーマーケットに週3回ほど買い物に出かけていました．また，調理などを行い，食事の用意はほとんど本人が実施していました．その他，月2回ほど婦人会の集会に出向き，創作作業などを行っていました．身の回りなどのADLは自立しており，独歩にて30分以上の歩行が可能で，段差20cm程度の階段であれば手すりを使用せずに昇降可能でした．これまでに転倒歴はありません．

現在，病棟内ADLは自立しています．自室からリハビリテーション室までは，エレベーターを利用し，杖歩行にて1人で移動しています．独歩も可能ですが，理学療法時のみの許可となっています．

歩行動作の観察（自然歩行と条件付き歩行）

自然な歩行動作（通常速度での独歩）
（図3～5）

患者の自然な歩行動作では，左初期接地において過度な膝関節屈曲を認め，足底と床面の成す角度が浅くヒールロッカーが十分に機能していません．また，対側下肢の踵離地の遅延が認められています．そのため，身体重心は左側へ十分に移動していないことが推測できます．左荷重応答期および立脚中期において，過度な体幹の左側屈，左股関節の内転と外旋，骨盤は右側へ傾斜し，左膝関節屈曲位を呈しています．この際，左右肩峰を結んだラインは左傾斜しています．正常歩行における立脚中期では，支持側に傾く骨盤傾斜角度は3°程度ですが，患者では遊脚側への傾きが5°以上であり過度になっています（トレンデレンブルグ徴候，図5）．また，体幹は骨盤に対し水平位に保持されるべきですが，左側屈が認められます．したがって，トレンデレンブルグ徴候により，身体重心が遊脚側に偏位しやすいため，体幹を左側屈させることでこれを制動していると推測できます．左立脚終期では，骨盤は前傾し，左股関節は過度な屈曲がみられ，右側への骨盤傾斜は最大となっています．体幹は軽度前屈・左側屈し，左右肩峰を結んだラインは水平位に近づいています．このとき，対側の局面は遊脚終期へ移行しており，対側への重心移動が急激に生じています．左前遊脚期から遊脚中期にかけて，下肢の振り出しに際して骨盤後傾運動がみられています．同時に対側の右立脚初期から立脚中期においては，右膝関節の伸展運動と右足関節の過度な底屈によって頭部の上方移動が観察されます．これらの運動は，左下肢を振り出す際に足趾クリアランスを補償するための伸び上がり歩行と考えられます[7]．

全歩行周期において，両肩関節を軽度外転し，特に左上肢の振りはほとんどありません．歩隔はやや拡大しており，左右股関節は軽度外旋位で保持されています．歩行では立脚中期から立脚終期にかけて殿部および大腿外側の疼痛を訴えます．

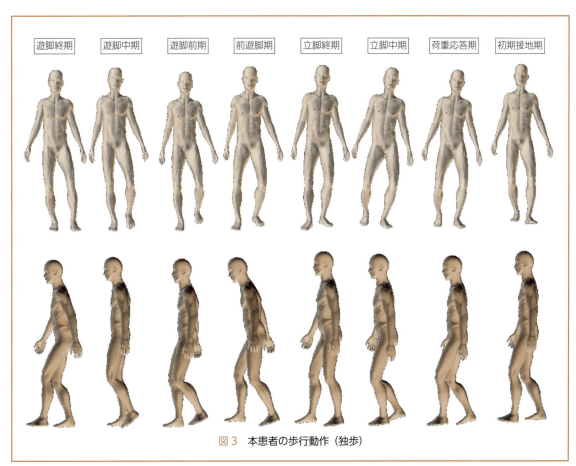

図3 本患者の歩行動作（独歩）

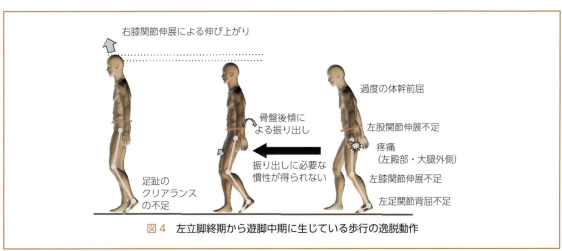

図4 左立脚終期から遊脚中期に生じている歩行の逸脱動作

杖を使用したときの歩行動作
（自然な歩行動作との比較）（図6）

　右側のT字杖を使用した場合，左立脚中期における右側への骨盤傾斜および過度な左股関節内転が軽減します．杖を支持することで得られるトルクは，左股関節外転筋に要求されるトルクを最小限にします．つまり，患者のトレンデレンブルグ徴候の原因の一つとして左股関節外転筋の筋力低

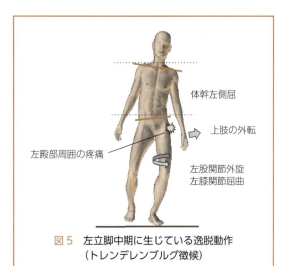

図5 左立脚中期に生じている逸脱動作（トレンデレンブルグ徴候）

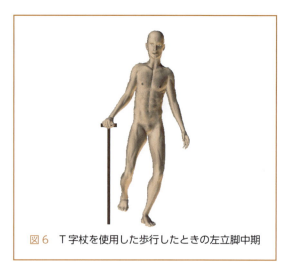

図6 T字杖を使用した歩行したときの左立脚中期

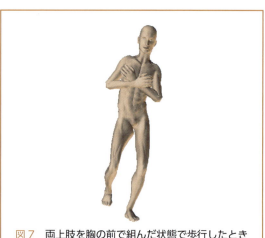

図7 両上肢を胸の前で組んだ状態で歩行したときの左立脚中期

下が関与していることが考えられます．また，杖使用時では歩行距離の増大に伴う殿部および大腿外側部の疼痛は軽減します．

両上肢を胸の前で組んだ状態での歩行動作（自然な歩行動作との比較）（図7）

患者が自然に遂行した歩行では，両肩関節を軽度外転した状態で歩行しています．これを制限することで，自然に遂行した歩行と比較して，上肢が歩行時の安定性の補償をしているか，下肢自体の機能を確認するために，両腕を組んだ状態（上肢の拘束条件）で歩行をしてもらいます．上肢の拘束条件では，疼痛増悪はないものの，歩行速度は低下しトレンデレンブルグ徴候における体幹の側屈運動および左右方向の不安定さが増大しました．

ステップ長を大きくした歩行動作（自然な歩行動作との比較）（図8）

自然に遂行した歩行では，右初期接地時に右股関節屈曲位，右膝関節屈曲位での接地がみられ，左立脚終期において左股関節伸展運動が不足しています．これらの影響として，左遊脚期以降の前遊脚期から遊脚中期の振り出しに必要な慣性力が得られない可能性が考えられます．そこで，独歩での左立脚終期から遊脚中期の逸脱動作が，左股関節屈筋の短縮の影響によるものかを確認するために，ステップ長を大きくした歩行（大股歩行）を実施してもらいます．大股歩行は，患側の股関節伸展運動が強制される条件です．大股歩行を実施したところ，歩行速度が増加し，左立脚終期で過度な骨盤左回旋，左側の殿部および大腿外側の疼痛の増大が認められました．一方，左遊脚初期から遊脚中期に生じる骨盤後傾運動および伸び上がり歩行は軽減し，足趾クリアランスの改善が認められました．以上から，左立脚終期における左股関節伸展ROMが不十分なためにステップ長が減少し，右下肢の接地時の肢位不良および左遊脚期の振り出しに影響を与えていることが考えられます．

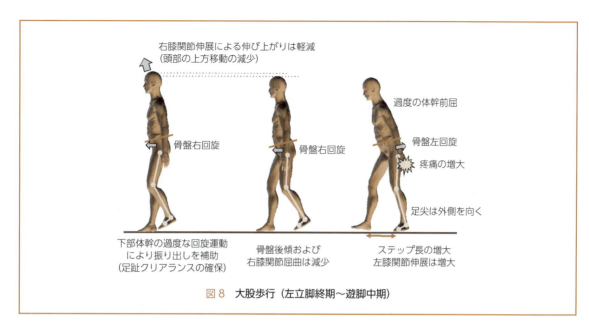

図8 大股歩行（左立脚終期〜遊脚中期）

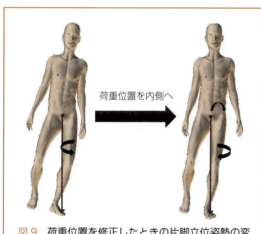

図9 荷重位置を修正したときの片脚立位姿勢の変化

荷重位置を修正した片脚立位保持（図9）

トレンデレンブルグ徴候が認められる左立脚中期において，左股関節外旋および左膝関節屈曲が過度になっており，足部回内外中間位で足尖が外側を向いた状態となっています．この肢位は，荷重位置が支持基底面の外側に偏位しやすいことが考えられます．足部回内位での片脚立位を保持させた場合は，非支持側の骨盤の挙上，支持側の股関節外転の動きが生じます[8]．そこで，自然な片脚立位保持と足部回内を誘導するために足部の荷重位置を内側に調整した際の片脚立位姿勢の変化について確認していきます．荷重位置の内側偏位に伴い，左股関節は内旋，左膝関節は伸展し，遊脚側への骨盤傾斜が軽減するといった反応がみられました．

治療介入内容の決定に至るまでの検査の実施内容と解釈

理学療法評価の結果を図10に示します．患者には高血圧の既往がありますが，運動前後におけるバイタルサインでは，理学療法実施に際して大きな問題はないと判断できます．視診・触診では，切開部位から後外側アプローチにより手術されたことがわかります．術創部の皮膚温および皮膚色は，やや赤みを帯びておりごく軽度の熱感を認めました．これらは術後の経過からも徐々に軽減していくと判断できます．ROM検査では，股関節屈曲ROMおよび股関節伸展ROM，足関節背屈ROMに制限が認められます．特に左股関節屈曲ROMでは100°付近で疼痛（股関節前面の圧迫感と軽度の疼痛）が出現しており，股関節屈曲に伴う運動時痛と考えられます．これは，歩行時とは異なる疼痛部位です．この疼痛について，徒手筋

バイタルサイン

	安静時	運動（歩行練習）直後
血圧（mmHg）	124/78	132/76
脈拍（回/分）	65	72
不整脈	なし	なし

視診と触診

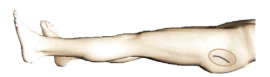

切開部位の視診によると，後外側アプローチによる切開が行われていました（切開長15 cm）．また，術創部周囲の皮膚温および皮膚色からごく軽度の熱感を認めました．

関節可動域検査

		右	左
股関節	屈曲	125	100P
	伸展	5	0P
	外転	40	30
	内転	20	10
膝関節	伸展	0	0
足関節	背屈（膝関節屈曲位）	15	15
	背屈（膝関節伸展位）	10	10

（P：疼痛）

左股関節の伸展および内転制限，両足関節の背屈制限を認めました．

徒手筋力検査

		右	左
股関節	屈曲	5	4
	伸展	4	3
	外転	4	3
	外転（股屈曲位）	5	3
	内転	5	4
	外旋	5	3
膝関節	屈曲	4	4
	伸展	5	4
足関節	底屈	4	4
	背屈	5	5

感覚検査

表在感覚：触圧覚，痛覚ともに問題なし
深部感覚：股関節の運動覚にて軽度鈍麻あり

疼痛検査

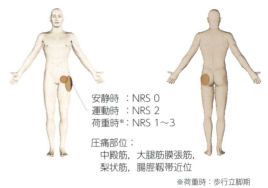

安静時：NRS 0
運動時：NRS 2
荷重時※：NRS 1～3

圧痛部位：
　中殿筋，大腿筋膜張筋，
　梨状筋，腸脛靱帯近位

※荷重時：歩行立脚期

形態測定

- 臍下長，棘下長，転子果長は左右差なし
- 大腿周径では，膝蓋骨より5 cm～15 cm近位のレベルで，それぞれ0.5～1 cmの左右差（左＜右）あり
- 下腿最大周径は，左右ともに31.0 cmで左右差なし

整形外科的検査

- Homan's sign（深部静脈血栓症の有無を判別する検査）：陰性
- Thomas test（股関節屈筋の短縮の有無を確認する検査）：左下肢にて陽性
- Ober test（大腿筋膜張筋の短縮の有無を確認する検査）：左下肢にて陽性

バランス

- Berg Balance Scale：50/56点（タンデム立位保持，片脚立位保持で減点）

歩行機能検査

- 10m歩行時間：13.2秒（杖歩行）
- 6分間歩行テスト：212 m（途中休憩なし，修正ボルグスケール：4）

認知機能検査

Mini-Mental State Examination：27/30点

日常生活活動

機能的自立度評価（Functional Independence Measure：FIM）：
運動項目：84/91点　認知項目：33/35点
（合計 117/126点）

図10　検査結果

力検査の股関節屈曲位での等尺性収縮時に疼痛は出現していないことから，筋自体の損傷による疼痛の可能性は低いと判断できます．Thomasテストは陽性であり左股関節屈筋群の伸張性低下が疑われます．以上より，腸腰筋の過緊張状態によって，自然な歩行動作で左股関節外旋位を呈していること，また股関節屈曲ROMの検査時において圧迫による鈍痛が出現している可能性が考えられます．徒手筋力検査では，股関節殿筋群を中心とした筋力低下が認められました．これは，手術による侵襲や受傷時の損傷などの影響から生じている可能性があります．また，左股関節内転ROM制限もあることから，股関節外側部への伸張性ストレスが生じやすいことが予想されます．疼痛検査では，Numerical Rating Scale（NRS）で疼痛の程度を把握しています．安静時疼痛はありませんでした（NRS 0）．血液検査のCRP値も基準内であったことから，炎症症状はほとんどないと考えられます．しかし，運動時（股関節屈曲，外転運動）はNRS 2，荷重時（歩行立脚期）はNRS 1〜3程度の疼痛が殿部・股関節外側部に出現しています．さらに圧痛を検査したところ，中殿筋，大腿筋膜張筋，梨状筋，腸脛靱帯近位部に圧痛を認めました．形態測定では，大腿周径で軽度の左右差が認められます．四肢周径は身体の栄養状態，筋・骨の発達状態，腫脹や筋萎縮の状態を把握するために用いられます．患者の大腿周径の左右差は，侵襲の影響や徒手筋力検査の結果をふまえると，骨格筋量や筋力低下を反映していると考えられますが[9]，疼痛の緩和や適切な歩行動作を学習することにより回復が期待できます．また，下腿周径（最大部）は，栄養状態やサルコペニアのリスクの指標となります[10,11]．患者のBMIや下腿周径の結果から，これらのリスクは低いと判断できます．Berg Balance Scaleは50点と良好な成績を示していますが，タンデム立位や片脚立位など支持基底面が狭い動作で不安定であることから，今後のバランス練習の参考にします．

統合と解釈

改善すべき基本動作とその必要性

患者は，転倒により大腿骨頸部内側骨折を呈し，人工骨頭置換術（後外側アプローチ）を施行されました．現在，術後5週が経過しており院内移動は杖歩行で可能です．独歩可能ですが，歩行中に術側殿部および大腿外側に疼痛が出現し，歩行距離増大に伴い疼痛の悪化が認められています．そのため，独歩は理学療法実施時のみに限定されています．受傷前ADLは非常に活動的で，「退院後は受傷前と同じように生活したい」という希望をもっています．大腿骨頸部骨折後の歩行能力に与える要因として，受傷前の歩行能力やADL能力，認知機能の低下，合併症の有無，年齢，脳卒中既往の有無，認知症の有無，入院時Alb値が報告されています[12〜16]．受傷前ADLで自立した生活を送っていた患者の63.2%は，屋外歩行能力を再獲得できたことが報告されています[17]．この患者は，脳卒中の既往はなく，MMSEの得点からも記憶および見当識といった認知機能に大きな問題はありませんでした．また，血液検査データでは，AlbやCRPの値は基準範囲内でした．受傷前ADLにおいては，買い物や集会へ出向くなど活動的な生活を送っていました．よって，この患者は屋外歩行自立レベルに到達できる可能性が高いと判断できます．機能的予後は良好と判断できます．そのため，患者の望む生活を送るためには，疼痛のない独歩での歩行獲得を目標とすることが妥当と考えられます．その他，現在，病棟での下衣更衣や靴・靴下の着脱は可能なため，在宅ADLを想定した動作指導が必要となってきます．

活動制限と機能障害の関連性

自然な動作（独歩）と条件付き動作（T字杖歩行，両手を胸の前で組んだ状態での歩行，大股歩行）の分析を実施しました．

まず，両手を胸の前で組んだ状態での歩行において，上肢の肢位が制限されると体幹側屈および左右方向の不安定感が増大したことから，歩行時に上肢外転位に保持することで左立脚期の左右方

第4章 臨床における運動器疾患の評価―統合と解釈―

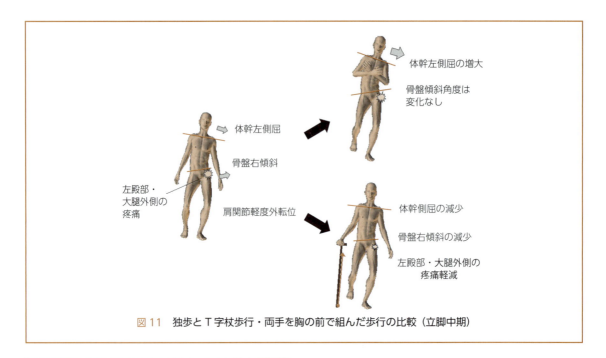

図11 独歩とT字杖歩行・両手を胸の前で組んだ歩行の比較（立脚中期）

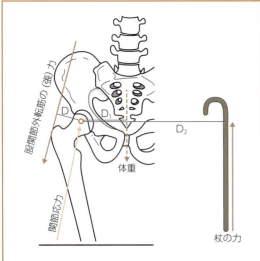

図12 片脚支持と杖支持（対側）をしたときの股関節周りのトルク 19)より改変

体重によって股関節周りに生じるトルクは，体重×D_1です．同様に股関節外転筋群によって生じるトルクと杖により生じるトルクから，[体重×D_1＝股関節外転筋群による力×D＋杖の力×D_2]が成り立ちます．したがって，杖による力が大きいほど，右股関節外転筋の力は低減できます

向の安定性を得ていたことが考えられます．一方，T字杖歩行では体幹左側屈が軽減しました（図11）．これは，杖の使用によって左股関節周りに生じるトルクが低減し，骨盤傾斜角が改善されたためと考えられます（図12）．T字杖歩行では，左立脚中期から立脚終期における左殿部・大腿外側の疼痛も軽減しています．筋電図学的には，歩行中における小殿筋と中殿筋の筋活動は，heel strikeとtoe-offで2つのピークがあることから[18]，これらの時期に筋活動が最も要求されることがわかります．両手を組んだ状態では骨盤傾斜の増大が認められましたが疼痛の程度に変化はありませんでした．これらより，中殿筋筋活動に対する負荷の増加と左立脚期における左右方向への不安定さが，トレンデレンブルグ徴候および左側の殿部・大腿外側部の疼痛を助長していると判断できます．

大股歩行では，左立脚終期における過度な骨盤左回旋，疼痛の増大がみられました．ROM検査やThomasテストの結果から，左股関節屈筋の短縮が認められています．通常，立脚終期では約10°の伸展ROMが必要となり，大股歩行では，10°以上の股関節伸展ROMが要求されます．この患者は，左股関節屈筋の短縮によって，左立脚終期の股関節伸展位の肢位が保持できません．そのため，大股歩行では骨盤を過度に左回旋させることでス

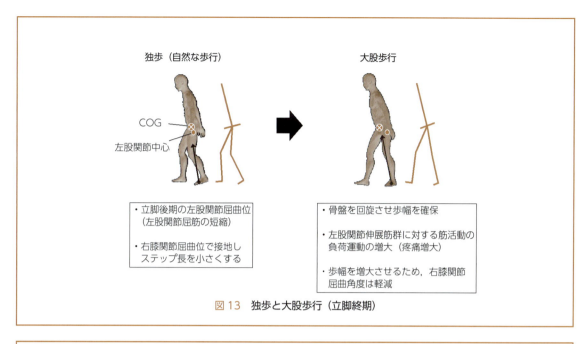

図 13　独歩と大股歩行（立脚終期）

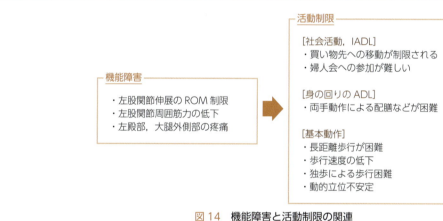

図 14　機能障害と活動制限の関連

テップ長を補償しています．また，歩行速度も増加していることから，左立脚期における床反力成分も大きくなっていることが推測できます[20]．大股歩行では床反力によって生じる屈曲モーメントが大きくなることから，股関節伸筋群（中殿筋後部や大殿筋）の負荷が大きくなり，疼痛が増大していると考えられます．したがって独歩での自然な歩行動作では，右膝関節屈曲位で初期接地することでステップ長を小さくし，疼痛を最小限に抑えていたことが推測できます（図 13）．

以上より，この患者の活動制限には，左股関節伸展の ROM 制限，左股関節周囲の筋力低下，歩行時の殿部・大腿外側部の疼痛が強く関与していると考えられます．この患者が在宅復帰するには，これらの問題点を解決し，買い物や家事といった家庭内での役割をいかに安全・安楽に遂行できるようになるかが重要となります（図 14）．

機能的予後と目標設定

大腿骨頸部骨折術後における予後について，退院時 FIM 運動スコアより転帰を検討した報告では，58 点をカットオフ（感度：74.7％，特異度 77.0

%）とし，転帰先が在宅や介護付き高齢者住宅といった地域あるいは病院や養護老人ホームなどの公共施設であったことが報告されています[21]．また，80代や90代の患者では，生命予後や認知機能を十分に考慮し目標を設定する必要があります．銅川ら[22]は，90歳以上の骨折後手術症例11例のうち6例は1年以内に死亡していたことを報告しており，それは，認知症合併と受傷から手術までの期間が機能的予後に影響すると述べています．歩行能力の到達予測には，術後1週間目の歩行能力が参考になります．

- 術後1週目に平行棒以下の歩行獲得の到達確率の場合：退院時杖歩行獲得することは難しい（約25％）
- 術後1週目に杖歩行以上の水準に達していた場合：退院時に杖歩行獲得が期待できる
- 術後1週目に歩行器での歩行の水準に達していた場合：退院時の歩行能力は高い確率で杖歩行以上に到達する（約90％）
- 術後1週目以内に平行棒内歩行が3往復可能な場合：50mの杖歩行能力が3週間以内に獲得される

以上のことが報告されています[23,24]．大腿骨頸部骨折後の機能的予後は多様な要因による影響を受けるため，年齢，認知症の有無，受傷前の歩行能力・ADL能力，術後歩行能力，FIMの経時的変化など，広い視野をもって歩行能力を予測することが重要です．

機能障害の原因の探究

患者の左股関節内転ROMは10°でしたが，左下肢のOber testは陽性であり，腸脛靱帯が伸長位となるような肢位（股関節伸展・内転，膝関節屈曲位）では，股関節内転運動の制限が顕著に生じました．腸脛靱帯の解剖学的特徴として，大腿筋膜張筋以外に大殿筋や中殿筋の線維が殿筋粗面上部で集束し腸脛靱帯に付着しています[25]．さらに，腸脛靱帯と大転子間の反復摩擦による刺激によって，滑液包炎や外側へのsnapping hipが生じ股関節や大腿部に疼痛を引き起こします[26]．この患者のように，立脚期中期から後期にかけて股関節内転が生じる場合，歩行中に繰り返される腸脛靱帯への伸張性ストレスが増大し，疼痛を生じさせている可能性があります．以上より，左立脚終期における股関節伸展運動の不足は，股関節屈筋の短縮および大腿筋膜張筋の伸長性ストレスによる疼痛に起因していると推測できます．

本患者の治療方針

この患者に対する治療方針として，①殿部および大腿外側部の疼痛軽減を図るために，大腿筋膜張筋のストレッチング，股関節屈筋群の伸張性改善のためのストレッチング，②足関節底屈筋群の伸張性改善，③中殿筋および股関節外旋筋群，腸腰筋の筋収縮促通，④視覚フィードバックを用いた姿勢調整練習を優先的に実施する必要があります．特に①の優先度は高いといえます．④では，図9のように荷重位置に注意しながら立位から開始し，上肢支持ありの片脚立位，上肢支持なしの片脚立位と段階的に進めます．また，疼痛の軽減が図られた後には，受傷前のADL・IADLレベルを目指し，応用歩行・屋外歩行といった練習も必要になってきます．たとえば，横断歩道を渡るのに必要な歩行速度は，1.0m/secと報告されています[27]．この患者の場合，歩行速度は約0.76m/secであることから，横断歩道などを渡るような環境での歩行は実用性が低いと考えられます．今後は，患者の生活状況をふまえた理学療法の実施を検討していきます．なお，術後の荷重スケジュールは主治医の指示やクリニカルパスにより決められていることが多いため，荷重量は必ず遵守します．

■ 文 献

1) 大串　幹・他：高齢者によくみられる疾患・障害とそれに対するリハビリテーション 4. 運動器疾患 1) 大腿骨頸部骨折（大腿骨近位部骨折）．Geriatric Medicine, **55**(1)：111-118, 2017.
2) 兼氏　歩, 福井清数：股関節後方侵入法．整形外科サージカルテクニック，**3**(4)：485-489, 2013.
3) 内山　靖・他：今日の理学療法指針─骨・関節　股関節・大腿部の骨折─．pp17-32, 医学書院, 2015.
4) 聖マリアンナ医科大学リハビリテーション部：理学療法リスク管理マニュアル　第3版．pp266-282, 三輪

書店, 2012.
5) 加田博秀：せん妄のアセスメント. 老年精神医学雑誌, **17**(6)：624-637, 2006.
6) 嶋田智明・他：実践 Mook 理学療法プラクティス 大腿骨頸部骨折 何を考え，どう対処するか. pp39-45, 文光堂, 2011.
7) 上杉雅之, 西守 隆：動作のメカニズムがよくわかる 実践！動作分析. pp68-106, 医歯薬出版, 2016.
8) Tateuchi H, et al：Effects of calcaneal eversion on three-dimensional kinematics of the hip, pelvis and thorax in unilateral weight bearing. *Human movement science*, **30**(3)：566-573, 2011.
9) 甲斐義浩・他：身体組成と上・下肢筋力および四肢周径に関する研究. 理学療法科学, **23**(2)：241-244, 2008.
10) Cruz-Jentoft AJ, et al：Sarcopenia：European consensus on definition and diagnosis -Report of the European Working Group on Sarcopenia in Older People. *Age and ageing*, **39**(4)：412-423, 2010.
11) Bonnefoy M, et al：Usefulness of calf circumference measurement in assessing the nutritional state of hospitalized elderly people. *Gerontology*, **48**(3)：162-169, 2002.
12) 町田正文・他：大腿骨近位部骨折の疫学調査. 医療, **65**(8)：432-439, 2011.
13) Vochteloo AJ, et al：More than half of hip fracture patients do not regain mobility in the first postoperative year. *Geriatr Gerontol Int*, **13**(2)：334-341, 2013.
14) 新井智之・他：大腿骨頸部骨折患者の歩行自立に必要な要因 —決定木分析による検討—. 日本老年医学会雑誌, **48**(5)：539-544, 2011.
15) 岸 陽子, 浦岡秀行：高齢者大腿骨頸部骨折術後の予後調査. 整形外科と災害外科, **53**(1)：125-128, 2004.
16) 岡本伸弘・他：高齢大腿骨頸部骨折患者の栄養状態と歩行能力予後との関連性について. 理学療法科学, **30**(1)：53-56, 2015.
17) 久保祐介・他：大腿骨近位部骨折における退院時歩行能力に影響する因子の検討. 整形外科と災害外科, **61**(1)：21-25, 2012.
18) Semciw AI, et al：Gluteus minimus：an intramuscular EMG investigation of anterior and posterior segments during gait. *Gait & posture*, **39**(2)：822-826, 2014.
19) D A Neumann（監訳：嶋田智明, 有馬慶美）：筋骨格筋のキネシオロジー 第2版. pp511-567, 医歯薬出版, 2012.
20) Keller TS, et al：Relationship between vertical ground reaction force and speed during walking, slow jogging, and running. *Clinical biomechanics*, **11**(5)：253-259, 1996.
21) Wang CY, et al：FIM motor scores for classifying community discharge after inpatient rehabilitation for hip fracture. *PM&R*, **6**(6)：493-497, 2014.
22) 銅川博文・他：高齢者大腿骨頸部骨折手術症例の予後の検討 整形外科と災害外科, **49**(1), 98-102, 2000.
23) 白井智裕・他：大腿骨近位部骨折症例における予後予測 —術後1週の歩行能力に着目した検討—. 理学療法科学, **30**(2)：213-217, 2015.
24) 藤田博暁・他：大腿骨頸部骨折高齢患者の理学療法の加速的アプローチ —その適応が可能となる特徴について—. 理学療法, **20**(4)：425-428, 2003.
25) 三浦真弘・他：腸脛靱帯の構成線維とその機能解剖学的意義について. 第9回臨床解剖研究会記録, pp20-21, 2006.
26) Tibor LM, Sekiya JK：Differential diagnosis of pain around the hip joint. Arthroscopy：*The Journal of Arthroscopic & Related Surgery*, **24**(12)：1407-1421, 2008.
27) 高橋精一郎・他：歩行評価基準の一考察 —横断歩道の実地調査より. 理学療法学, **16**(4)：261-266, 1989.

（大谷啓尊・中越竜馬）

2　下腿骨折

症例（50代，男性）
- 疾患名：右脛骨開放性骨折（インターロッキング術施行）（図1）
- 現病歴：バイク走行中，転倒にて受傷．事故現場付近の総合病院Aに搬送され翌日手術を実施．術後4週で歩行練習開始になった時点で，自宅付近の当院を希望され転院されました．
- 既往歴：40代より糖尿病
- 主　訴：歩けないので生活場面で困ることが多い．足首の動きが悪くなってきた．

担当患者を受けもつにあたって事前に予習しておくべきこととその理由

骨折治癒を阻害する因子として，**血行（栄養）障害，感染，過度なストレス**という3点が挙げられます．これらは，下腿骨折に限らず骨折の治癒を阻害する因子ですので事前に再確認しておく必要があります．

下腿遠位1/3の骨折の特徴として，まず**遷延治癒・偽関節**が挙げられます．これは筋からの血流が乏しく，血行が不良であるために起こります．次に，脛骨の前内側には筋組織がないため，開放骨折が多くなります．開放骨折の場合は感染のリスクが高まるため注意が必要です．また，今回の症例の場合は糖尿病の既往を有しています．その他の合併症を含め，骨折の治癒を阻害する合併症の有無とその機序なども整理しておく必要があります．

整形外科的処置としては，保存療法（ギプス固定）と外科的療法があり，外科的療法としてはプレート，インターロッキング，創外固定法などがあります．

免荷の状況によっては**膝蓋腱免荷装具（PTB免荷装具：Patellar Tendon Bearing orthosis）**が処方されることがあります（図2）．

免荷装具が処方された場合は，患側の免荷量，装具のチェックアウトも確認しておく必要があります．

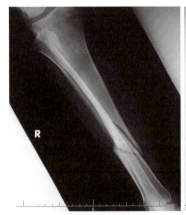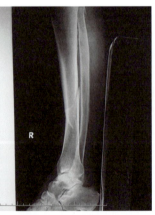

図1　右脛骨開放性骨折（らせん骨折）の術前写真
脛骨の外旋強要によるらせん骨折と腓骨の近位端の骨折にも注目したい

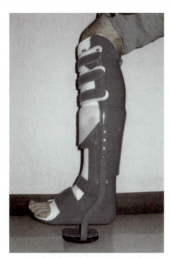

図2　膝蓋腱免荷装具（PTB免荷装具）

画像所見や生化学検査の医学的情報収集から考えられること

まずは画像所見により骨折部位の確認をする必要があります．術後日数（週数）から仮骨形成の状態も確認しておく必要があります．

生化学検査ではCRPなどの炎症所見の確認は必須です．疼痛や患部の熱感など理学所見で得られる炎症症状と生化学検査で得られた結果，合併症を有する場合は合併症に関わる所見も必ず確認します．たとえば，本症例の場合は糖尿病の既往歴があるため，血糖値やHbA1cなども確認します．高血糖は骨折や創の治癒を妨げる因子となるためです．

初回に患者と会うときに，どこを・何をみるべきか

来室状況を必ず確認してください．車椅子を使用している場合は自走か介助か，歩行により来室した場合は歩行補助具は何か，などです．来室状況を確認するとメンタル・コミュニケーション能力もある程度判定できますし，前院での移動に関する指導状況もある程度把握できます．

次に主訴を含むしっかりとした問診が必要です．主訴を明確に聞き出せない場合は，痛くないか？　動きが悪い部位はないか？　できなくて困っていることはないか？（3大主訴）を聞いてみるとよいでしょう．

理学療法評価に入る前に，前院でのリハビリテーション内容に関しても情報収集をしておく必要があります．

以降で患側下肢の評価を進めていくわけですが，初回時には上肢・体幹に関する評価も必須です．かといって，すべての関節についてROM検査やMMTを実施する必要はなく，今後の理学療法で必要となるであろう，歩行補助具（杖など）の支持性と操作性に問題があるかどうかを確認するにとどめます．健側下肢の評価は，通常のimpairment評価に加え，片脚立ち能力，片脚移動能力の可否も確認しておく必要があります．上肢・体幹による歩行補助具の支持性・操作性と，健側下肢の運動機能で，患側の免荷期間の移動能力やその他の日常生活活動能力が決まりますので，確認しておいてください．

以前の機能活動レベルと現在の活動レベル

受傷前の機能活動レベルの確認は必須です．これと併せて本症例の場合は職業上必要な動作（しゃがみ動作，そんきょ姿勢の必要有無など）の確認も必要となります．

手術直後は床上での基本動作から，車椅子への移乗動作，車椅子自走能力を確認し，完全免荷時期のADL動作能力を確認する必要があります．

歩行練習が開始されれば，荷重状況を確認し，歩行補助具を使用した歩行能力とともに，階段昇降や坂路，不整地での歩行能力も評価する必要があります．

動作観察

まずは床上基本動作の確認をします．体位変換なども患側下肢の回旋が入らないように下肢全体で動くように指導する必要があります．立ち上が

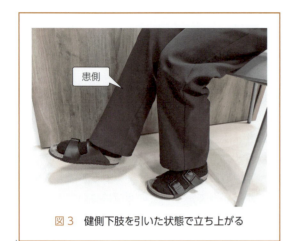

図3　健側下肢を引いた状態で立ち上がる

り動作は，患側の免荷時期であれば，患側に荷重しないよう図3のように十分に患側膝関節を伸展し，健側下肢を引いた状態で立ち上がるように指導し，日々観察が必要です．

歩行時は免荷量の確認が重要です．

歩行指導のとおりに歩行できているか確認してください．

杖→患側→健側の三動作，杖＋患側→健側の二動作であれば問題ありませんが，順序がずれると過荷重になる危険性があります．

また，PTB免荷装具のあぶみ（荷重受け）部分が立脚期（荷重期）に回旋することがあります．回旋が股関節による下肢全体のものなのか，膝関節，骨折部によるものなのかを確認することは必須です．股関節の回旋可動域が不十分な場合や，下肢筋力が不十分な場合はこのような下肢の回旋が起こることがあるので，患部以外の理学療法評価が重要となります．

治療介入内容の決定に至るまでの検査の実施内容と解釈

患側下肢のimpairment評価は必須です．

疼痛はいつ，どこが，どんな感じに，どれくらいといった感じに詳細な評価が必要になります．「どれくらい」という評価はVAS（Visual Analogue Scale）を使用する場合が多いかと思います．また，感覚検査にも同様にVASを使用する

ことがあろうかと思います．今回の骨折の場合は，骨折やその後の治療により末梢神経損傷を併発する可能性もあります．この場合，患者はしびれを疼痛と表現する場合や，感覚として表現する場合があります．また，「どれくらい」という評価時に最大を10 cmとすると「10 cm以上」と過剰な感覚を表現する場合もありますので，詳細な評価が必要になります．

ROMは単に単純運動方向の可動域評価にとどまらず，膝関節の屈伸運動時には膝関節の回旋を伴っているか，足関節の底背屈運動時には内外反を伴っているか，など関節運動学的な評価も必須となります．

筋力評価はMMTが困難な場合もあります．たとえば，患側膝関節伸展筋力を計測する場合，骨折部の下腿へ抵抗をかけることになります．この場合，SLRを含むようなADLを評価するだけでも抗重力位での膝伸展筋力を有するかどうかを判定できますし，大腿部の周径を計測し，浮腫などの影響がない状態で左右差があった場合には，周径が小さいほうに筋萎縮，ひいては筋力低下があるといっても過言ではありません．

今回の場合は，主訴で足関節の動きにくさを訴え始めています．ROM制限，筋力低下，末梢神経障害など，医師からの情報はもちろん，impairmentの評価結果からも「動きにくさ」の原因を明確にしていきます．

免荷での歩行を可能にするため，装具療法を実施する場合は，膝蓋腱で荷重を受けるPTB免荷装具を装着することになります．評価としては，アライメントチェック，装着感チェック，荷重量チェックという3点を確認する必要があります．アライメントチェックはあぶみ部で接地して，しっかりと膝蓋腱で荷重を受けられているかどうかを，装着感とともに確認します．図4で示すように荷重をしてはいけない部位は下腿義足のPTBソケットと同様で，膝蓋下脂肪体，脛骨前面，腓骨小頭，ハムストリングスです．義足のPTBソケットの免荷部位に加えて，骨折に対するPTB免荷装具の場合は，表皮創部と骨折部位以遠の免荷もする必要があります．今回の患者の場合は，足関

節の動きが悪いとのことなので，腓骨小頭への荷重は絶対禁忌となります．腓骨小頭への荷重は腓骨神経麻痺や近位脛腓関節の疼痛の原因となることがあるからです．荷重量のチェックは，あぶみから足底までの距離で調整するという報告もありますが，荷重調整装置付きのあぶみ部（図5）を使用すると客観的に荷重量を確認することができます．

統合と解釈の記載例

改善すべき基本動作とその必要性

この患者の日常生活で最も重要な基本動作は，免荷装具装着下での歩行動作の向上としました．

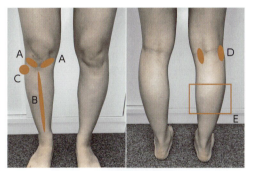

図4　荷重禁止部位
膝蓋下脂肪体（A），脛骨前面（B），腓骨小頭（C），ハムストリングス（D），骨折部位（E）

免荷時期に歩行を行わないことによる，患肢の機能低下を予防するためです．具体的には筋力低下，またROM制限による歩行能力の低下を予防することになります．免荷時期を終え，荷重歩行が可能になった場合にスムーズな歩行が可能になるよう，免荷時期から歩行練習を行うことにより機能低下を防ぐとともに，さまざまなADL動作の獲得も同時に可能となります．

活動制限と機能障害の関連性

膝関節のROMとADLに必要なROMを表1に示します．

不動による膝関節のROM制限はぜひとも避けるべきです．

また，本患者の場合，仕事でのしゃがみ込みが

表1　日常生活動作に必要な膝関節角度

日常生活動作	必要な膝関節屈曲角度（°）
歩行	67
階段上り	83
階段下り	90
椅子に座る	93
椅子からの立ち上がり	100
靴ひもを結ぶ	106
しゃがみ込み	130
正座	140

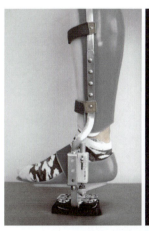 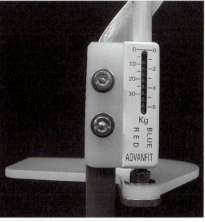

図5　荷重量計測装置付きPTB免荷装具
免荷装具用歩行あぶみVer.2（A-6100/アドバンフィット社製）

必要です．しゃがみ込みには足関節の背屈角度が10°以上必要となりますので合わせて注意が必要です．

治療介入と治療プログラム

ROM 運動

股関節と膝関節には維持程度のストレッチを行います．足関節のROM運動は重要です．まずは自動運動から開始し，運動方向なども確認して実施してください．

筋力増強運動

患側下肢全体の筋力増強は立位，歩行練習をすることでも可能です．免荷装具を装着していれば自転車エルゴメータの使用も有効です．足趾把持練習も完全免荷時期から開始可能なので実施してください．

足関節の底背屈筋力は重要で，筋力に応じて選択的に実施する必要があります．特に，外反筋（腓骨筋群）は筋力低下を起こしやすいので選択的にトレーニングをしてください．

歩行練習

荷重量に注意してください．

段差や斜路などの応用歩行動作指導も必ず行ってください．

■ 文 献

1) Kettlekamp DB：Infected total joint replacement. *Arch Surg*, **112**(5)：552-3, 1977.
2) Accardo NJ, et al：Noiles total knee replacement procedure. *Orthopedics*, **2**(1)：37-45, 1979.
3) 児玉春生・他：PTB免荷装具の免荷率について―荷重測定と荷重調節装置―．POアカデミージャーナル，**3**：93-97，1995．
4) 山鹿眞紀夫・他：荷重調節装置付き下肢免荷装具の使用経験．日本義肢装具学会講演集特別号，**18**(suppl)：248-249，2002．
5) 豊永敏弘・他：足部・足関節切断後の難治性潰瘍の治療．日本義肢装具学会講演集特別号，**19**：236-237，2003．

〈福本貴彦〉

3 膝半月板損傷

症例（20歳，女性，大学3年生）
- 疾　　患：右膝外側半月板損傷
- 受傷機転：ハンドボールの練習中，ゴール前でディフェンスをするために右方向に踏み込み，すぐ左に移動しようと思い右脚で踏ん張った際に右膝を捻りました．本人の感覚では膝が内に入った（いわゆる knee-in）とのことでした．
- 現病歴：受傷翌日に当院にて右膝外側半月板損傷と診断，約3週間後に他院にて外側半月板縫合術を実施しました．術後3週間はニーブレースにて膝伸展位固定，術後7週目から部分荷重を開始，術後7週目後半に全荷重を許可され，リハビリテーション目的で当院に紹介となりました．
- 既往歴：今回受傷の約1年前に右膝関節内側側副靱帯損傷・右膝外側半月板損傷を既往
- 主　　訴：膝の伸び曲がりが悪く歩きづらい．

担当患者を受けもつにあたって事前に予習しておくべきこととその理由

担当患者を受けもつにあたって，事前に正常な膝関節の関節包内運動を予習しておくべきだと考えます．その理由として，半月板損傷術後の患者は膝関節伸展，屈曲に付随する関節包内運動の異常を呈することが多いからです．膝関節は「転がり（rolling）」，「空回り（slipping）」，「滑り（gliding）」に回旋が複合した多中心性（polycentric）の屈曲・伸展運動をします[1]．これらの関節包内運動に異常をきたすとROM制限や疼痛の原因となることが考えられます．また膝関節の各組織への力のかかり方が変わり，場合によっては半月板に過剰な負荷がかかることが考えられます．正常な膝関節の最終伸展域においては，矢状面では転がり運動が主となり，水平面上では脛骨内側顆が前方へ移動（外側顆が軸）する，すなわち大腿骨に対し脛骨が外旋する screw home movement が起こります．一方，屈曲では，屈曲約30°までは矢状面上では転がり運動が主となり，水平面上では大腿骨に対し脛骨内側顆が後方へ移動（外側顆が軸）する，すなわち脛骨内旋が起こります．それ以降は矢状面上では滑り運動が主となり，水平面上では脛骨外側顆が前方へ移動（内側顆が軸）しながら屈曲していきます．

また同時に半月板の機能解剖や疾患についても予習しておくべきだと考えます．その理由として理学療法を実施するうえでリスク管理やプログラムにも結びつくからです．半月板は大腿脛骨関節面の安定性と荷重を分散する機能などを担う線維軟骨です．線維は外周に沿った同心円状の配列をしており，大きな荷重負荷にも対応できる構造です[2]．血行は内・外側半月板とも外縁の10～25%に存在しますが，外側半月板（Lateral Meniscus：以下LM）においては中・後節外縁で膝窩筋腱溝に接した一部には血行がみられません．内・外側半月板は関節包や輪状靱帯に付着し，内側半月板（Medial Meniscus：以下MM）においては内側側副靱帯（MCL）とも接していますが，LMの後ろ1/3部分に膝窩筋腱溝があり，この部分では関節包との連続性が断たれています．このような特徴からMMに比べLMのほうが可動性を有します．内・外側半月板は膝伸展時にMCLや半月膝蓋靱帯，半月大腿靱帯，膝蓋下脂肪体に続く横靱帯の緊張により前方移動します．反対に屈曲時にはMCL・半月大腿靱帯の弛緩に加え，MMは半膜様筋，LMは膝窩筋の筋収縮により後方移動し，挟み込まれないように動いています（図1）．

半月板損傷は断裂の形態により，縦断裂，バケツ柄状断裂，横断裂，水平断裂，フラップ状断裂，複合断裂などに分類されます（図2）．断裂形態は

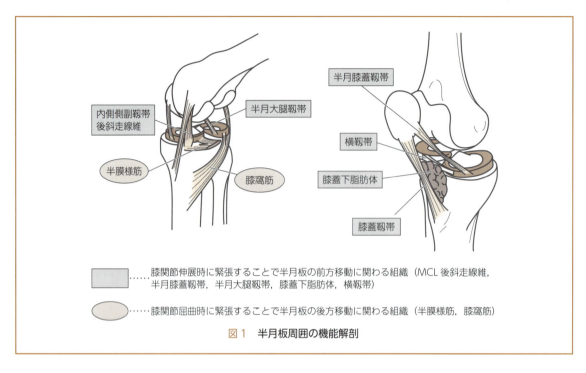

図1　半月板周囲の機能解剖

□……膝関節伸展時に緊張することで半月板の前方移動に関わる組織（MCL後斜走線維，半月膝蓋靱帯，半月大腿靱帯，膝蓋下脂肪体，横靱帯）

○……膝関節屈曲時に緊張することで半月板の後方移動に関わる組織（半膜様筋，膝窩筋）

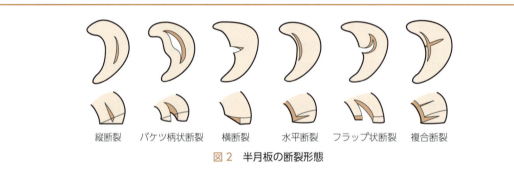

縦断裂　バケツ柄状断裂　横断裂　水平断裂　フラップ状断裂　複合断裂

図2　半月板の断裂形態

半月板へ加わった力学的負荷の方向や大きさなどの違いによって変わると考えられています．逆にいえば，断裂形態をみればどのような力学的負荷が半月板に加わったかを推測する一つの情報となり，そのような力学的負荷を最小限にするための関節運動や動作を獲得させることが，再発予防の理学療法において重要です．また半月板の線維に対しどう損傷しているのか，血行野の損傷であるか否かなども理学療法プログラムを立案する際に考慮すべき事項になります．このような断裂形態は画像所見から判断することも大事ですが，執刀医から情報収集することも重要です．

画像所見や生化学検査の医学的情報から考えられること

本患者はMRI所見で異常が認められました．冠状断ではLM外縁から内側に向かって水平断裂が（図3A），矢状断ではLM中節に横断裂が認められました（図3B）．この断裂形態を縫合した場合，水平断裂部分の一部は無血行野であること，横断裂部分は半月板の線維を横切るように損傷していることから治癒の難しさが示唆されました．

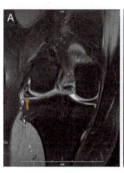
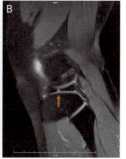

図3 MRI所見
A：冠状断：外側半月板外縁から内側に向かって水平断裂を認めた
B：矢状断：外側半月板中節に縦断裂を認めた

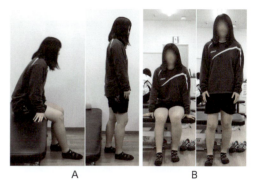

図4 立ち上がり動作
A：矢状面からの観察
B：前額面からの観察

初回に患者と会うときにどこを・何をみるべきか

本患者の場合は全荷重直前であったため荷重をしてもよい状態かをみる必要があると考えました．安静時痛や熱感，腫脹などの炎症所見があれば患部周囲の治癒状況が悪いと考えられるため荷重時期や量などを調整する必要があります．また荷重運動をするには立ち上がり動作が必須となります．**立ち上がり動作は膝関節屈曲ROMが100°以上**[4]，立ち上がった後に立位をとるためには**膝関節完全伸展が必要**です．そのため膝関節のROMもみる必要があると考えました．

以前の機能活動レベルと現在の活動レベル

本患者は大学生のハンドボール選手であり，受傷前のADLはすべて自立，いくつかの既往歴がありましたが，ADLが低下するような機能障害はありませんでした．

現在の術後7週目後半のADL状況は移乗動作については座面を両手で支持し，健側下肢に頼った動作でした．また移動動作については全荷重の許可を得ているものの両松葉杖を使用した2動作歩行前型でした．したがって，現時点で優先的に改善を必要とする基本動作として，①手支持なしでの立ち上がり動作の獲得，②松葉杖を使用しない歩行動作の獲得とし，以下の動作観察を実施しました．

動作観察

まず自然な立ち上がり動作を観察しました（図4）．主な逸脱動作として，矢状面からの観察では端座位から右膝関節屈曲が減少し右足部が左足部よりも前方に位置していました．その肢位から体重移動相にかけて右膝関節屈曲および右足関節背屈がみられず，股関節屈曲を強め過度に体幹を前傾させていました．また上昇相では右膝関節の伸展が途中で終了し，立位でも右膝関節の完全伸展がみられず軽度屈曲位のままでした．続いて前額面からの観察では，動作完了時の立位において左股関節内転が右股関節に比べわずかに増大していました．端座位の右足部の位置は楽に立ち上がるための代償動作であることが推測されたため，条件を変えようと口頭指示にて右膝関節を曲げ両足部を揃えるよう指示しましたが，「これ以上膝が曲がらない」と返答がありました．

続いて現段階で行っている松葉杖を使用した歩行を観察しました（図5）．歩行動作は左右両方の松葉杖と右脚を同時に前方へ出し，右立脚期に両上肢で松葉杖を支持していました．また右ステップ長よりも左ステップ長が短く，左脚の立脚時間

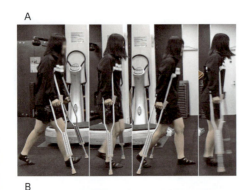
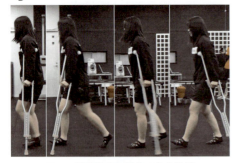

図5　松葉杖歩行動作の左右比較
A：矢状面（右側）左から①右初期接地 ②右立脚中期 ③右前遊脚期 ④右遊脚中期
B：矢状面（左側）右から①左初期接地 ②左立脚中期 ③左前遊脚期 ④左遊脚中期

の短縮がみられました．主な逸脱動作は矢状面から観察され，まず右初期接地時に右膝関節伸展の減少がみられました．右立脚中期では両上肢で松葉杖を支持していました．右前遊脚期では右股関節伸展の減少がみられました．そして右遊脚中期にかけては右膝関節屈曲の減少がみられ，左脚のいわゆる伸び上がりがみられました．

治療介入内容の決定に至るまでの検査の実施内容と解釈

本患者に対し情報収集，問診，動作観察や病態から推測された問題点に対して検査・測定を実施しました．検査結果を図6に示します．特徴としてはまだ腫脹や熱感などの炎症所見が残存していました．また膝関節伸展，屈曲に著明なROM制限がみられました．

統合と解釈の記載例

改善すべき基本動作とその必要性

現時点で優先的に改善を必要とする基本動作として，前述のとおり①手支持なしでの立ち上がり動作の獲得，②松葉杖を使用しない歩行動作の獲得と考えました．その理由として，退院し一人暮らしである自宅での生活や学校生活に戻ったため，現在の手支持に頼った移乗や移動動作では荷物を持つことなどができず，ADLが制限されると考えたからです．また歩行については，逸脱動作がない歩容を早期に獲得することで，代償運動により二次的に生じる諸問題を最小限にしたいと考えたからです．

活動制限と機能障害の関連性

本患者の立ち上がり動作の主な逸脱動作として，まずスタートポジションである端座位から右膝関節屈曲が減少しており，さらに体重移動相でも膝関節屈曲がみられませんでした．この原因として右膝関節屈曲ROM制限が考えられました．検査測定においても右膝関節屈曲ROMは60°でした．また右足関節背屈ROM制限も原因として考えられましたが，安静立位や歩行動作と合わせて考えると本逸脱動作の原因にならない程度の機能障害と判断しました．2つ目に上昇相において右膝関節伸展が途中で終了し，動作完了後も膝関節伸展が完全にみられませんでした．この原因として右膝関節伸展制限が考えられました．検査測定においても右膝関節伸展ROMは−10°でした．その他にも股関節伸展や足関節背屈ROM制限，膝関節伸展筋力や股関節伸展筋力低下も原因として考えられましたが，歩行動作と合わせて考えると本逸脱動作の原因にならない程度の機能障害であると判断しました．

次に歩行動作の主な逸脱動作として，初期接地時に右膝関節伸展が減少していました．この原因として右膝関節伸展制限が考えられました．検査測定においても右膝関節伸展ROMは−10°でした．2つ目に右立脚中期に両上肢で松葉杖を支持する運動がみられました．この原因として右膝関

視診および触診

膝関節外側に縦3cmの皮切および前方部分に3カ所のポータルの痕がみられた．これらの創部周辺の皮膚が緊張しており皮下組織との癒着が疑われた．膝蓋骨周囲の軟部組織も緊張が高く，膝蓋下脂肪体部分や膝蓋骨上部にしこりのような硬さがみられた．

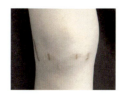

腫脹＋（膝蓋骨中央周径：右38.5cm/左38.0cm）
熱感＋（膝関節全体にあり）

疼痛検査

条件	判定	疼痛部位
安静時痛	−	
運動時痛（右膝屈曲自動運動）	＋	右鵞足〜内側ハムストリングス
運動時痛（右膝伸展自動運動）	＋	右膝蓋骨下部
運動時痛（右膝屈曲他動運動）	＋	右膝前面，関節内，膝蓋骨上方
運動時痛（右膝伸展他動運動）	＋	膝蓋骨下部，膝窩後方内・外側

ROM検査

部位名	運動方向	右（°）	左（°）	備考
膝関節	伸展	−10	0	最終域で疼痛出現
	屈曲	60	150	最終域で疼痛出現
股関節	伸展	10	15	
足関節	背屈	5	10	

※膝関節屈曲位での内旋・外旋の関節包内運動に減少がみられた

HHD（Heel Height Difference）

ベッド上腹臥位にて 膝関節から遠位をベッドの端に垂らしたときの左右の踵の差を計測した．膝関節に伸展制限があると同側の踵部が上方に位置する

検査名	値（cm）	備考
HHD	6.0	右踵部のほうが左踵部よりも上方に位置していた

徒手筋力検査（MMT）

部位名	運動方向	右	左	備考
膝関節	伸展	5	2	extension lag＋
	屈曲	5	4	

周径測定

部位名	条件	右（cm）	左（cm）	備考
大腿部	膝蓋骨上縁	41.0	40.5	
	膝蓋骨上縁から5cm近位部	42.0	44.0	
	膝蓋骨上縁から10cm近位部	45.0	49.0	
	膝蓋骨上縁から15cm近位部	50.0	54.5	

Q-angle

上前腸骨棘と膝蓋骨中心を結ぶ線と膝蓋靱帯のなす角度を計測．原則として膝関節完全伸展位で計測する[5]とされるが，伸展制限があるため2条件で計測した

検査名	条件	右（°）	左（°）
Q-angle	膝関節完全伸展位（非荷重位）	−	16
	膝関節屈曲10°（非荷重位）	8	12

図6 検査・測定結果

節伸展筋力低下が考えられました．右膝関節伸展筋力の低下があると，立脚中期において身体を支えることができず膝折れを起こしてしまいます．それを防ぐため上肢の支持で代償していたと考えました．筋力検査では右膝関節伸展MMT 2，また大腿周径も筋萎縮が著明であり膝関節伸展筋力低下が疑われました．さらにextension lagも認められたことから右膝関節伸展最終域付近でも力発揮が不十分であることが示唆されました．3つ目に右前遊脚期の右股関節伸展の減少がみられました．この原因として股関節伸展ROM制限が考えられました．正常歩行では股関節伸展がこの位相において最大となり，ROMは10°以上必要です[6]．しかし本患者の歩行動作では股関節伸展は全くみられませんでした．ROM検査では右股関節伸展10°でしたが，動作中の股関節伸展はほとんどみられませんでした．このことから右股関節伸展ROM制限も左に比べ右に制限があったため原因の一部と考えましたが，より大きな原因として右股関節伸展ROM制限自体ではなく右膝関節伸展

ROM制限が関連していると考えました．この関連については次項「機能障害相互の関連性」で述べます．4つ目に右前遊脚期から遊脚中期にかけて右膝関節屈曲の減少がみられました．この原因として右膝関節屈曲ROM制限が考えられました．検査測定においても右膝関節屈曲ROMは60°でした．正常な歩行では遊脚中期にROMは60°以上必要です[6]．本患者のように膝関節屈曲が不十分であればクリアランスが円滑にいかなくなります．そのため左立脚中期の左脚で観察された伸び上がりの原因にもなっていることが考えられました．

機能障害相互の関連性

本患者の主な機能障害の一つに右膝関節伸展筋力低下がありました．この機能障害により右立脚期に右下肢の支持性が低下し，両上肢で松葉杖を支持する運動につながったと考えました．本来であれば荷重が右下肢にかかった状態で立脚中期を迎え，右下肢では足関節背屈および股関節伸展が生じますが，荷重が不十分なためこれらの運動も不必要になることが考えられます．本患者は少なくとも術後から7週以上この状態であることが推測されるため，しだいに右足関節背屈ROM制限および左股関節伸展ROM制限が生じてきたと考えました．

また主な機能障害の一つに右膝関節伸展ROM制限がありました．本来であれば右前遊脚期に右膝関節を伸展しながら足部で地面を押す必要がありますが，右膝関節伸展ROM制限により右膝関節を伸展しながら地面を押すことができません．しかしながら推進力を得るために地面を押す必要があるため，右股関節伸展を減少させ，足部が地面に届く範囲で地面を押しているのではないかと考えました．すなわち，右股関節伸展ROM制限の一要因として右膝関節伸展ROM制限を考えました．このように右膝関節伸展筋力低下やROM制限がその他の機能障害の原因になっていることが推測されたため，右膝関節の伸展機能低下を優先的に改善させる必要があると考えました．さらにこの右膝関節の伸展機能低下は，立ち上がり動作の影響も受けているのではないかと考えました．立ち上がり動作は右膝関節屈曲ROM制限などにより，左下肢に頼った立ち上がり動作になっていました．そのため体重移動相から上昇相まで右膝関節伸展筋力の発揮が少なくて済む状態になっていることが考えられました．ADL上このような左下肢に頼った動作を続けることでさらに右膝関節伸展筋力低下が進み，活動制限改善の阻害因子となるため，立ち上がり動作の逸脱動作の原因となっている右膝関節屈曲ROM制限も優先的に改善すべき機能障害の一つと考えました．

機能障害の原因の探究

本患者はいくつかの機能障害を呈していましたが，特に重要と考えた右膝関節伸展および屈曲ROM制限について述べます．

①右膝関節伸展ROM制限の原因

まず右膝関節伸展ROM制限の原因について第1に腫脹が考えられました．腫脹があると物理的に関節包のゆとりがなくなり，膝関節伸展時には早期に後方関節包などが伸張され，膝関節伸展ROMを制限していると考えました．実際に膝蓋骨上膝関節の周径は左右差がみられ，腫脹があると判断できました．また他動的伸展時の膝窩部痛が出現したこともそう判断した要因でした．第2に膝蓋下脂肪体（Infrapatella Fat Pad：以下IFP）の柔軟性低下および移動制限が考えられました．IFPは膝関節伸展時に膝蓋大腿関節内から外側後方ならびに内側後方へ移動します[7]．しかしIFP自体の柔軟性低下や膝蓋骨周囲の組織の柔軟性低下による移動制限があると，膝関節の前面痛[7]や膝関節伸展ROM制限の原因になると考えられています[8〜10]．本来は超音波などで確認すべきですが，触診上でも内・外側のIFPが硬く感じられたことや，膝蓋骨内・外側の軟部組織の緊張が高かったこと，また膝関節伸展自動運動で同部に疼痛を訴えることからそう判断しました．第3に鵞足部の柔軟性低下による脛骨内側の前方移動制限が考えられました．前述のとおり膝関節伸展最終域においては大腿骨に対し脛骨内側顆が前方に出る

運動がみられます．これが鵞足部の癒着や短縮により柔軟性が低下し阻害されることで矢状面上の運動にも影響を及ぼし，膝関節伸展 ROM 制限の原因になったと考えました．これは触診や ROM 検査の際に膝関節を他動的に伸展させた際に関節包内運動が減少していたこと，また鵞足部の過緊張を触知したことなどから判断しました．第 4 に膝関節後方関節包をはじめとする膝窩部の軟部組織の癒着あるいは短縮が考えられました．膝関節屈曲・伸展軸よりも後方に位置する軟部組織が短縮すると膝関節伸展 ROM 制限が生じることは容易に想像できます．軟部組織の同定についてはまず股関節や足関節の肢位を変えながら膝関節伸展 ROM 検査を実施し，ハムストリングスや腓腹筋が影響していないことを確認しました．そして最終的に end feel は硬く膝関節伸展他動運動時に膝窩部に疼痛を訴えていたこと，Lachman's test の要領で行った徒手操作にて脛骨の前方への滑り運動の減少が感じられたこと，触診にて膝窩部深部にしこりのような硬さを感じたことや，後方にアプローチしている術式や術後の固定方法・期間などから総合的に判断しました．

②右膝関節屈曲 ROM 制限の原因

右膝関節屈曲 ROM 制限の原因について述べます．右膝関節屈曲 ROM 制限の原因について第 1 に腫脹が考えられました．水腫があると膝関節伸展制限と同様に膝関節を屈曲する際に物理的に前方関節包が早期に伸張されるため膝関節屈曲 ROM を制限していると考えました．疾患は異なりますが膝関節の腫脹が屈曲可動域に影響を及ぼすと考察したいくつかの報告があります[11, 12]．第 2 に IFP の柔軟性低下および移動制限が考えられました．膝関節屈曲時にも IFP は形を変え関節深部に潜り込むように動きます[13]．しかし IFP 自体の柔軟性低下や膝関節周囲の組織の柔軟性低下による移動制限があると屈曲制限の因子となります[9, 10, 14]．第 3 に膝関節後外側構成体の癒着あるいは短縮が考えられました．膝関節後外側構成体の癒着あるいは短縮が生じると，膝関節屈曲時に生理的に生じる下腿内旋が生じにくくなることや，LM の後方への動きを妨げる可能性が出てきます．膝関節伸展 ROM 制限の第 4 の原因として述べた点と，右膝関節を他動的に屈曲させた状態で内・外旋の関節包内運動をみても下腿内旋が健側よりも減少し，下腿外側が前方に滑るような動きも制限されているように触知したことから判断しました．

予後予測

本患者は LM 中節部の横断裂および水平断裂に対し縫合術を実施しました．LM 損傷は MM 損傷と比較して成績が不良[15]であるという報告や横断裂や水平断裂は無血行野にかかる損傷であり，また半月板の線維自体も断裂していることから縫合術は非常に難しい[3]というネガティブな報告があります．しかし一方で同じ LM 中節の横断裂において 5 症例全例が元のスポーツに復帰した報告[16]や，縫合後に一部切除に至ったが時間をかけ受傷前のスポーツに復帰している[17]というポジティブな報告もあります．いずれにせよ非常に治癒の難しい部分であるため，荷重位での屈曲運動や深屈曲など LM へのストレスが大きくかかるものは通常のプロトコルよりも遅らせることや，関節包内運動やアライメントなどを最大限改善し，LM に加わる力学的負荷を最小限にすることが必要であると考えました．

治療方針

できるだけ早期に関節包内運動や IFP 自体の柔軟性や移動制限を改善させ，膝関節屈曲および伸展 ROM 制限を改善させることが必要と考えました．また同時に，予後予測の項目で述べたように LM に加わる力学的な負荷を少しでも減らすために動作時の膝外反モーメントを抑制すると考えられる筋群の筋力強化エクササイズも早期から実施する必要があると考えました．

治療介入と治療プログラム

関節包内運動の改善については他動的運動やモビライゼーションも実施しましたが，膝関節伸展

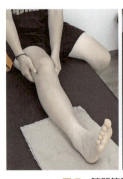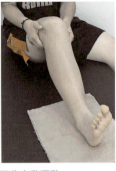

図7 膝関節屈曲自動運動
膝関節伸展位からヒールスライドの要領で膝関節を屈曲させる．その際，内側ハムストリングスの収縮を触知させる．同時に足関節内・外果を見ながら下腿内旋が生じているかを目視させる．下腿内旋でなく足関節の内返しとならないよう注意させる

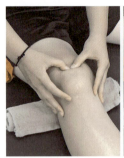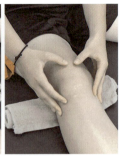

図8 膝蓋骨を動かすことを意識した大腿四頭筋セッティング
徒手的に膝蓋骨を下方に押し下げた状態から，大腿四頭筋を勢いよく収縮させると同時に手を離す

時の脛骨内側の前方移動を伴った外旋の獲得のために阻害因子として考えられた鵞足部のストレッチングおよび組織間リリース[18]を行い，柔軟性が獲得された範囲で大腿四頭筋の収縮を意識した膝関節伸展自動運動を積極的に行いました．また膝関節屈曲時の脛骨内旋と前述で獲得された鵞足部の柔軟性の維持・改善のために脛骨内旋および内側ハムストリングスの収縮を意識させた膝関節屈曲自動運動を実施しました（図7）．これらの筋収縮を意識させた膝関節伸展・屈曲自動運動は，前述した効果に加え，解剖学的特徴から伸展時においては大腿四頭筋の収縮により半月板周囲の組織が緊張することで半月板の前方移動を，屈曲運動においては半膜様筋や膝窩筋の収縮により半月板の後方移動を促すことができます．それにより半月板機能を回復させ半月板への負荷を減らすことができると考え，重要視しました．

IFPの柔軟性および移動制限については柔軟性の改善を目的としたIFP自体のモビライゼーションや移動制限の因子となる内・外側の膝蓋支帯をはじめとする膝関節周囲の皮下組織の柔軟性の改善を目的にストレッチングなどを実施しました．そしてこれらの柔軟性が獲得された範囲で大腿四頭筋セッティングを実施しました．大腿四頭筋セッティングの目的や方法はさまざまありますが，今回は膝蓋骨を徒手的に一旦押し下げしっかりと大腿四頭筋を収縮させ膝蓋骨を上方に引き上げること，すなわち膝蓋骨を動かすことで膝蓋骨周囲組織の柔軟性の維持や改善を主目的に実施しました（図8）．

このように治療プログラムの一部はできるだけシンプルなものとし，患者が理解し一人で実施できるものとしました．その理由は，週に1，2回の外来治療に加え，自宅や学校で患者一人でも安全に正しいプログラムを実施してもらうことで，拘縮に近いROM制限に対する治療効果を高めることができると考えたからです．

■ 文 献

1) 塚本行男・他：生体力学〔廣畑和志（編）：膝関節の外科〕．pp16-22，医学書院，1996．
2) Bullough PG, et al：The strength of the menici of the knee as relates to their fine structure. *J Bone Jt Surg*, **52B**(3)：564-570, 1970.
3) 中田 研・他：半月板縫合術 —inside-out法の適応と手技—．臨床スポーツ医学，**31**(12)：1148-1155, 2014.
4) Tully EA, et al：Saittal spine and rower limb movemen during sit-to-srand in healthy young subjects. *Gait Posture*, **22**：338-345, 2005.
5) 大工谷新一（編）：静的アライメント，〔鈴木俊明（監修）：運動器疾患の評価と理学療法〕．pp167-170，エンタプライズ，2003．
6) Inman, et al：Human walking. Baltimore. pp1-61, Williams and Wilkins, 1981.

7) 林　典雄：膝関節疾患における超音波診断装置の臨床応用．理学療法学，**41**(4)：188-192，2014．
8) 小柳磨穀・他：ACL再建術後の理学療法．理学療法学，**44**(1)：32-37，2017．
9) 久須美雄矢・他：大腿骨前脂肪体と膝蓋下脂肪体の角度特性による柔軟性評価 ─Shear Wave Elastographyを用いた高齢健常者群と変形性膝関節症患者群との比較─．理学療法学，Supplement 2014(0)：0748，2015．
10) 久須美雄矢・他：人工膝関節置換術症例における膝蓋下脂肪体に対する治療効果の検証 ─膝関節可動域および筋力の変化と膝蓋下脂肪体組織弾性との関係性─．理学療法学，Supplement 2015(0)：0255，2016．
11) 村上武史・他：人工膝関節全置換術術後早期患者への弾性包帯の導入が膝周囲機能に与える効果．日本理学療法学術大会 2012，(0)，48100301-48100301，2013．
12) 浅海祐介：TKA術後の腫脹と屈曲可動域の関係性について．理学療法学，Supplement 2014(0)：1405，2015．
13) 林　典雄・他：膝深屈曲可動域制限に対する運動療法〔整形外科リハビリテーション学会（編）：関節機の解剖学に基づく整形外科運動療法ナビゲーション〕．pp96-99，メジカルビュー社，2009．
14) 水島健太郎・他：膝蓋下脂肪体がオスグッド・シュラッター病における膝関節機能に与える影響．理学療法学，Supplement 2015(0)：0061，2016．
15) Chatain F, et al：A comparative study of medial versus lateral arthroscopic partial meniscectomy on stable knees：10-year minimum follow-up. Review, *Arthroscopy*, **19**：842-849, 2003.
16) 鈴木智之・他：アスリートの外側半月板損傷に対する治療．臨床スポーツ医学，**29**(10)：1027-1032，2012．
17) 萩原敬一・他：スポーツ外傷の半月板単独損傷に対する半月板縫合術．臨床スポーツ医学，**29**(10)：1015-1019，2012．
18) 蒲田和芳：リアライントレーニング 体幹・股関節編．pp13-14，講談社，2014．

（田中健一）

4 アキレス腱断裂（手術適応例）

症例（30歳後半，女性）
- **現病歴**：空手の形競技を実施中に左脚を前方に踏み込み，すぐに後方へ方向転換する際，左脚を強く踏み込んだ直後に足関節の後方を蹴られた感覚を受けて転倒しました．直後は同部の痛みを自覚するも，他者の介助があれば，足底をつけてどうにか歩行が可能でした．同日，当院の整形外科を受診し，アキレス腱断裂と診断され，受傷3日後，アキレス腱縫合術が施行されました．術後1日からギプス固定し，完全免荷による両松葉杖歩行を実施しました．術後1週，ギプスの巻き直しの際にヒールカップが装着され，痛みの許容範囲内で部分荷重が許可されました．術後2週から8週間までアキレス腱ブーツに変更され，漸次的に両松葉杖歩行による部分荷重歩行，片松葉杖歩行による部分荷重歩行，松葉杖を除去した全荷重歩行を実施しました．
- **既往歴**：特になし
- **受傷機転**：空手競技の動作では，踏み込んだ直後に蹴り出す動作が多く行われます．そのため足関節には大きな力学的負荷が加わり，制動する力の発揮や足関節を背屈させながら身体を前方へ駆動させる力が必要となります．その際，体重が加わり強制的に足関節が背屈されることとそれを制動する足関節底屈筋群の強力な遠心性収縮により，アキレス腱には強い伸張ストレスが加わり，受傷につながったと考えられます．
- **受傷前の活動状況**：日常生活，スポーツ動作ともに特に問題ありませんでした．

担当患者を受けもつにあたって事前に予習しておくべきこととその理由

アキレス腱断裂の要因

　一般的にアキレス腱断裂は，スポーツ活動などの高強度の身体活動により引き起こされます．スポーツ動作では走行中に緩急をつけて相手をかわす動作（stop and go）や踏み込んだ直後に蹴り出す動作などスポーツ競技の動作特性が受傷と関連性をもちます．また，スポーツ選手では慢性的なアキレス腱炎など，断裂に至るまでに腱組織の変性が伴って腱の強度が低下している場合も少なくありません．慢性障害としてのアキレス腱炎の発生要因にも着目が必要です．スポーツ動作と関連が少なくても，中高年者の退行変性が認められれば，日常生活時に断裂を起こすこともあります．その他，筋，筋腱の柔軟性の低下なども要因と考えられます．

筋腱の損傷の修復について

　アキレス腱に対して周辺組織からの血流がよく，傷の修復は良好であるため，ギプス固定や装具を用いた保存療法も選択肢となります．ただし，スポーツ選手など修復後の再断裂予防や腱に高強度の負荷が加わる症例では手術が行われる場合があります．スポーツ復帰までの期間は手術療法が保存療法よりも短いとされています．

手術方法と後療法の特徴（一般的クリティカルパス，表1）

　下肢の骨折と同様，術後の免荷から始まりますが，部分荷重は比較的早くから開始され，段階的に荷重量を増やしていく点が特徴的です．修復した腱組織が伸張ストレスにより延長してしまうと，筋力の伝達が障害されるため，慎重に荷重ストレス（足関節背屈による伸張ストレス）を加えていくように進めていきます．

可変式装具（アキレス腱ブーツ）による固定

　足関節の背屈角度の調整を段階的に進めるため，図1のような可変式の装具を用います．術後

表1 アキレス腱断裂術後リハビリテーションプログラムの一例

	1週	2週	3週	4週	5週	6週	7週	8週	10週	12週	4カ月	5カ月	6カ月
	ギプス固定		アキレス腱ブーツ						アキレス腱ブーツ除去				
	免荷※		ヒール3～4段を除去										
下肢挙上	●	●	●	●	●	●	●	●	●	●	●	●	●
足趾運動	●	●	●	●	●	●	●	●	●	●	●	●	●
患部外エクササイズ	●	●	●	●	●	●	●	●	●	●	●	●	●
自動運動			●	●	●	●	●	●	●	●	●	●	●
他動運動					●	●	●	●	●	●	●	●	●
ストレッチボード							●	●	●	●	●	●	●
端座位ヒールレイズ					●	●	●	●	●	●	●	●	●
自転車エルゴメータ				●	●	●	●	●	●	●	●	●	●
階段昇降（1足1段）							●	●	●	●	●	●	●
空気椅子				●	●	●	●	●	●	●	●	●	●
両脚ヒールレイズ						(●)	●	●	●	●	●	●	●
もも上げ歩行							●	●	●	●	●	●	●
片脚ヒールレイズ							●	●	●	●	●	●	●
ジョギング										●	●	●	●
ランニング										●	●	●	●
両脚ジャンプ										●	●	●	●
片脚ジャンプ											●	●	●
スポーツ復帰												(●)	●
開始基準									(ジョギング) 腫脹なし 背屈制限なし 歩行時痛なし 片脚ヒールレイズが可能	(片脚ジャンプ) MMT 5以上			

術後2週まではギプス固定を実施します．その後はアキレス腱ブーツへ変更され，ROM運動が開始されます．漸次的にアキレス腱へ負荷をかけるプログラムとなっています（※この時期でもヒールカップを装着した時点で荷重が許可される場合がある）

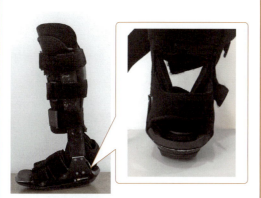

図1 アキレス腱断裂後の歩行用装具（アキレス腱ブーツ）

アキレス腱ブーツは踵部の補高調整が可能となっています．徐々に踵部のパッドを外して，足関節底屈位を解除します

短期間のギプス固定の後，装具に移行して足関節の角度調整と荷重量の調整により，アキレス腱への伸張ストレスを徐々に増加させていきます．

治療中の腱延長と外力との関係

術後理学療法において特に注意が必要なのは，荷重による足関節の背屈強制や下腿三頭筋の過度な筋収縮により，修復したアキレス腱の再断裂や腱の延長が生じることです．運動療法や装具療法を組織の修復状況にあわせて段階的に進めることが重要です．

解剖学的に周囲組織との関係に注意

アキレス腱と隣接する軟部組織（結合織）が，治癒過程において癒着する可能性が考えられます．

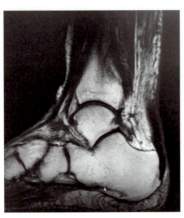

図2 アキレス腱断裂のMRI画像

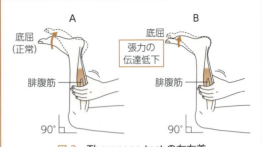

図3 Thompson testの左右差
健側（A）と患側（B）のThompson testによる底屈運動を観察し，アキレス腱断裂の有無を確認します．またこのテスト手技により，筋腱の力の伝達状況を評価することができます

アキレス腱周囲には筋組織はありませんが，術後に皮膚との癒着が起こると，皮下を滑走するアキレス腱の動きが阻害されます．また，下腿後面を走行する長母趾屈筋などの足趾の屈筋との癒着が生じると，足趾の可動性や筋力発揮に障害が発生します．さらにアキレス腱周囲の脂肪組織や滑液胞も癒着を起こすと足関節やアキレス腱の動きが悪くなります．理学療法の早期からそれらの組織を他動的に動かし，癒着の予防と最小限化を目指します．

画像所見や生化学検査の医学的情報収集から考えられること

なぜ手術適応になったのか

患者はスポーツ選手であり，競技レベルから修復部位の強度が要求されることと，早期のスポーツ復帰を目標とすることから手術療法が選択されました．保存療法では，スポーツ復帰までに手術療法の1.5倍ほどの治療期間を有するといわれており，また，本人の治療後の活動レベルに対する希望もありました．

画像（MRI）の確認

MRI（図2）や超音波検査により，軟部組織損傷の診断，程度を明確にします．損傷部位の状況，範囲，周辺組織との位置関係などを非侵襲的に確認します．医療機関によっては若い患者に対してMRI検査を行わず，超音波検査や徒手的な検査（Thompson test，図3）にて診断する場合もあります．

初回に患者と会うときに，どこを・何をみるべきか

患者の活動状況に関する自己認識

受傷機転や荷重への恐怖感は理学療法を進めていくうえで自己による調整能力を左右します．本人の注意力は，足底面の感覚の状況とあわせて，理学療法を段階的に進めるにあたって荷重制限が遵守できるかどうかにも関係します．

どうなりたいかの希望

スポーツの競技レベルや治癒後の活動に対する患者の希望を確認します．

以前の機能活動レベルと現在の機能活動レベル

受傷前の活動状況は，日常生活レベルからスポーツ競技レベルまで問題なく可能でした．現在は，術後リハビリテーションプログラムによる活動制限の有無とその時期に合わせた活動の状況です．

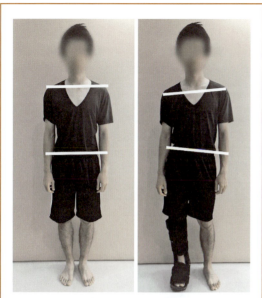

図4 アキレス腱ブーツ着用時の立位姿勢
アキレス腱縫合部位の保護のため底屈位保持としますが，踵部を補高するため，脚長差が生じます．そのため，患側は脚延長し，骨盤が挙上，肩甲帯が下制します

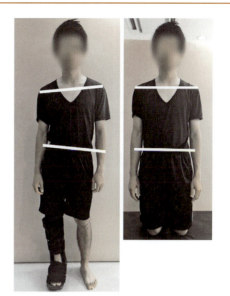

図5 アキレス腱ブーツの着用時の立位姿勢と膝立ち位姿勢
足部・足関節の影響を最小限にした膝立ちでは，脚長差が消失します．術後早期から，膝立ち位（Closed Kinetic Chain）でのトレーニングが股関節や体幹の機能維持において重要です

動作観察

立位，歩行動作

装具装着にて部分荷重での松葉杖歩行の観察を例示します．

まず，立位姿勢は足関節底屈位のため矢状面では殿部（骨盤）が後方偏位しており，片脚のみ前方への荷重が不十分となり，水平面では同側の骨盤の後方回旋が認められます．それに伴い体幹上部の回旋や側方傾斜が引き起こされています．特徴的なのは装具装着による前額面の偏位です（図4）．脚長差が生じるため，骨盤の側方傾斜，体幹上部の側方傾斜が認められます．このような立位姿勢の特徴は歩行中も終始認められ，体幹機能の左右差が常時引き起こされています．

長期間の免荷歩行の弊害

長期間にわたり下肢の荷重免荷を行うと，下肢の抗重力機能が低下するだけではなく，体幹機能にも荷重に関係する機能低下が生じると考えられます．装具の装着により体幹機能に左右差が認められる場合は，膝立ち位をとらせて観察します．前額面での左右差の変化や水平面での患側骨盤の後方回旋を確認します（図5）．さらに体幹を中心にみる際には，端座位にて観察します（図6）．長期間にわたる荷重制限は，足底面の荷重感覚を鈍化させるだけではなく，下肢全体および体幹も含めた患側への荷重感覚を鈍らせてしまいます．これは理学療法を進めていく際，徐々に患側下肢に荷重を増やしていくことに影響を与えます．このような二次的な影響を，体幹や下肢全体に評価の対象を広げて確認します．実際の評価では，静止姿勢の確認と体重移動をさせて動的な重心制御の戦略を確認します（図7，8）．

治療介入内容の決定に至るまでの検査の実施内容と解釈

視診と形態測定

下腿後方からの筋の形状を確認し，周径では安静時と筋収縮時との違いを確認します．また筋収

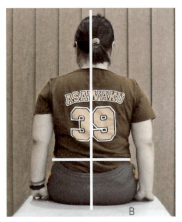

図6 アキレス腱縫合術後症例の端座位（左：患側 右：健側）
端座位では骨盤に対して上部体幹が健側へ偏位しています．重心が健側（右）へ移動し，健側に多く荷重されていることが観察されます

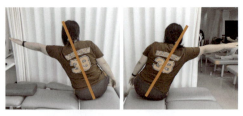

図7 アキレス腱縫合術後症例の側方リーチ（左：患側 右：健側）
患側は健側と比較すると体幹の立ち直りが低下していることが観察されます

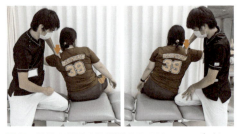

図8 体幹の荷重支持機能のスクリーニング（左：患側 右：健側）
患側の体幹の荷重支持機能は健側と比較すると劣っていることが観察されます．健側は同負荷をかけても体幹の支持性が良好であり，殿部で支持し，体幹を安定化して肩に加えられた負荷に抵抗しています

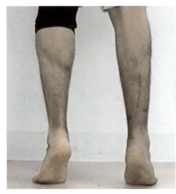

図9 下腿三頭筋の筋力発揮（左：健側 右：患側）
立位が不可能であれば，臥位（腹臥位）での観察を行います．腓腹筋の筋膨隆に明らかな違いが観察されます．筋収縮した際の筋腱移行部の位置にも左右差が認められます．筋力だけではなく，筋機能（硬さや筋腹の大きさ）や筋腱の滑走状況にも注目することが重要です．
＊この図の症例は腱断裂部が上方であるため術創が上方に大きく展開されています

縮時に皮膚の術創との癒着の状況や腱の滑走を確認します．図9は，術部が大きく，皮膚との癒着や腱の滑走が良好ではない症例です．

筋力

足関節の底屈筋力の状況把握は必須です．ただし，筋力測定も術後の修復段階にあわせて評価しなければなりません．足関節底屈筋力は，片脚のみで全体重を持ち上げてつま先立ちも可能にさせるほどの筋力です．評価の際の強い筋収縮は術後早期には確認できません．また，免荷による筋萎縮を伴う筋力低下は，下腿三頭筋以外の底屈筋力にも影響を与えています．後脛骨筋や長・短腓骨筋，足趾の屈曲筋などは，座位や臥位にて膝関節屈曲位での評価が必要です（図10, 11）．特に足趾の屈筋力は，足部内在筋の筋力低下に伴い，MP関節の自動屈曲運動の不足として観察できます（図12）．

筋力の評価は単に筋出力として徒手筋力検査法に従った評価と，荷重位での姿勢保持や身体各部の固定に働いている体幹や下肢全体の筋機能としての筋力評価が必要です．

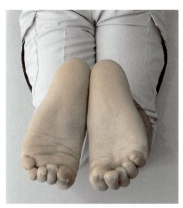

図10 足趾屈筋群の筋力発揮（左：健側　右：患側）
患側は健側と比較してMP関節の屈曲が劣っていることが観察されます

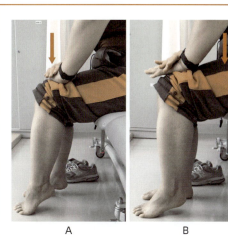

図11 端座位でのヒールレイズ
Aのような最終底屈位では膝上部に加えた荷重に対する支持性は良好でも，Bのような軽度底屈位の荷重では，支持性が不十分な場合が認められます．軽度底屈位での荷重支持の際，適切な筋力発揮（筋力と力の伝達）が必要となります

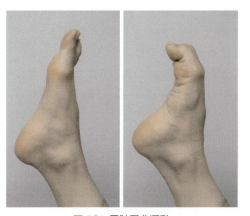

図12 足趾屈曲運動
足部内在筋の収縮を伴ったMP関節屈曲

ROM

術後のプログラム進行による段階的な制限の把握と実際の可動域との差異をチェックします．過度なROMの拡大は修復部位の伸張ストレスを高め，腱の延長の要因となります．足関節の底屈・背屈をはじめ，後足部の回内・外や前足部の回内・外，足趾のROMを確認します（図13）．

足関節底屈筋に起因した背屈ROMの制限が顕著で，制限因子は，筋腱の伸張性低下と滑走障害であり，術後のアキレス腱と皮膚の癒着もその要因となります．皮膚の滑走性や伸張程度を左右で確認しながら，関節の可動性を評価する必要があります．さらに腱の滑走性が不良な場合は足趾の可動域のチェックも行うべきです．

後足部の可動性は距骨下関節の動きであり，下肢荷重位では，重心の側方移動において股関節との協調した運動が必要です．結果は立位・歩行時の問題考察に必要な情報となります．また，距骨下関節の関節運動は足関節の背屈運動に回内運動，底屈時には回外運動が伴う3平面の運動を行うため，後足部の可動性は足関節の背屈運動に少なからず影響を与えます．特に後足部回内のROM制限は足関節の背屈制限と関連します．

二関節筋の影響も考慮して，膝関節の肢位（屈曲位と伸展位）を変えて足関節の可動性を確認します．ROMとして客観的な角度の数値化，最終域感の判別に加えて，腓腹筋の短縮によるものなのか，アキレス腱の滑走性の低下（癒着など）によるのか，また距骨下関節の可動性の低下によるものなのか，それらの複合なのか，制限因子を具体化するために介入が必要です．

術創部の状況

術創部の治癒状況（炎症など）やアキレス腱と皮膚（隣接組織も含む）との癒着，腱の滑走状況

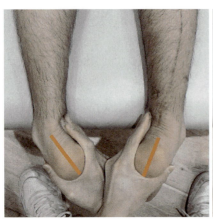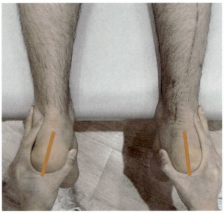

図13 後足部の可動性（左：健側 右：患側）
正常では後足部の回内・外の全可動域のうち，1/3 が回内，2/3 が回外可動域といわれています．角度などの客観的数値以外に患側と健側との左右差を確認します．図では，患側が健側と比較して，距骨下関節の回内・外の ROM に制限を有しています

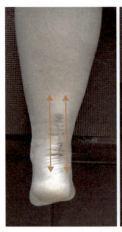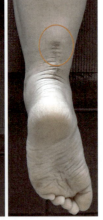

図14 アキレス腱術後の創部状況
皮膚の癒着に十分注意を払うことが重要です．この患者ではすでに術創部の上方にたわみが観察されます．このことから，腱の滑走障害と皮膚と癒着が生じていることが考えられます．また創部を両側から徒手で把持して両側から創部を引き寄せてから，矢印の方向に動かして滑走性や癒着の状況を確認します

など，視診に加えて術創部の滑走性を徒手にて動かして確認します．この際，縫合に対して横に開くような力を避けて，創部と平行（上下方向）に皮膚を動かして滑走性を確認します（図14）．

筋腱の力の伝達状況

腱の力の伝達が障害されると，立位でのつま先立ち時に，足関節が最大底屈位に到達しなかったり，治癒が進んで片脚立位でのつま先立ち時に左右の運動到達感に差が感じられたりします．片脚立位が不可能な場合は，図11 のように座位にてセラピストが膝を上方から押し，足関節の底屈の筋力発揮時の左右差を確認します．腱の力の伝達不足は筋収縮力の低下でも起こりますが，腱の延長や滑走性の低下が要因となることもあります．

姿勢・動作観察

基本的には立位姿勢と歩行動作の観察が必要です．立位姿勢では患側への荷重不足による，前額面上の左右差や装具装着による下肢，骨盤，体幹に及ぶ偏位を確認します．さらに矢状面での重心の後方化を確認します（詳細は前述）．特に立位では体重移動の際，足底面で床を押して床反力を増大させ，それを外力として身体重心を制御します．足関節や足部の運動に障害があると体重移動を伴う動作に不都合が生じます．支持面である足部・足関節に機能不全があると，立位での前方や側方へのファンクショナルリーチ・テスト（FRT）において体重移動の異常が反映されます．

歩行動作では左右への体重移動と前方への推進力発揮の際，足関節の底屈運動や底屈力発揮の状況が歩容に反映されます．側方への体重移動は股

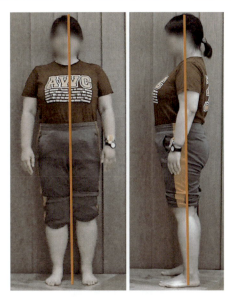

図15 自然立位（右：健側 左：患側）
前額面では，健側へ重心が偏位していることが観察されます．このような場合では，Functional reach test においても患側が劣っている場合が認められます．矢状面では，腰椎が前弯しており，下肢を中心に考えると後方へ重心が偏位しています．このように前足部への荷重量が減少している患者が多く認められます

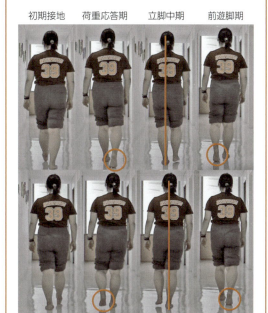

図16 歩行動作（前額面，左：患側 右：健側）
初期接地～荷重応答期では，健側に比べ患側が早期に立脚期を終了しています．
立脚中期では，患側（左）の荷重が不十分であり，重心が十分に患側へ移動していません（骨盤に着目）．
前遊脚期では，患側の足趾が浮いているように観察され，体幹から下肢へと加重してきた力が，地面へ十分に伝達できておらず，推進力発揮が不十分となっています

関節内転と後足部回外（前足部は回内）の協調運動が必要であり，前遊脚期の前足部荷重は足関節の底屈筋力の発揮（腱による力の伝達）が必要となります．以上の2点は特に重要です．

統合と解釈の記載例

改善すべき基本動作とその必要性

①立位保持（図15）

無意識に健側へ重心が偏位していることが観察できます．装具装着をしていない状況では，患側の下肢の支持性が低下している場合，足部の可動性（後足部回外）が不十分であることなどが考えられます．また矢状面上では重心位置が後方へ偏位しており，踵に足圧中心があることが予測されます．このような場合，後方への重心移動の余裕はなく，前方へは大きく重心を動かせているように観察できるときがありますが，開始肢位の重心位置がすでに後方にあることに注意が必要です．

②歩行動作

・側方への体重移動（図16）：

患側は立脚中期での股関節内転位での荷重が不十分です．股関節の内・外転運動と（後）足部の回内・外運動の連携が必要であり，はじめは足部の機能不全によるものであっても，この歩容が運動学習されると殿筋や股関節外転筋を使った歩行ができず，足部の機能が改善しても体幹や股関節の機能不全により歩容の改善に時間を要します．

・前方への推進力発揮（図17）：

前遊脚期では体幹から下肢へと加重してきた力が，地面へ十分に伝達できていません．本患者では患側の立脚期が短縮されています．患者によっては，踵離地が遷延化し，足底が接地する時期が延長し，不必要な足関節の背屈運動が引き起こされます．前足部での荷重が不十分であれば，股関節の伸展筋力の発揮が低下します．また，アキレ

第4章 臨床における運動器疾患の評価―統合と解釈―

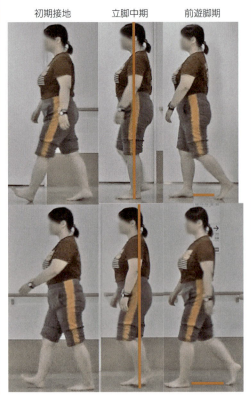

図17 歩行動作（矢状面，右：健側 左：患側）
立脚中期〜立脚終期では，患側（上段）の重心が後方へ残存していることが観察されます．足圧中心が前足部へ十分に移動していません．
前遊脚期では，患側（上段）の歩幅が減少していることが観察されます．また足趾の伸展も減少し，足部の剛性を高められず，体幹・下肢で生成された力が十分に足部へ伝達されていません．

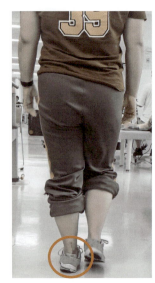

図18 シューズ（靴）
アキレス腱断裂の発生要因の一つに足部の過回内があります．身体のアライメント不正から生じる場合もありますが，環境的要因として不良なシューズ（踵がすり減った）により引き起こされた可能性も考えられます

ス腱を伸張するような股関節の伸展運動を避けることにより，骨盤が後方回旋して重心の前方移動が減弱します．

活動制限と機能障害の関連性

端座位でのヒールレイズの弱さ（足関節底屈筋力の低下）は，歩行時の前方への推進力発揮の不足につながります．また立脚期の短縮または延長にも関連します．

足関節の背屈制限は，歩行時のステップ長の減少に関連します．

座位や膝立ち位にて確認された体幹や股関節での重心移動能力低下は，歩行での重心移動能力低下につながります．

身体重心の後方化は，歩行中の推進力発揮を阻害します（前足部荷重の困難）．

機能障害相互の関連性

荷重制限による筋力低下は，足関節底屈筋力の出力低下につながりますが，アキレス腱の力の伝達障害が生じていても，底屈力は低下します．したがってアキレス腱の滑走性など術創部の癒着や修復腱の延長などが筋力低下と関連します．

ROM制限は，筋の短縮をはじめ，組織の癒着による滑走性の制限などが関連します．

長期間の荷重不足による患側の体幹，下肢の荷重支持機能の低下（荷重感覚の鈍化）が考えられます．また，アキレス腱ブーツによる脚延長は体幹や下肢の荷重支持機能の左右差（前額面状の偏位）の要因となります．

機能障害の原因の探究

腱の延長，力の伝達障害，筋収縮力低下，組織の癒着（アキレス腱皮下滑液包や踵骨後部滑液包

の癒着），踵骨下滑液包またはその周囲の脂肪体の疼痛などが挙げられます．これ以外に受傷前の身体的要因も念頭に置くべきです．下肢アライメント異常（距骨下関節過回内），足関節の背屈ROM制限，下腿三頭筋の柔軟性低下，筋力の弱化，足部剛性低下（関節弛緩性が高い）などが考えられます．これ以外に不良なシューズ（靴）などの環境的要因も再断裂（再発）やアキレス腱の慢性炎症などを引き起こす可能性があります（図18）．

予後予測と治療方針

予後は良好です．手術による感染などのリスクを除き，適切に修復部が段階的な力学的負荷に対して対応可能になれば，日常生活やスポーツ活動への復帰は可能です．

治療には，術後一般的な足関節のROMや筋力の向上などのリハビリテーションプログラムがあります．立位や歩行など下肢荷重能力の要となる足部・足関節の可動性と底屈力を伝達する腱の機能の修復は，その局所にとどまらず，全身機能への影響が大きいと考えられます．理学療法において局所機能の回復と平行して，運動連鎖や力の連鎖の観点から下肢，体幹を含めた全身に及ぶトレーニングを立案することが必要です．

■ 文　献
1) 井樋栄二，吉川秀樹，津村弘（編）：標準整形外科学 第13版．医学書院，2017．
2) 橋本雅至（編）：臨床実践　足部・足関節の理学療法．文光堂，2017．

（橋本雅至・木下和昭）

5 変形性股関節症

症例（60歳代，女性）
- **疾　患**：変形性股関節症
- **現病歴**：3年ほど前より左股関節の疼痛が出現．当院を受診し上記の診断を受けました．当時は長時間での歩行による疼痛であったため，経過観察となりました．その後当院にて定期的に受診を行っていましたが左殿部の疼痛（歩行時，夜間に増悪），歩行能力の低下を認め手術目的で当院入院となりました．
- **主　訴**：痛みなく歩けるようになりたい．
- **デマンド**：歩行の獲得
- **手　術**：全人工股関節置換術（Total Hip Arthroplasty：THA）（平成X年Y月Z日）
- **既往歴**：特記事項なし

＊本稿では術後2日目〜1週目での評価を提示します．

担当患者を受けもつにあたって事前に予習しておくべきこととその理由

疾患の理解

患者の多くは女性であり，その原因は**発育性股関節形成不全**の後遺症や**股関節の形成不全**といった子どものときの病気や発育障害の後遺症が主で，股関節症全体の80％といわれています．股関節症の主な症状は，関節の痛みと機能障害です．股関節は鼠径部（脚の付け根）にあるので，最初は立ち上がりや歩き始めに脚の付け根に痛みを感じます．関節症が進行すると，その痛みが強くなり，場合によっては持続痛（常に痛む）や夜間痛（夜寝ていても痛む）に悩まされることになります．

術式の理解

THAの術式には表1のものが挙げられます．術式によって術後の脱臼肢位も変わりますのでそれぞれの術式の特徴を理解しておく必要があります．進入方法として前方および後方の2つに大別されます．前方進入法の特徴として筋の切離がなく脱臼のリスクが少ないことが挙げられます．後方進入法では大殿筋および股関節外旋筋の切離を行い，脱臼のリスクも前方と比較すると高くなります．

現在では入院期間の短縮および脱臼のリスクの低さから前方進入法の件数が多くなっています．ただし再置換術，術前の変形が大きい，肥満度が高い症例は後方からの進入法を選択することが多くなります．

画像所見や生化学検査の医学的情報収集から考えられること

股関節画像所見（図1）

臼蓋形成不全を示す指標としてCE角とsharp

表1　THAの術式と脱臼肢位

進入方法	切開法（MIS）	標準進入法	脱臼肢位
前方進入法	Anterior mini	Smith-Peterson法	股関節伸展・外旋
前外側進入法①	Direcut lateral mini	Hardinge法	股関節伸展・外旋
前外側進入法②	Antero-lateral mini	Watson-Jones法	股関節伸展・外旋
後方進入法	Posterior mini	Gibson法	股関節屈曲・内転・内旋

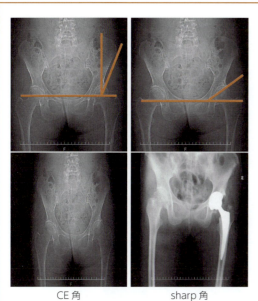

図1 術前,術後の股関節画像所見
左右ともに臼蓋形成不全を認め,左股関節に骨棘および軟骨下骨の硬化像を認めます.腸骨稜および小転子での著明な左右差は認めませんでした.術後の画像でも著明な変化点はありませんでした

角があります.CE角は大腿骨の骨頭中心を通過する垂線と,寛骨臼の外上縁を結んだ線のなす角度となります.この角度は正常では30°前後とされています.CE角が20°以下では大腿骨頭に対して寛骨臼の被りが浅いことになります.

sharp角とは左右の涙痕を結ぶ線と,臼蓋上縁と同側の涙痕を結ぶ線の角度をいいます.

sharp角は男女差がありますが45°以上で寛骨臼の被りが浅い目安となります.本患者ではCE角は30°と正常でしたがsharp角は45°を示し,臼蓋形成不全を示す結果となりました.

生化学検査

本患者では術直後から退院時まで特に異常は認められません.THA術後での生化学データでは炎症所見であるCRPおよび白血球の数値を確認しておく必要があります.また術後の深部静脈血栓症(DVT)のリスク管理として,血栓が生じている場合に高値を示すD-dimerの数値を把握しておく必要があります.

初回に患者と会うときに,どこを・何をみるべきか

変形性股関節症では疼痛により基本動作能力(特に歩行能力)の低下を認めます.そのため,術前では安静,運動時の疼痛の有無(いつ・どこで・どのような)の確認を行う必要があります.また股関節のROMおよび筋力の確認,基本動作能力の把握を行う必要があります.歩行能力の指標として動作観察と分析以外に,10 m歩行,TUG,6分間歩行などの客観的なデータを収集します.

THAの術後では,術前の扁平化した骨頭から人工骨頭に入れ替えることで,下肢が延長します.そのため下肢長の術前後の比較,および下肢延長に伴う感覚障害の有無を確認します.

またTHAでは術式により股関節脱臼のリスクも伴いますので,家屋状況および患者の生活様式も把握します.

以前の機能活動レベルと現在の活動レベル(術後2日目)

術前の活動性は,動作時に左股関節の疼痛を訴えるも独歩は自立しており,ADLはすべて自立していました.ただし長時間の独歩(10分以上),また夜間の疼痛増悪により日常の活動性は減少傾向となっていました.

術後2日目の活動性は,ベッド上での起居動作(寝返り,起き上がり,座位保持)は自立していました.立ち上がり,立位は物的介助にて可能となるも,歩行は歩行器使用にて見守りレベルとなりました.それにより院内でのADLは,食事・更衣動作はベッド上となり排泄などは看護師の見守り条件下で遂行していました.

現時点での活動レベルから機能向上の目標として,上肢支持ありの条件で,安全な立ち上がり,歩行器歩行を獲得させ日中の活動性を拡大させていくことが重要です.

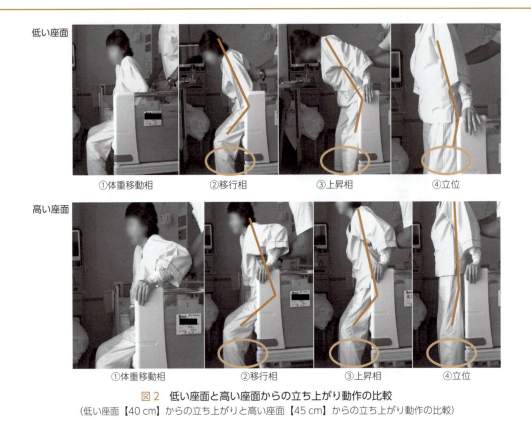

図2 低い座面と高い座面からの立ち上がり動作の比較
(低い座面【40 cm】からの立ち上がりと高い座面【45 cm】からの立ち上がり動作の比較)

改善すべき基本動作の動作観察・分析

評価開始時の活動レベルから改善すべき基本動作として，上肢支持ありの立ち上がりと立位，歩行器歩行に着目して動作観察，分析を行いました．

▍立ち上がり動作（図2）

低い座面（40 cm）からの立ち上がり動作は，第1相の体重移動相において不十分な股関節屈曲による体幹前傾が乏しいことがわかります．第2相の移行相では，足底への重心移動が乏しく後方への不安定性が生じたまま第3相の上昇相を迎えます．後方への不安定性を上肢でのベッド柵を把持することで補償しています．この動作の特徴は，移行相から体幹が鉛直位（立位）になる局面で，股関節の伸展運動が遅延化していることです．高い座面（45 cm）からの立ち上がり動作では，移行相での不十分な股関節屈曲で体幹前傾も乏しくなっています．第3相の上昇相から最終肢位の立位までは低い座面と同様にベッド柵を把持しての代償動作となります．

低い座面と高い座面からの立ち上がり動作の共通点は，座位からの移行相において両膝関節の屈曲が乏しいことです．正常な立ち上がり動作では体重移動相から移行相において体幹前傾および膝関節屈曲足関節背屈を行うことで足部への重心移動を行います．

本患者の立ち上がり動作では，殿部離床時までに体幹前傾および膝関節屈曲の一連の動作が乏しい状態でした．それに伴い上昇相から立位姿勢において身体重心は支持基底面から後方に逸脱した状態となりました．

低い座面からの立ち上がりではベッド柵を上肢で支持して支持基底面を拡大させ後方の安定化をはかっています．

前額面で立ち上がりを観察すると，移行相より

健側の右側へ身体を傾けながら上昇相に移行し，最終立位姿勢においても右側下肢に荷重比率を多くしています．

立位姿勢（図3）

術後2日目の立位姿勢は，支持物を把持した状態での姿勢保持となります．前額面では左立脚期で左側の骨盤後退がみられ，右側下肢の荷重優位となります．矢状面上では過度な体幹前傾，骨盤前傾がみられます．

歩行動作（図4）

術後2日目では歩行器を用いた歩行動作となります．

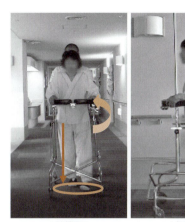
（前額面）　（矢状面）

図3　術後2日目の立位姿勢

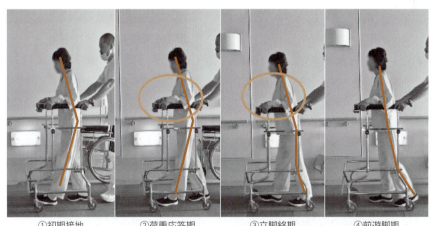
①初期接地　②荷重応答期　③立脚終期　④前遊脚期

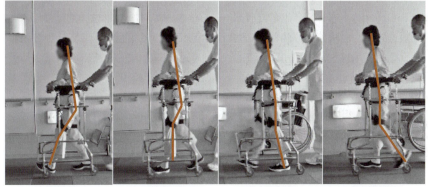
①初期接地　②荷重応答期　③立脚終期　④前遊脚期

図4　自然な歩行動作（上）とHonda製リズムアシスト装置（下）を用いた歩行動作

自然な歩行動作では，全歩行周期において左側の骨盤後退（骨盤後方回旋）がみられ，過度な体幹前傾がみられます．初期接地では踵接地がなければ足底での接地となります．荷重応答期においては膝関節の屈曲制限を認めます．立脚終期および前遊脚期では左下肢の蹴り出しは乏しく，股関節の伸展運動が不十分であることが特徴となります．特に荷重応答期から立脚終期にかけて体幹前傾が強くなり，歩行器を強く把持することで歩行器への依存を大きくします．

Honda製リズムアシスト装置（以下，歩行アシスト）を用いた歩行では，自然な歩行でみられた初期接地から立脚終期にかけての体幹前傾は，軽減しています．また荷重応答期から立脚終期にかけて，上肢で歩行器を支持する依存度も軽減しています．それに伴い自然な歩行動作では認められなかった初期接地期での踵接地，荷重応答期での膝関節の屈曲（膝関節屈曲），および立脚終期以降の股関節の伸展を認めました．

歩行アシストは，歩行動作で股関節屈曲‐伸展運動を補助するトルクを与えることで，歩行動作の対称性と左右立脚期の連続性を向上させることを促します．セラピストが治療介入によって改善した股関節ROMを，動作時に有効に活用することを促すことを目的としています．そして歩行時に必要な股関節の機能低下が存在する場合であっても，不足分の股関節機能を補助されて歩行動作を遂行することで，結果的に下肢関節の角度増加や関節モーメントの増加が認められています．自然な歩行動作でみられた荷重応答期に生じた股関節痛は変化がないものの，股関節屈曲，伸展筋へのアシストを行うことで過度な体幹前傾は減少しました．

治療介入内容の決定に至るまでの検査の実施内容と解釈

検査測定では，**術後の疼痛の程度**や**股関節周囲のROM，筋力**などを検査しておく必要があります．歩行では動作観察のほかにも**CS10，10m歩行，TUG**などを検査し，歩行能力の数値化を行

う必要があります．また術後のX線写真，視診などで左右差がみられる場合は**脚長差**も測定しておく必要性があります（図1）．

検査測定の結果，疼痛の評価では左股関節に安静時痛，運動時痛を認めました（図5）．ROMは左股関節伸展制限を認めました．またMMTでは，左股関節屈曲，伸展，外転の筋力低下を認めました．筋緊張では，安静時より大腿前面および股関節内転筋群の過緊張を認めました．歩行では，TUGおよび10m歩行の能力低下を認めたものの，歩行アシストを使用することで10m歩行，TUG，3分歩行の数値の改善を認めました．

構築学的な指標として脚長差は認めませんでした．また術後の感覚障害は本患者では認めていません．

統合と解釈の記載例

現在の機能的活動状況と改善すべき基本動作の選定

本患者はTHA術後2日目です．現在の活動状況は，床上動作から端座位までは自立しており，立ち上がり・立位も物的把持にて可能となっています．それに対し歩行では，術後の疼痛および左股関節周囲の筋力低下により動作を行うには軽度の介助が必要な状態でした．それにより排泄などは見守りレベルとなり，日中の活動性はベッド周囲に限定されていました．

通常，THA術後のリハビリテーション目標（最終ゴール）は，変形性股関節症による疼痛や機能障害によって歩行動作に支障をきたしている患者の場合では，杖もしくは独歩による歩行動作の獲得とします．このことから本患者においても改善すべき基本動作は歩行動作となります．また立ち上がり，立位も物的介助にて行っていることから立ち上がり動作も改善すべき基本動作に追加します．

活動制限と機能障害の関連性

活動制限と機能障害との関連性では，**各動作より抽出した仮説を動作分析を通して正常動作から逸脱した部分を解釈し，検査データにて立証して**

ROM

(術前)		右	左
股関節	屈曲	120	110
	伸展	20	−10
	外転	40	30
	内転	20	10
体幹	回旋	10	30
(術後)		右	左
股関節	屈曲	120	100
	伸展	20	−10
	外転	40	20
	内転	20	10
体幹	回旋	10	30

MMT

(術前)		右	左
股関節	屈曲	5	4
	伸展	5	3
	外転	4	3
	内転	5	4
(術後)		右	左
股関節	屈曲	5	2
	伸展	5	2
	外転	4	2
	内転	5	3

運動機能検査

	歩行アシストなし	歩行アシストあり
10 m 歩行	12.8 秒	11.9 秒
TUG	14.5 秒	13.5 秒
3 分歩行	100 m	115 m

- 疼痛：創部の安静，運動時痛＋
  （NRS：2）　（NRS：4）
  創部周囲の疼痛＋
  運動時に大腿前面，内側に疼痛あり

- 疼痛：創部の安静，運動時痛＋
  （NRS：2）　（NRS：4）
  創部周囲の疼痛＋
  運動時に大腿前面，内側に疼痛あり

- 筋緊張：大腿前面，股関節内転筋群に過緊張あり

- 創部周囲の熱感，腫脹ともに＋

- 炎症所見：CRP 2.8

- 左右の著明な脚長差はなし

- 術後の感覚障害もなし

図5　検査結果

いく作業となります．

　立ち上がり動作の特徴は，座面の高さの違いにより上肢の依存度や動作の自立度が変化することでした．通常，座面の高さが低くなると，立ち上がりに必要な股関節屈曲角度が大きくなります．しかし本患者では，低い座面と高い座面でも同程度の不十分な股関節屈曲で，体幹前傾角度は乏しい状況でした．40 cm 程度の椅子高からの立ち上がり動作では股関節屈曲角度が100°必要となりますが，本患者は術後2日目において股関節屈曲100°を獲得しています．股関節屈曲ROM制限以外で，体幹前傾が不十分になる原因としては股関節伸展の筋力低下が挙げられます．そのため，未然に体幹前傾角度を少なくした立ち上がり動作をしていると考えられます．体幹を鉛直位傾向に保持すると，上半身の重心線が股関節付近を通過するため股関節伸展筋にかかる外力が少なくなります．体幹前傾角度を少なくした立ち上がり動作では，前方への身体重心移動が小さくなり，足部への身体重心を投影することが難しくなり，後方への不安定を示します．したがって，上肢で後方の支持物（ベッド柵）を把持したと考えられます．膝関節屈曲が乏しいことは，前方への身体重心移動が少なかったことによる結果的な表出であり，股関節屈曲や足関節背屈のROM制限は認められませんでした．

　歩行動作の特徴は，歩行アシストを用いることで歩行器を支持する上肢の依存度が減少するこ

と，歩行動作の安全性や安定性が向上することでした．自然な歩行動作での逸脱動作は，各歩行周期において過度な体幹前傾と股関節伸展域での伸展運動が行えないことです．それに対し歩行アシストを用いた歩行では，立脚期を通して股関節伸展運動を認めました．先に述べたように歩行アシストは，セラピストが治療介入によって改善した股関節ROMを，歩行動作時に有効に活用するために股関節の屈曲伸展運動を補助し，下肢関節の角度増加や関節モーメントの増加を促すことができます．

このことから本患者では，自然な歩行動作では股関節伸展筋の筋力低下により体幹（骨盤）を後傾方向に作用させる機能不全によって体幹（骨盤）前傾を制御することが難しかったものの，歩行アシストを使用することで，初期接地から荷重応答期で活動する股関節伸展筋の作用を最小限に補助し，過度な体幹（骨盤）前傾が出現しなかったと推測されます．したがって，歩行動作の主要な機能障害は，股関節伸展筋の筋力低下であると考えます．

股関節伸展筋の代償として股関節が屈曲位のときには股関節内転筋が股関節伸展運動に作用することから，股関節内転筋および大腿前面を過度に収縮させることで股関節を固定させていると考えます．それにより荷重応答期では股関節外転筋の作用が乏しくなり，上肢への依存を強くさせる要因となりました．

■ 機能障害相互の関連性

機能障害相互の関連性として**各動作で認められた機能障害を，疾患由来の一次性のものと，機能障害による誤用，過用からくる二次性のものに分類しておくことが大切です**．

立ち上がり動作では，動作遂行を困難にさせている機能障害として股関節伸展の筋力低下および運動時痛が挙げられます．それに伴い術直後では，第2相の移行相において，体幹前傾および上肢での代償を強くした動作となっていました（図2）．この機能障害は，術後の活動性の低下および術前からの筋力低下が影響すると推測されます．術前では左股関節周囲筋はMMT4となるも股関節伸展筋のみは股関節3でした．

本患者では立位，歩行時の立脚期で骨盤の左後退を示しています．これは術前からの股関節伸展ROMを代償するもので，左側下肢への荷重を回避しているものと推測できます．左股関節伸展制限があることで術前から歩行動作で骨盤を左回旋しており，胸腰椎の左右アンバランスを認めています．そのため，腰部へのストレスは大きくなり腰部の過度な緊張および疼痛の要因になると考えます．したがって，治療では股関節のROMのみではなく体幹へのアプローチを行い胸腰椎の右回旋もしくは対称的なmobilityを促さないと，左右対称性の歩行動作の獲得は困難になります．

歩行動作を困難にさせている機能障害（荷重応答期での大腿前面から創部にかけての疼痛）に関して，創部周囲の疼痛は，術後のCRP値の上昇および熱感，腫脹も認めることから手術侵襲によるものと推測できます．大腿前面の運動時痛は，立脚中期以降の股関節伸展運動の代償により股関節前面の伸張ストレスが疼痛を誘発していると推測できます．

予後予測

THA術後の予後として**術後の筋力低下の回復**が挙げられます．術後の**筋力低下は術中の操作による筋への損傷，術後の腫脹による筋出力の抑制**が挙げられます．筋出力は術前と比較し術後2週までは低下の経緯をたどります．2週以降，筋出力は改善傾向となり術後4週程度で術前の筋出力へと回復します．筋力はその後も有意に増加し術後6カ月まで増加傾向となります．また前方アプローチ（AMIS）では術中の筋の操作がないことで中殿筋の筋力低下などは認めないとの報告もあります．

ROMについては，術後3週目では術前の111%のROMを獲得できるとの報告もあります．

本患者では術前，術後を通して著明なROM制限を認めていませんでした．また術前の基本動作も独歩自立にて行え，術後の疼痛遅延もなく術後

1週にて独歩を獲得していることから，退院後の基本動作およびADLはすべて自立にて行えると推測できます．

治療介入と治療プログラム

ROM運動

目的：股関節の可動性低下の改善をはかります．
方法：ベッド上にて股関節の屈曲，伸展，外転を徒手的に実施します．ROM運動実施前には，徒手的にマッサージすることで筋の過度な緊張を緩和させます．

立ち上がり，立位練習

目的：患側下肢への荷重増加に対する股関節周囲筋の筋出力増大をはかります．
方法：ベッドの高さを変更して立ち上がり動作を実施します．立位では骨盤の誘導を行い術側への荷重を促していきます．

座位練習

目的：立位，歩行動作能力の向上を図るため，正座にて左右への重心移動を行うことで股関節周囲筋の活動を促します．
方法：両膝立ちから正座へと姿勢を変換させま

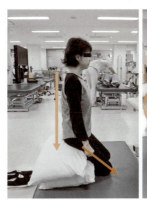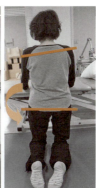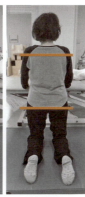
介入前　　　介入後

図6　クッションを用いての荷重訓練
骨盤周囲のアライメントを調節し左右への重心移動を行うことで股関節の周囲筋が促通され膝立ち位での姿勢改善を認めます

荷重応答期　　　立脚中期　　　立脚終期　　　遊脚期
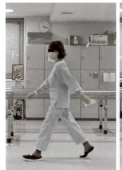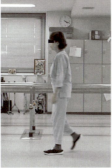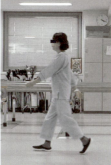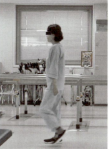

図7　術後7日目の歩行動作
術後1週目の歩行動作．術後2日目で認めていた過度な体幹前傾は認めません．立脚中期での荷重時痛は残存しているもほぼ正常な歩行動作となっています

す．正座では左右への重心移動を図ります．大腿前面の突っ張りを訴える場合はクッションなどで補高を行います（図6）.

歩行練習

目的：手術前の独歩による移動手段の実用性の獲得と歩容の改善を目的に実施します（図7）.
方法：治療介入時の動作レベルに合わせて歩行器歩行→杖（1本杖もしくはノルディックボール）→独歩の順にて実施します．術後1日目から1週目までは左股関節の筋力低下を代償するために歩行アシストを装着して実施します．

■ 文 献

1) 上杉雅之・他：実践！動作分析．pp114-123，医歯薬出版，2016.
2) 内山　靖：症候障害学序説—理学療法の臨床思考過程モデル—．文光堂，2006.
3) 木船史朗・他：人工関節置換術後の活動性の変化と身体形成計測値との相互関係．東京医科大学雑誌，**72**（1）：40-28，2014.
4) 小澤哲也，野寄浩司：前方侵入法による最小侵襲人工股関節全置換術後の筋力回復推移—高齢者と壮年者の比較．神奈川県理学療法士会，2017.

（津野光昭）

6 変形性膝関節症

症例（78歳，女性）
- BMI：21（身長：150 cm　体重：48 kg）
- 疾　患：両膝**変形性膝関節症**（osteoarthritis：OA）　右**人工膝関節全置換術**（Total Knee Arthroplasty：TKA）術後
- 現病歴：約4年前，右膝関節痛のために階段昇降が困難となり，右膝OAと診断されました．約1年前から屋外歩行中に左膝関節痛が出現しました．約2カ月前から右膝関節痛が徐々に悪化，10分以上の屋外歩行が困難となり，2週間前に右TKA〔PS（Posterior Stabilized）型，medial parapatellar approach〕を受けました．
- 既往歴：特記事項なし
- 主　訴：右膝が曲がらない．

担当患者を受けもつにあたって事前に予習しておくべきこととその理由

TKAの関節展開法とインプラントの種類

関節展開法によって侵襲される組織が異なるので，術後の痛みや筋力低下，ROM制限の原因となる組織が異なります．この患者に行われたmedial parapatellar approachでは，膝関節伸展機構の侵襲によって術後早期に膝関節伸展筋力の低下と痛みが起きやすくなります[1]．

インプラントには，後十字靱帯（Posterior Cruciate Ligament：PCL）を温存する**CR（Cruciate Retaining）型**と切除するPS型などがあり，近年では前十字靱帯を温存する**BCR（bicruciate retaining）型**も使用されます．それぞれ，獲得できるROMや関節運動の誘導方向が異なります[2]．この患者に使用されたPS型は後十字靱帯を切除するので固有受容器の侵襲が大きい反面，安定性が高く，比較的良好なROMが獲得できます．

疾患の理解

膝OAの発症には，加齢，肥満，遺伝，力学的負荷など多くの要素が関与します．その病態は膝関節の関節軟骨の破壊やその周辺の骨変化を主体に，近年では半月板・関節包・靱帯・筋を含む関節構成体すべての退行変化として捉えます[3]．大腿脛骨関節の内側が侵される内側型が多く，**内反変形**を起こします．運動開始時痛や荷重時痛，関節水腫，ROM制限，大腿四頭筋の筋力低下などの症状があります．痛みに対するネガティブな捉え方である**破局的思考**[4]などの心理的要因も主観的症状に影響します．

画像所見や生化学検査の医学的情報収集から考えられること

生化学検査

CRP値が若干上昇しています．

画像所見

術前の単純X線像では，大腿脛骨角（Femoro-Tibial Angle：FTA）が右182°と左185°，Kellgren-LawrenceのX線像分類では両側GradeⅣ（重度）でした（図1A，B）．

初回に患者と会うときにどこを・何をみるべきか

TKA術後の代表的な合併症である**深部静脈血栓症**と**腓骨神経麻痺**を早期に発見するために，まず，問診でしびれなどの感覚異常の有無とその部位を，次に視診で下肢の腫脹や色調を確認します．

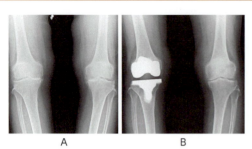

図1 単純X線像（A：術前，B：術後）

その後腓骨神経領域の運動障害と感覚障害や**ホーマンズ徴候**をチェックします．また術創の状態，腫脹や痛みの程度を評価します．

術後早期の移乗動作は左下肢を軸足として遂行されるので，下肢伸展挙上（Straight Leg Raising：SLR）やある程度の抵抗を足底に加えてのキッキング（下肢の伸展運動）で非術側下肢の粗大筋力と支持性を確認します．この患者のように非術側にも膝OAがある場合は，膝関節機能検査（側方動揺テストなど）や痛みの評価なども追加します．

以前の機能的活動レベルと現在の機能的活動レベル

本患者は，術前，屋内は伝い歩きを移動手段としてセルフケアが自立，頻度は少ないですがT字杖歩行で自宅周辺を移動していました．調理は椅子に座って遂行し，それ以外の手段的ADLの洗濯や掃除は，夫が担っていました．

現在，院内歩行器歩行，食事，整容，更衣は自立し，入浴時の浴室内移動には介助が必要です．

現時点の生活機能向上の目標は，片手支持で安定した歩行ができることと，歩行パターンを改善することです．左膝OAを悪化させないために右下肢にしっかり荷重する必要と腰痛などの二次的障害を予防するためによい歩行パターンを習得する必要があります．

歩行観察と分析

患者が遂行した平行棒片手支持歩行を正常歩行[5]と比較しながら観察し，その特徴を分析します．

右下肢の立脚期（図2A）

①初期接地～荷重応答期：正常歩行では膝関節は5°から15°へ屈曲しますが，本患者では屈曲5°から逆に0°へ伸展し，過度な足関節底屈がみられます．

［分析］膝関節は伸展方向の運動をするので大腿四頭筋の遠心性収縮が起きないために，**接地時の衝撃緩衝**が機能しません．また過度な足関節底屈が生じると下腿の前傾が制限され，**ヒールロッカー**が機能しません．

②荷重応答期～立脚中期：正常歩行では膝関節は屈曲15°から5°へ伸展しますが，本患者では膝関節0°で伸展位を保持し，体幹は軽度前屈，骨盤は右後方回旋します．

［分析］正常歩行では大腿四頭筋が膝関節の安定性に作用します．体幹を前屈すると身体重心が前方に偏位するので，**床反力ベクトルが膝関節軸の前方を通過**し，大腿四頭筋が活動しなくても膝関節は非収縮性組織（関節包・靱帯など）に依存して**受動的に安定**します．

③立脚中期～立脚終期：正常歩行では股関節は中間位から伸展方向に，足関節は中間位から背屈方向に動きます．本患者では股関節伸展と内旋が不十分で，体幹前傾と骨盤の右後方回旋を伴いながら膝関節は伸展位を保持しています．これに伴って，足関節背屈も不十分です．

［分析］股関節の伸展方向と足関節の背屈方向への運動は，腸腰筋と下腿三頭筋を伸張して**弾性エネルギー**を蓄積し，後の相である遊脚期における下肢振り出しの加速に貢献します．本患者では，この弾性エネルギーを蓄積できず，**アンクルロッカー**も機能しません．

④立脚終期～前遊脚期：正常歩行では膝関節は最大伸展位（屈曲3～5°）から屈曲運動に切り替わります．一方，本患者では**膝関節の屈曲運動が遅**

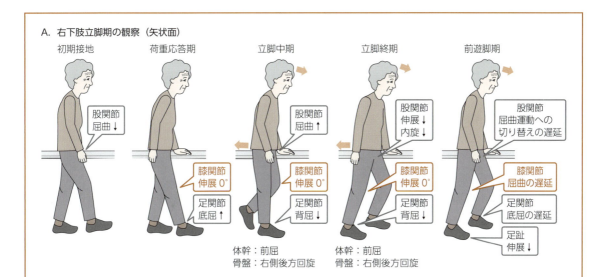
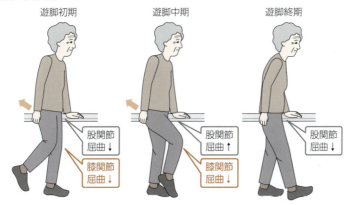
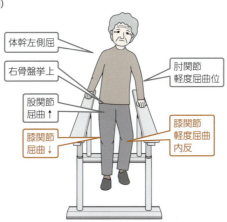

図2 患者の歩行パターンの観察
色文字は「機能障害」を，黒文字は「代償運動」を示す．
↑：正常歩行と比較した角度の増加，↓：角度の減少を示す

延しています．これに伴い股関節の伸展から屈曲運動への切り替えと足関節の底屈運動が遅延し，股関節と膝関節の屈曲，足関節の底屈，中足指節（metatarsophalangeal：MTP）関節の伸展が不十分となります．
［分析］不十分な股関節の屈曲運動は，足趾MTP関節の伸展を妨げ，**フォアフットロッカー**を困難にします．

⑤前遊脚期～遊脚初期：正常歩行では股関節と膝関節の屈曲角度が増加していきますが，本患者では不十分です．
［分析］遊脚相へのスムーズな移行が妨げられます．

右下肢の遊脚期（図2B）

①遊脚初期～遊脚中期：正常歩行では遊脚の加速期で，膝関節は最大に屈曲（約60°）します．本患者では不十分な膝関節の屈曲，大腿が大きく持ち上げられる過度な股関節の屈曲と右側の骨盤挙上，体幹の左側屈がみられます（図2C）．
［分析］膝関節の屈曲が不十分になると，**機能的下肢長**が延長します．そうすると足趾の引きずりを防ぐために，体幹の側屈，骨盤挙上と過度な股関節の屈曲による代償運動が生じます．

②遊脚中期～遊脚終期：本患者では不十分な股関節の屈曲と，歩幅の短縮がみられます．
［分析］正常歩行では振り出しの減速と接地の準備のために股関節伸展筋と大腿四頭筋が同時に活動します．この相で股関節屈曲が不十分な場合，減速に作用する股関節伸展筋の活動が不十分になり，次の相の初期接地による骨盤前傾の制御を妨げ，姿勢を不安定にします．

条件・方法を限定した場合の動作観察

平行棒片手支持歩行と比較して，歩行器歩行では次のような特徴がみられました．

①荷重応答期～立脚中期：歩行器歩行（図3A）では体幹は軽度前屈し，視線は下向きですが，膝関節軽度屈曲位での体重支持が可能です．しかし体幹を伸展する，あるいは視線を前方に向けさせる（図3B）と膝折れ傾向がみられます．

②遊脚初期～遊脚中期：歩行器歩行では体幹の軽度左側屈，右側の骨盤挙上は軽減しますが，股関節をさらに大きく屈曲させます．

治療介入内容の決定に至るまでの検査の実施内容と解釈

図4に検査結果を示します．

統合と解釈の記載例

改善すべき基本動作とその必要性

本患者は病院内でのセルフケアはほぼ自立して

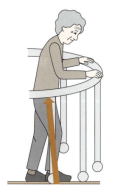
A. 荷重負荷量が軽減すると膝関節屈曲位での体重支持が可能になります
↑ 床反力ベクトル

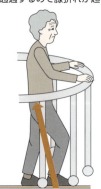
B. 体幹を伸展すると床反力ベクトルが膝関節軸の後方を通過するので膝折れが起きます
↑ 床反力ベクトル

図3 歩行器歩行の特徴

痛み（Numerical Rating Scale：NRS）
術創部　屈曲時　(6/10)　鋭痛
右膝関節前面　抵抗に抗した伸展時　(4/10)　張った感じ
左膝関節内側　荷重時痛　(3/10)　鈍痛

ROM 検査（他動）

		右	左
股関節	屈曲	130	130
	伸展	10	15
	外転	40	40
	内転	10	10
	外旋	50	50
	内旋	30	30
膝関節	屈曲	60(p)	120
	伸展	0	−10
足関節	背屈	15	15
	底屈	45	45
母趾 MTP	伸展	55	55
足趾 MTP	伸展	40	40

(単位：°)

参考：立位での自動屈曲　右　50°(p)　左　115°
　　　右膝屈曲　術前：125°　術中：130°
　　　　伸展　術前：−10°　術中：0°

徒手筋力検査（Manual muscle testing：MMT）

		右	左
股関節	屈曲	5	5
	伸展	3	4
	外転	4	4
	内転	3	4
膝関節	伸展	2(p)*	4
	屈曲	4(p)	4
足関節	背屈	5	5
	底屈	3	3

＊：膝関節屈曲 40°位では段階 4 の筋力発揮が可能．

大腿周径

	右	左	差
膝蓋骨上縁より 15 cm 近位	41.0	42.5	△1.5
膝蓋骨上縁より 10 cm 近位	34.5	35.5	△1.0
膝蓋骨上縁より 5 cm 近位	32.5	33.5	△1.0
膝蓋骨上縁	31.5	30.5	1.0

(単位：cm)

knee extension lag（膝自動伸展不全）　右 10°　左 0°
膝関節側方動揺テスト　右（−）　左（±）
膝蓋跳動テスト　右（＋）　左（−）
関節位置覚　膝関節誤認角度　右 10°　左 5°
Timed Up and Go Test　15.3 秒（歩行器歩行で測定）
術前の日本整形外科学会変形性膝関節症治療成績判定基準
（JOA スコア）　50 点

図 4　検査結果

いますが，院内移動には歩行器が必要で，入浴中の移動には介助が必要です．白井ら[6]の報告では，本患者のように 75 歳以上で術前の **JOA スコア** が 55 点以下，medial parapatellar approach を施行した場合，自立した T 字杖歩行の平均獲得時期は，術後約 21 日でした．それを参考に，本患者では将来的に屋内の独歩移動が自立することを想定し，その前段階として現在改善すべき基本動作を，術後 3 週を目標に T 字杖歩行による屋内移動が自立することとしました．

活動制限と機能障害との関連性

Perry[7] は歩行異常の原因を形態異常（ROM 制限など），筋力弱化，感覚鈍麻，痛み，運動調節の障害に分類しています．これを参考にこの患者の歩行障害の原因を推測していきます．

正常歩行では，初期接地から荷重応答期の大腿四頭筋の遠心性収縮が接地時の衝撃を緩衝します．膝関節屈曲位では **床反力ベクトル** が膝関節後方を通過するために下肢への荷重が増えると **大腿四頭筋への筋力要求** が高まります．しかし，本患者では膝 **自動伸展不全** と **関節位置覚** の低下が関連して，筋出力が調整できずに膝折れが生じます．体幹を前傾すると身体重心は前方向へ偏位し，床反力ベクトルは膝関節軸より前方を通過するので，膝関節を伸展位に保持し，非収縮性組織に依存して下肢の安定性を高め，膝折れを防ぎます．このような状態では接地時の膝関節による衝撃緩衝が機能せず，TKA のインプラントに加わる衝撃が増大し，その摩耗を速めます．

歩行器歩行では，右下肢への荷重量が減少するので，大腿四頭筋への筋力要求が軽減され，膝関節屈曲位での体重支持が容易となります．しかし体幹を伸展すると身体重心が後方向に偏位し，床反力ベクトルが膝関節軸の後方を通過するので大腿四頭筋への筋力要求が高まり，膝折れを起こしやすくなります．また視線を前方に向けさせると関節位置覚の低下を視覚で代償できなくなるので膝関節の**能動的（筋活動による）安定性**が損なわれます．

本患者の自動伸展不全を代償した膝関節伸展の保持は立脚終期まで継続し，その後の前遊脚期で**膝関節の屈曲運動を遅延**させます．正常歩行では下肢の振り出しへの準備として床反力ベクトルは立脚終期から前遊脚期において徐々に後方へ移動します．また，徐々に大腿四頭筋の活動は低下し，ハムストリングスの活動を高めながら，膝関節は屈曲します．本患者のように体幹を前傾させると膝関節軸の前方を通過するベクトルは前遊脚期の膝関節の屈曲運動を阻害します．同時に，骨盤は前傾，股関節伸展は不十分となります．立脚終期に腸腰筋が伸張され蓄積される弾性エネルギーが不十分となり，振り出しのための加速力が低下します．加えてTKA術後早期の歩行中に多く認められる大腿四頭筋とハムストリングスの同時収縮の高まり[8]が本患者の前遊脚期の膝関節屈曲運動を遅延させている可能性もあります．本患者では立脚終期に足関節背屈角度が不十分なことから，蹴り出しに必要な下腿三頭筋の遠心性収縮が機能せず，下腿の前傾運動が阻害されます．その結果，足趾の伸展ROMが十分にあるにもかかわらず，フォアフットロッカーが機能しません．

このように，本患者の膝自動伸展不全や**膝関節周囲筋の協調運動障害**が足部のロッカー機能と弾性エネルギーの蓄積を阻害し，歩幅の短縮と歩行スピードの低下を招きます．

膝関節屈曲ROM制限は機能的下肢長の短縮を阻害します．本患者は遊脚初期から遊脚中期では機能的下肢長の短縮の不足を体幹の側屈，骨盤の挙上，過度な股関節の屈曲によって代償し，**足趾クリアランス**を容易にしています．歩行器を前腕で支持すると体幹の側屈運動が制限され，機能的下肢長を短縮させる代償運動が行いづらくなります．そうすると，股関節の屈曲運動をさらに増大させて，足趾クリアランスを容易にします．

機能障害相互の関連性

本患者は右膝関節の自動伸展不全と関節位置覚低下，ROM制限が，右下肢遊脚期での足趾クリアランスの低下を引き起こすことを，「活動制限と機能障害との関連性」で説明しました．この足趾クリアランスの低下は，右側だけではなく，非術側（左）膝関節の問題にも影響しています．

左膝関節の伸展制限と内反変形，側方動揺性は左下肢立脚中期において左側の機能的下肢長の短縮を招きます．これは相対的に機能的な右下肢長の延長につながります．そうすると右下肢の遊脚期では過剰に股関節を屈曲，膝関節を屈曲，足関節背屈させて，機能的下肢長を短縮させる代償運動が必要となります．このように，左膝関節の問題は，右下肢の足趾クリアランスの低下をさらに助長させる要因になり得ます．

一方で，右下肢の遊脚期に体幹を左側屈させると左膝関節の**内側コンパートメント**にかかる関節軟骨の圧縮力を軽減させます．したがってこの体幹の左側屈を無理に矯正すると左膝関節の痛みが悪化する可能性があるので注意が必要です．

機能障害の原因の探究

TKA術後のROMを制限する原因は，術前の関節変形や術前ROMなどの**術前因子**，皮膚切開部位，インプラントの種類・設置状況などの**手術関連因子**，関節周囲の軟部組織の炎症や痛みなどの**術後因子**に分類できます[9]．

本患者は術前に重度の内反変形があり，軟部組織にアンバランスな緊張があったと推測できます．しかし，術前の屈曲ROMが125°であったことから，術前因子の影響は少ないでしょう．屈曲初期では膝蓋上嚢部から膝蓋骨部の皮膚，屈曲角度が増すと，膝蓋上嚢部や膝蓋靱帯部の皮膚が伸張されます[9]．本患者に行われたmedial parapatellar approachは中間広筋と内側広筋の間から進

入するために，膝関節を屈曲すると皮膚切開部が伸張されます．この伸張が侵害刺激となり膝関節前面の痛みを引き起こすと考えます．また右膝蓋骨上縁の周径の左右差と，膝蓋跳動検査が陽性であることから関節水腫の存在が推測できます．関節水腫による皮膚の深層部位の伸張も痛みを発生させると考えます．これらから，手術関連因子と術後因子が関連した皮膚切開部の痛みが本患者のROMを制限すると考えます．

膝自動伸展不全の原因には，膝関節伸展筋の筋力低下と萎縮，水腫や痛みによる反射性抑制と拮抗筋の過活動[10]などがあります．患者の膝関節伸展筋力は膝関節屈曲40°では4レベルと大きな問題はありませんが，大腿周径の左右差から大腿四頭筋の萎縮があると推測されます．またMMTの結果からもわかるように膝関節伸展時に生じる痛みや水腫による反射性抑制によって最終伸展域の筋出力が阻害されやすいと考えます．

膝OAによる関節変性の影響[11]と，手術による侵襲で関節固有感覚は低下します[12]．本患者は術前の膝OAが重度で，PCLを切除する術式がとられたことが，関節位置覚低下の主な要因と考えます．TKA術後早期に立ち上がりなどの動作時に膝関節周囲筋の同時収縮が強くなる，あるいは筋活動のタイミングが求心性収縮時では遅延，遠心性収縮時は早まるなどの神経筋コントロールの障害を起こすと報告されています[13]．これらと膝自動伸展不全あるいは関節固有感覚低下の直接的な関連はいまだ証明されていませんが，TKA術後には協調運動の回復に配慮したアプローチ[3]が必要となります．

予後予測

白井ら[6]はTKA患者の術後の歩行能力回復に影響する因子として，年齢，関節展開法，術前のJOAスコアなどを挙げています．しかしこれは自立歩行の獲得時期に影響した因子で，長期的な成績との関連については言及していません．針生ら[14]は高齢者では術後の回復の遅延を認めたが，重篤な合併症はなく，最終的には良好な成績であったとしています．また術前の膝機能評価スケールが高得点の場合，術後2年後の機能回復が良好でした[15]．白井ら[6]の対象者の平均年齢74歳，術前のJOAスコア56.3点と比較すると，本患者は78歳と年齢が高くJOAスコア50点と低いです．しかし，術前は短時間ですが屋外歩行が自立し，屋外活動が著しく制限されたのは約2カ月間だけでした．術前は主に右膝関節の痛みが本患者の身体活動を制限していましたが，現在はその痛みが緩和しているので，術前よりも高い生活機能を獲得できます．総合的に判断すると回復には時間を要しますが，自宅復帰時には制限のある活動範囲（例えば近隣の散歩など）での屋外T字杖歩行と屋内独歩もしくは伝い歩きが自立すると予測されます．

膝関節屈曲ROMの回復について，先行文献[16]と比較すると本患者のように術前の屈曲ROM 78°以上，膝自動伸展不全6.5°以上の場合，術後は平均96±14°までの回復が期待できると予測します．一方で児嶋ら[17]はTKA術後の膝関節屈曲ROMは術後2週間で最も回復するとしています．本患者も術後2週間が経過していることから早期に約100°の膝関節屈曲ROMを獲得することが重要です．

治療方針

本患者では，早期に膝関節の屈曲ROMと自動伸展不全を改善し，動的安定性を高めることが自立歩行の獲得と歩行パターンの改善につながると考えました．

理学療法プログラム

膝関節屈曲ROMの改善アプローチ

①**軟部組織のモビライゼーション**：関節周囲の皮膚と皮下組織を他動的に動かします．この際，皮膚切開部を伸張しないよう注意します．

②**皮膚誘導下での関節運動**：皮膚切開部を伸張しないよう皮膚の動きを誘導しながら，膝関節の他動および自動運動を行います．

③**関節水腫の予防**：弾性包帯着用下でリズミカルなパテラセッティングを練習します[18]．

膝自動伸展不全に対するアプローチ

① オープン・キネチックチェーン（Open Kinetic Chain：OKC）練習：膝関節軽度屈曲位から痛みのない範囲でパテラセッティングを反復します．背臥位よりも腹臥位で足先を床につけて行うほうが大腿四頭筋の活動が高くなります[10]．

② クローズド・キネチックチェーン（Closed Kinetic Chain：CKC）練習[19]：関節位置覚の低下を認める場合，OKCよりもCKC練習が適しています．

スクワット，スライドステップ，ステップ練習などを痛みのない範囲で，開眼に続いて閉眼で実施します．セラピストは触診で大腿四頭筋の筋活動を確認します．

安定した姿勢での歩行練習は歩行スピードを向上させます[20]．鏡や動画で歩行パターンをフィードバックする，関節の安定性を高める軟性装具を着用することも効果があります[21]．

■ 文献

1) 杉谷和哉・他：Trivector approachを用いた低侵襲人工膝関節全置換術の経験．松仁会医学誌，**46**(2)：106-111，2007．
2) 岸田敏嗣：TKAコンポーネントの違いと運動療法 関節機能解剖に基づく整形外科ナビゲーション（下肢・体幹）．pp144-147，メジカルビュー社，2008．
3) 理学療法診療ガイドライン（変形性膝関節症）http://www.japanpt.or.jp/upload/jspt/obj/files/guideline/11_gonarthrosis.pdf（閲覧日2017年6月27日）
4) Somers TJ, et al：Pain Catastrophizing and Pain-Related Fear in Osteoarthritis Patients：Relationships to Pain and Disability. *J Pain Symptom Manage*, **37**(5)：863-872, 2009.
5) Gehen verstehen：歩き方—ヒトの歩容の生理学 観察による歩行分析．pp5-80，医学書院，2005．
6) 白井利明・他：人工膝関節全置換術後の歩行能力回復に関する予測因子．*Jpn J Rehabil Med*, **48**(3)：212-217, 2011.
7) Jacquenlin Perry：病理学的メカニズム〔歩行分析 正常歩行と異常歩行〕pp100-106, 医歯薬出版，2007．
8) Thomas AC, et al：Quadriceps/hamstrings co-activation increases early after total knee arthroplasty. *The Knee*, **21**(6)：1115-1159, 2014.
9) 和田直子・他：膝関節屈曲動作時の膝周囲の皮膚の伸張性について．関西理学療法，**12**：41-44, 2012．
10) 市橋則明：筋力低下に対する運動療法，運動療法学障害別理論のアプローチと実際 第2版．pp221-252, 文光堂，2014．
11) Lund H, et al：Movement detection impaired in patients with knee osteoarthritis compared to healthy controls: a cross-sectional case-control study. *J Musculoskelet Neuronal interact*, **8**(4)：391-400, 2008.
12) Wodowski AJ, et al：Proprioception and Knee Arthroplasty：A Literature Review. *Orthop Clin North Am*, **47**(2)：301-309, 2016.
13) Mizner RL, Snyder-Mackler L：Altered loading during walking and sit-to-stand is affected by quadriceps weakness after total knee arthroplasty. *J Orthop Res*, **23**(5)：1083-1090, 2005.
14) 針生光博・他：高齢者に対する人工膝関節全置換術の検討 前期高齢者と後期高齢者の比較．膝，**33**(1)：163-166, 2009．
15) Kasmire KE, et al：Predictors of functional outcome after revision total knee arthroplasty following aseptic failure. *The Knee*, **21**(1)：264-267, 2014.
16) Schurman DJ, et al：Prediction of postoperative knee flexion in Insall-Burstein II total knee arthroplasty. *Clin Orthop Res*, (353)：175-184, 1998.
17) 児嶋由佳・他：人工膝関節全置換術における術後関節可動域の予後予測．理学療法学．**34**(Suppl.2)：144, 2007．
18) 村上武史・他：人工膝関節全置換術術後早期患者への弾性包帯の導入が膝周囲機能に与える効果．理学療法学，**40**(大会特別号3)：O-A運動-017, 2013．
19) Gstoettner M, et al：Preoperative proprioceptive training in patients with total knee arthroplasty. *The Knee*, **18**(4)：265-270, 2011.
20) Stan G, Orban H：Human gait and postural control after unilateral total knee arthroplasty. *Maedica*, **9**(4)：356-360, 2014.
21) 青木 修，香川真二：重度変形性膝関節症患者の膝関節位置覚に対する装具療法の効果．理学療法科学，**23**(4)：491-494, 2008．

（井上由里・落合慶之）

7 関節リウマチ

症例（70歳代，女性）
- 疾　患：関節リウマチ（RA）stage Ⅱ～Ⅲ，class 2
- 現病歴：15年前から手指関節の腫れと痛みが出現していました．近隣のA診療所を受診し，関節リウマチと診断を受け，今日に至ります．現在，関節リウマチの症状は安定しています．しかし，最近，徐々に四肢関節の変形に伴い尺骨神経麻痺や膝に痛みが出現するなどADLの低下がみられました．また，屋外移動が困難となり訪問リハビリテーションにて身体機能およびADLの維持を目的としたリハビリテーションを週2回実施することになりました．
- 既往歴：特記事項なし
- 主　訴：朝のこわばりが強い．

担当患者を受けもつにあたって事前に予習しておくべきこととその理由

関節リウマチの自然経過の知識が必要です．関節リウマチの経過は個々によって異なります．患者の約70％は軽症の状態で経過します．関節の破壊は比較的緩やかで，手指関節などの小さな関節は変形や障害を受けますが，膝や股関節などの大きな関節への進行はほとんどみられません．残りの約30％の患者は徐々に進行するタイプ，もしくは急速に進行し多くの関節が破壊されるタイプに分けられます．つまり，リハビリテーションを行う患者がどのような経過と病態期であるかを把握し，関節の状態を知ることはリハビリテーションを行ううえで重要な情報となります．

疾患の理解

関節リウマチは**全身性自己免疫疾患**の一つで，免疫細胞が滑膜の表面に集まり，その免疫細胞が滑膜を刺激し，炎症を起こす物質を作り出します．また，関節リウマチを起こしている関節の滑膜からはインターロイキン-1，インターロイキン-6，TNF-αなどのサイトカインが異常に多く分泌されます[1]．そして，炎症によって滑膜の表面がびらん状になると，関節全体に腫脹を呈し，痛みを生じさせます．

関節破壊度と機能障害について

主に骨・関節の変化からその進行度を4つの**stage（病期）**に，機能障害の程度を4つの**class**に分類したスタインブローカー（Stainbrocker）らの研究による米国リウマチ学会の分類がよく使われています[2]．

①関節破壊の4つのステージ：関節リウマチの進行度は，主に関節内の滑膜や骨の状態と，生活機能がどの程度妨げられるかによって判断します．関節や骨の破壊の進行の程度はX線検査などの画像診断により**4段階のstage**に分類されます（表1）．

②日常生活の障害は4つのclassで判定：日常生活の障害は，**4段階のclass**で判定します[2]．日常生活の障害が進まないようにするためには，薬物療法と合わせて，繰り返し適切なリハビリテーションを行うことが重要です（表2）．

表1　病期分類（関節破壊の程度）

stage Ⅰ	骨破壊はみられない・骨萎縮はあってもよい
stage Ⅱ	軽度の軟骨破壊，軽度の軟骨下骨の破壊があってもなくてもよい・骨萎縮がある・関節周囲に萎縮筋がある
stage Ⅲ	軟骨ならびに骨破壊・関節変形（亜脱臼，尺側偏倚位，過伸展）・強度の筋萎縮
stage Ⅳ	骨強直

画像所見や生化学検査の医学的情報収集から考えられること

生化学検査から関節の炎症状態を把握します．体内に炎症が起こると，C反応タンパク（CRP）が出現したり，赤血球が沈む速度（赤沈）が上がったりします．本患者の血液検査ではCRP：0.5 mg/dL，赤沈：30 mmであり，若干の炎症反応を認めています．

画像所見は各関節リウマチによる**関節破壊の程度**を確認できます．本患者は四肢関節において膝関節（図1A），肩関節（図1B），肘関節（図1C）の関節破壊が進行しています．

初回の患者に会うときに，どこを・何をみるべきか

関節リウマチは多発性かつ対称性の関節炎が慢性化し，滑膜を有する可動関節が障害されます（図2）．つまり，運動器官が症状の主な発現部位になるので，動作の不安定性，易転倒性（易骨折性），骨粗鬆症，炎症・疼痛などが特に問題になることが多く，**運動器不安定症**の原因疾患の一つとなります[3]．

また，四肢関節の腫脹・圧痛・関節周囲の形状を観察します．

本患者では手指関節（図3A），肘関節（図3B），肩関節（図3C），膝関節，足趾関節において関節変形がみられ，ROM制限を生じます．

以前の機能活動レベルと現在の機能活動レベル

関節への負担を軽減するために関節リウマチ患者は関節への負担を考慮した生活をしています[4]．また，関節リウマチ発症前のような関節の使い方から，負担を考慮した日常生活へと変える指導を既にされていることも稀ではありません[5]．本患者は発症から15年以上経過しており，

表2　ADL障害の分類

class I	日常生活動作を完全にこなせる（日常の自分の身のまわりの世話，職場での機能性，趣味・スポーツなどの活動性）
class II	日常の自分の身のまわりの世話および職場での機能性は可能であるが，趣味・スポーツなどの活動性は限定される
class III	日常の自分の身のまわりの世話はできるが，職場での機能性および趣味・スポーツなどの活動性は限定される
class IV	日常の自分の身のまわりの世話，職場での機能性，趣味・スポーツなどの活動性は限定される

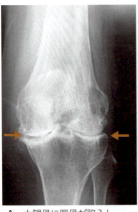
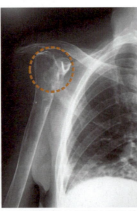
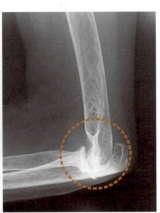

A．大腿骨に脛骨が陥入し，一部は変形性関節症を呈しています
B．上腕骨頭は骨破壊と萎縮があり，肩甲骨関節窩を突き上げています
C．腕尺関節と腕橈関節は破壊され可動域制限が生じています

図1　画像所見

住宅においてドアノブ（図4A），玄関扉（図4B），トイレ（図4C）において住宅改修がされています．

以前は屋内，屋外ともに独歩可能でした．現在の屋内移動はゆっくりとした伝い歩行で，屋外移動は介助者による車椅子介助移動です．自宅内の段差は手すりを用いて昇降しています．最近，椅子からの立ち上がり動作が困難で，机などによる物的介助がないと立ち上がりが困難になってきています．屋外移動のためには介助者が必要であるため屋内にいることが多くなり，屋外に出る機会が少なくなっています．

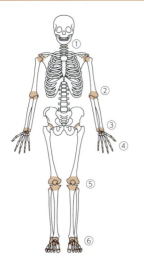

図2　関節リウマチの代表的な関節破壊と変形
①環軸椎亜脱臼
②肘関節屈曲拘縮
③手関節尺側偏位・掌側偏位
④手指変形（ボタンホール変形・スワンネック変形）
⑤膝関節内外反変形・屈曲拘縮
⑥外反母趾・扁平足

動作観察

立位と立ち上がり

各関節変形と同時に荷重時のアライメントの異常を確認します．特に下肢の関節は荷重による力のかかり具合から関節への負担や将来の変形を予防します．

手は左右大腿前部に支えとして置き，両股関節屈曲位かつ体幹は前傾した立位となります．それに伴い右膝伸展制限かつ下腿外旋，下腿前傾不十分となります．また左膝は軽度伸展制限かつ下腿内旋となります．このようなアライメントにおける足底荷重は後方に位置し前方への荷重（足趾）が不十分な立位となります（図5A）．

足趾は靴下で隠れていますが，足趾が左右とも浮いているか，あるいは踵部に荷重点が集中しているために前足部が浮いていると思われます．

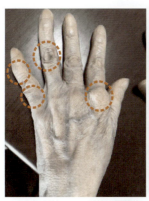
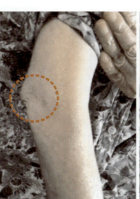
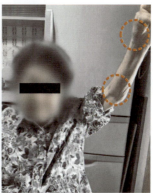

A. PIP関節，MP関節に関節変形があります．使用頻度が多い利き手では，非利き手に比べ変形が増悪していることがあります

B. 肘関節の変形があります．腕尺関節の変形により肘の伸展制限を生じています

C. 肩関節のROM制限は肩甲上腕関節の変形で生じています．また，肘関節や手関節の変形もあります

図3　関節変形

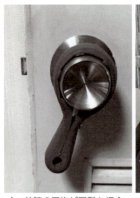
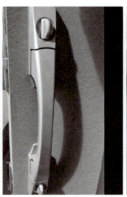
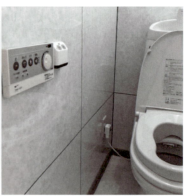

A. 前腕の回旋が困難な場合，このような補助具を用いることでドアノブを回し，ドアの開閉を可能にします

B. 重い玄関扉は，関節負荷を抑えてドアの取手を押すか引くことで開閉できます

C. 低い便座からの立ち上がりは困難を生じるために便座補高を使用します．また，温水洗浄便座を使用することで上肢のROM制限を補います

図4　住宅改修の状況

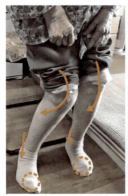
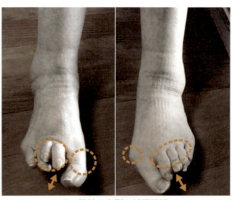

A. 立位における荷重方向と足部の変形

B. 足趾の変形と外反拇趾

図5　立位と足趾変形の観察

靴下を脱いでみると足趾の変形がみられます．左右に外反拇趾があり，右示趾，中趾および，左示趾，中趾，環趾は床から浮いている状態が確認できます（図5B）．これでは前足部への荷重は困難です．つまり膝の伸展制限かつ足趾の影響にて膝関節（下腿）に捻れの代償を用いた立位のアライメントを呈しています．

立ち上がり動作

普段座面がやや高い椅子に腰をかけているため，踵は膝前面よりやや前方に位置しています．体重移動相において頭頸部の屈曲から始まります．頭頂部は膝蓋骨を越えることなく体幹屈曲し早期に移行相に移行します．そのため骨盤後傾位からの前傾が不十分のまま，殿部離床が生じます．また，左手掌は大腿部前面を，右手掌は椅子座面端を押し付け，直上方向に立ち上がります．体重移動相は不十分な股関節屈曲，膝関節屈曲からわずかに伸展し，立位となります．また，殿部離床が不十分で後方へ尻もちをつくことがあり，安全性，安定性の低下がみられます．

治療介入内容の決定に至るまでの検査の実施内容と解釈

検査結果を図6に示します．

関節リウマチは四肢の関節破壊による変形やROM制限をもたらすため，優先される検査はROM検査と痛みの検査です．本患者は全身のROM低下をきたしており，四肢の筋力低下もあります．痛みの検査において，安静時の痛みはなく動作時や荷重時に痛みが生じています．棘果長と転子果長に左右差や膝関節の伸展制限などがみられます．また下肢筋力低下などの影響により膝関節への荷重時負担は大きく，痛みを誘発していると考えられます．そのため，TUGやFRの低下を招いています．

動作観察によると，上肢支持にて大腿四頭筋やハムストリングの筋力低下を代償するために立位や立ち上がり時に座面を上肢にて押し付けることで殿部離床を完了しています．また，抗重力筋の筋力低下と足関節ROM低下による体重移動相の不足がみられます．上肢機能において立ち上がり動作を補うも，尺骨神経領域のしびれや上肢ROM低下などから安定性の乏しい立ち上がり動作となっています．これらの結果から，立位や立ち上がりの低下は関節リウマチによるROM低下と筋力低下によるものと考えました．

統合と解釈の記載例

改善すべき基本動作とその必要性

本患者は関節リウマチを患ってから15年以上経過しています．今日までに関節リウマチは進行し，四肢関節の変形や痛みによりADLの低下を招きました．また，加齢に伴う身体機能の低下も合併し，抗重力筋活動である立ち上がりや立位保持が困難となってきています[6]．また，日常生活を維持するための移動やバランス能力にも影響します．そこで，立ち上がりや立位の維持や改善をすることが必要となります．

活動制限と機能障害の関連性

本患者の動作観察より，上肢支持なしの立ち上がりは困難です．一方，関節リウマチの症状は安定しているものの，関節リウマチ起因の変形性膝関節症による荷重時痛が動作を困難にしています．また，足趾の変形により前足部への荷重が困難であり，日常的に後足部中心の荷重による立ち上がりや歩行になっています．関節リウマチの好発部位である足趾や膝関節の変形は動作のみならず，下肢のアライメント異常を呈し，その代償として下腿回旋が生じることで動作時や荷重時の膝関節痛を助長しています．関節リウマチによる一次性の変形性関節症は，進行する関節リウマチと，日常生活における関節負担から二次性の後続的な変形へとつながります．痛みが一次性の関節リウマチによるものか，それとも荷重時や動作時に生じる変形性関節症に由来するものか，もしくは両者が混在するものか病期を鑑みたリハビリテーションが必要となります．

機能障害の原因の探究

本患者のCRPや血沈などから関節リウマチは安定しているとわかります．一方，関節リウマチによる下肢筋力低下やアライメント不良から生じる荷重時痛が立ち上がり動作を困難にしていると考えられます．両上肢の支持があることで立ち上がり動作は可能ですが，今後，手関節や手指関節の関節リウマチの増悪などが生じると動作が困難となります．また，大腿四頭筋やハムストリングである抗重力筋活動の低下があると，変形性膝関節症および関節の不安定性を生じます．

予後予測

関節リウマチや変形性関節症は進行性の疾患です．ADLにおいて各関節へ負担が生じないように自助具や環境を整備し，残存機能や筋力強化において現状のADLを維持することが大切です[7]．両上肢機能も関節リウマチの進行に伴い使用が困難となることが予測できます．また，加齢に伴う筋力低下が関節の不安定性をつくり，荷重がかかる日々の生活において変形性関節症が増悪すること

関節可動域検査（°）

		右	左			
肩甲骨	屈曲	10	10	頸部	屈曲（前屈）	40
	伸展	10	10		伸展（後屈）	20
	挙上	10	10		回旋（右/左）	30/30
	下制	5	5		側屈（右/左）	20/20
肩	屈曲	90	100	胸腰部	屈曲（前屈）	35
	伸展	30	30		伸展（後屈）	−10
	内転	0	0		回旋（右/左）	20/15
	外転	80	80		側屈（右/左）	15/15
	外旋	40	40			
	内旋	60	60			右　左
肘	屈曲	110	130	股	屈曲	80　110
	伸展	−20	−30		伸展	−45　−40
前腕	回内	80	70		外転	0　10
	回外	70	70		内転	30　35
手	屈曲（掌屈）	60	60		外旋	10　10
	伸展（背屈）	70	70		内旋	35　40
	橈屈	10	10	膝	屈曲	80　85
	尺屈	65	70		伸展	−15　−35
母指	橈側外転	45	50	足	屈曲（底屈）	5　5
	尺側内転	0	0		伸展（背屈）	30　25
	掌側外転	45	50	足部	外がえし	5　5
	掌側内転	0	0		内がえし	5　5
	屈曲（MCP）	40	40		外転	5　5
	伸展（MCP）	0	0		内転	10　10
	屈曲（IP）	40	40	母趾	屈曲（MTP）	10　10
	伸展（IP）	10	10		伸展（MTP）	30　30
					屈曲（IP）	10　10
					伸展（IP）	10　0

手指

		右				左			
		示指	中指	環指	小指	示指	中指	環指	小指
	屈曲（MCP）	85	75	75	80	80	80	75	90
	伸展（MCP）	20	35	35	30	20	35	30	30
	屈曲（PIP）	65	70	80	80	60	60	70	80
	伸展（PIP）	10	0	0	0	20	0	−5	−5
	屈曲（DIP）	80	80	80	80	80	80	80	70
	伸展（DIP）	0	0	0	0	0	0	0	−5
	外転	20	25	20	20	20	25	20	20
	内転	20	25	20	40	20	25	20	40

足趾

		右				左			
		示趾	中趾	環趾	小趾	示趾	中趾	環趾	小趾
	屈曲（MTP）	5	5	10	15	10	10	10	10
	伸展（MTP）	30	20	20	20	35	35	10	20
	屈曲（PIP）	15	20	30	30	15	20	20	20
	伸展（PIP）	10	10	30	30	20	20	25	30
	屈曲（DIP）	20	15	30	30	25	25	30	30
	伸展（DIP）	0	0	−5	5	10	10	0	0

徒手筋力検査（MMT）

		右	左			右	左
肩関節	屈曲	3	3	股関節	屈曲	3	3
	伸展	2	2		伸展	3	3
	外転	3	3		外転	3	3
	内転	4	3		内転	4	4
	外旋	4	4		外旋	3	3
	内旋	4	4		内旋	3	3
肘関節	屈曲	4	4	膝関節	屈曲	3	3
	伸展	3	3		伸展	3	3
手関節	掌屈	4	3	足関節	背屈	4	4
	背屈	4	4		底屈	4	4

四肢長検査（cm）

	右	左
大腿長	30.0	30.0
下腿長	29.0	29.0
棘果長	65.5	63.5
転子果長	55.5	52.0

感覚検査

尺骨神経領域（左手背尺側部および環指，小指）にしびれ感あり
表在感覚（触覚）：中等度鈍麻

visual analogue scale（VAS）

膝関節：安静時 0　荷重時 64 mm
　　　　動作時 40 mm
肘関節：安静時 0　動作時 52 mm

Timed Up and Go test（TUG）

32.5 秒

Functional Reach test（FRT）

8.4 cm

図 6　検査結果

はいうまでもありません．よって，立ち上がり時は膝や足関節への負担を軽減できるような下肢筋力の強化やROMの改善と維持を行うことでADLの維持・向上につなげていきます．

治療方針

四肢関節のROM練習を行います．ROM練習は**関節の離解**から**関節包内運動**を確認したうえで行います．上肢の各関節（手関節，膝関節，肩関節など）に荷重負荷が生じにくいようなADLにおける物品操作などを行います[8]．また，立ち上がり時は机の天板に前腕を置いた支えにて立ち上がり練習を行います．筋力低下に対しては関節負荷をできるだけ取り除いた肢位を考慮し，大腿四頭筋やハムストリングスの**等尺性収縮**による筋力練習を行います．

関節リウマチは長年続く関節への負荷も合わさり変形性関節症を生じることは珍しくありません．そこで，治療方針としては病期に応じて**ROM練習は愛護的に行い**，関節リウマチによる手指や手関節を考慮した**生活指導**などを行います．また上肢機能として握力は重要です．握力の低下は物品操作だけではなく，下肢への負担を軽減するための押し車や歩行器，杖への使用に影響します．そのために握力の維持を目的とした筋力練習も必要となります[9]．

治療介入と治療プログラム

上肢・下肢のROM練習[10]

①毎回，目的関節の状態に合わせたROM練習
②痛みの部位を確認
③他動的に動かし最終域で保持しリラックス
④最終域感を把握
⑤関節面を引き離すような長軸方向の牽引（図7）
⑥骨運動と軟部組織のストレッチングを併用

上肢の握力強化

握力の強さは生活と相関します．母指は対立位に保つように筒握りや血圧計のマンシェットを用いた筋力強化練習を行います．

下肢の筋力強化

下肢では体重を支えるのに必要な筋力強化が重要です．筋力強化を行う主な筋は，殿筋群，大腿四頭筋，腹筋群です．筋力強化のポイントを以下に示します．

①ROMの範囲は少なく
②開始時の運動は自動運動
③自動運動ができれば抵抗運動
④抵抗量は発揮できる最大抵抗運動
⑤最終域で再度，筋力発揮
⑥筋収縮は病期に合わせて判断
初期（stage Ⅰ～Ⅱ）：等張性収縮

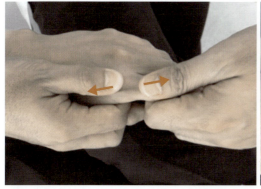 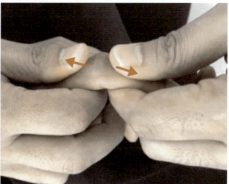

図7　関節面の引き離し（ROM練習）

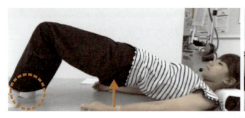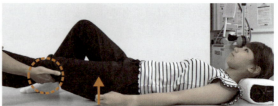

図8 殿筋群の筋力練習

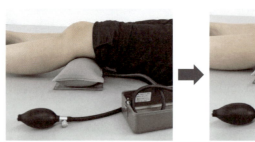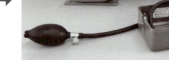

図9 マンシェットを用いた大腿四頭筋の筋力強化練習

中期（stage Ⅱ～Ⅲ）：等尺性または等張性収縮
後期（stage Ⅲ～Ⅳ）：等尺性収縮（炎症活動期もこれに準じる）

殿筋群の筋力練習

膝伸展でのブリッジ運動を行います．セラピストは支点となる関節への負荷を考慮しながら，支点を変えることで負荷量を調整して行います．膝窩部，ハムストリングスのストレッチング効果も期待できます（図8）．

大腿四頭筋の筋力練習

膝窩部に血圧計のマンシェットを置き，膝窩部でマンシェットを床へ押し付ける自動運動を行います（図9）．マンシェットに加わる圧を血圧計で測定できるため筋力練習のフィードバックとして用いることができます．運動回数は1回3～5秒のセッティングを自動運動にて10回×2セット行います．

■ 文 献

1) 林　泰史（監修）：スーパー図解　関節リウマチ．法研, 2014.
2) 富士武史（監修）：ここがポイント　整形外科疾患の理学療法．金原出版, 2006.
3) 岸本暢将（編集）：すぐに使えるリウマチ・膠原病診療マニュアル．羊土社, 2009.
4) 佐浦隆一, 伊藤智永子：上肢障害のメカニズムとADL．臨床リハ, 15：406-412, 2006.
5) 秋山仁美・他：関節リウマチ, ADL・IADL・QOL. pp153-161, 金原出版, 2004.
6) 関節リウマチ患者に対する日常生活動作の評価と指導—当センター作業療法室調査による最近の傾向—. Clin Rheumatol, 24：290-296, 2012.
7) 社団法人リウマチ友の会：リウマチ白書. pp70-75, 障害者団体定期刊行物協会, 2005.
8) Van der Heijde D, et al：Patient reported outcomes in a trial of combination therapy with etanercept and methotrex for rheumatoid arthritis：the TEMPO trial. Ann Rheum Dis, 65：328-334, 2005.
9) 林　正春：関節リウマチに対する生活支援技術—作業療法の視点から—. 理学療法ジャーナル, 47(3)：216-225, 2013.
10) 高橋康博：関節リウマチ運動療法のポイント. Clin Rheumatol, 23：222-227, 2011.

（小杢武陛・岩城隆久）

8　胸椎黄色靱帯骨化症

症例（80代，女性）
- **疾患名**：胸椎黄色靱帯骨化症（胸椎椎体形成術）
- **現病歴**：半年前から下肢のしびれが出現，症状が増強し，歩行困難となりました．総合病院Aを受診し，上記診断を受け，3カ月前に内視鏡下で両側開窓術施行．症状が軽快し2日後退院したものの翌日歩行困難となり，A病院に再入院となりました．その後，症状が軽快しないためB大学病院を受診し，2カ月前に胸椎椎体形成術を施行．手術後は，胸椎部の硬性コルセットを常時装着し，リハビリテーションを約2カ月間受け，当院に転院の運びとなりました．胸椎椎体形成術後2カ月の患者です．
- **既往歴**：慢性関節リウマチ，骨粗鬆症
- **主　訴**：両下肢の脱力感としびれ

担当患者を受けもつにあたって事前に予習しておくべきこととその理由

疾患の理解

　胸椎黄色靱帯骨化症とは，脊髄の後方にある椎弓の間を結ぶ靱帯（黄色靱帯）が，骨に変化（骨化）し，その厚みを増して脊髄を圧迫することにより，下肢に症状をきたす疾患です．黄色靱帯の骨化は，主に下位胸椎に起こりやすいため，手や腕などの上肢には症状が出ません．初期症状として，下肢の脱力やしびれ，こわばりが挙げられます．また，時には腰背部や下肢の痛みが出現します．数十～数百メートル進むたびに休まないと歩けない間欠性跛行など，腰部脊柱管狭窄症と同様の症状が現れることもあります．重症になると歩行困難になり，日常生活に障害をきたす状態になります[1]．

画像所見や生化学検査の医学的情報収集から考えられること

　画像所見では，MRIやCTによって，Th10/11椎間板腔内貯留部にセメントを充填し，胸椎椎体形成術を施行している様子がみられます（図1）．また，Th10/Th11間後方に位置する黄色靱帯には骨化および肥厚を認めます．生化学検査では特記すべき異常はみられません．

初回に患者と会うときに，どこを・何を診るべきか

　脊髄の圧迫によって症状が進行し，減圧手術が施行された場合，手術後の予後を左右する因子としては術前の重症度のほか，発症から手術までの時間（長いほど予後不良），発症から四肢の麻痺が出現するまでの時間（短いほど予後不良）があるとされています．Packerらは発症後36時間以内に手術すれば死亡例，麻痺の回復がみられなかっ

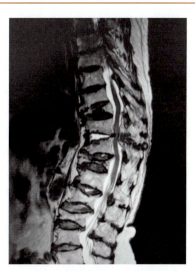

図1　画像所見（MRI画像）

た例はないと述べ，McQuarrieは，発症後36時間以上経過した例では機能回復の可能性は50％以下であるとしています[2]．

本患者の場合，発症から手術までの時間は36時間以上をゆうに経過しているため，手術成果が顕在化しないことも考えられます．そのため，術後早期では術前と術後とを比較して，自覚症状ならびに身体所見の改善度合いを主観的に聴取・客観的に評価することで，今回の手術による脊髄への除圧にて神経学的所見がどの程度改善したのかという手術成果の影響を知る必要があります．

主要項目としては，①四肢・躯幹のしびれ，感覚障害，②四肢・躯幹の運動障害，③膀胱直腸障害，④脊柱のROM制限，⑤四肢の腱反射異常，⑥四肢の病的反射などが挙げられます．本患者では，術後2カ月経過していますので，前述の神経学的所見の改善と，それに応じた現在のADLの実行状況を正確に把握することが重要となります．

以前の機能活動レベルと現在の機能活動レベル

本患者は，元々屋内外ともに独歩による移動が可能でADLは自立しており，家事動作も可能でした．しかし，徐々に両下肢の脱力感としびれが増強していくなかで，独歩での移動が容易ではなくなり，IADLも努力的となってきていたため，両側開窓術を施行します．一度は独歩可能となりましたが，術後3日間で脊髄症状が悪化し，緊急に胸椎椎体形成術を施行されました．

現在（術後2カ月目）のADL状況は，静的立位保持は上肢支持なしでは0秒，両上肢支持があれば1分以上保持可能です．しかし，動的立位保持として両手支持の条件下で両下肢の屈伸運動を行うと，両下肢筋での制御ができず，膝折れによって後方への転倒がみられます．移乗動作は固定物を両手支持の条件下で支持すれば自立レベルで，病棟内（整備された環境下）での移動手段は車椅子自走で行っています．食事動作は背もたれなしの座位で可能で，整容動作や更衣動作もベッド上で実施しています．また，排泄動作は車椅子で移動し，病棟トイレを使用しています．

現時点で機能向上の目標は，①両手支持の条件下による動的立位保持および制御能力の向上，②両手支持の条件下（固定式歩行器）による10m以内の移動手段の確立としました．その理由として，上肢支持なしでは静的立位であっても保持能力が著しく低いため，実行能力の向上を最優先に考えた際に，可能な限り両上肢の支持を利用して，支持基底面を広くした条件下で立位保持能力を向上することを挙げました．また，本人からは「少しでも歩きたい」という強い希望があり，両上肢で補助具を支持することで現在の下肢の支持性であっても病棟トイレまでの移動は可能になると考え，固定式歩行器での歩行動作の実用性向上としました．

動作観察

自然な立位動作（上肢支持なし）の静的立位（図2）

上肢支持が外れた瞬間に**骨盤の左側方移動・右回旋**が生じ，それと同時に両下腿の後傾が生じるために左後方へのふらつきが目立ちます．そのため，1秒も保持することができず転倒する様子がみられ，**安全性・安定性の低下**を認めます．

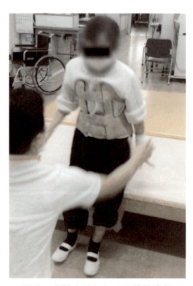

図2　上肢支持なしでの静的立位

両手支持の条件下での動的立位（図3）

上肢支持の立位姿勢から両下肢の屈伸運動を行うと，両下肢筋での制御および体幹と下肢の協調運動が困難で，膝折れが生じるため後方へ転倒する様子がみられます．また，静的立位をとった状態で固定式歩行器を前方へ移動させる際には，両上肢支持なしでの立位姿勢となるため，歩行器を前方に上手に移動させることができず，一貫性がありません．

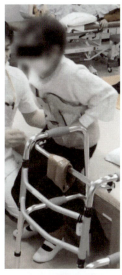

図3　動的立位

治療介入内容の決定に至るまでの検査の実施内容と解釈

神経学的所見を確認するために最優先される検査として，反射検査があります．本患者では，両下肢で膝蓋腱反射，アキレス腱反射ともに減弱でした．また，脊髄症状として，感覚障害と筋力低下が著明にみられました．

動作観察から，両上肢を支持した状態でも，下肢筋での制御が不可能で協調的な運動が困難な様子がみられました．このため，運動失調を疑い踵膝試験を実施すると，開眼している場合は陰性でしたが，閉眼した場合は陽性となりました．このような結果から，立位での下肢制御機能の低下は，深部感覚や下肢の体性感覚障害によるものであると考えられました．

検査結果を図4に示します．

統合と解釈の記載例

改善すべき基本動作とその必要性

本患者の院内の日常生活で最も重要な基本動作は，上肢支持ありの条件下での立位保持能力および両手支持の条件下（固定式歩行器）による10m以内の歩行動作の獲得としました．その理由として，上肢支持なしでは静的立位であっても保持能

関節可動域検査
両下肢ともに制限なし

筋力検査（術後2カ月）

	右	左
股関節屈曲	4	3
股関節伸展	3	2
股関節外転	3	2
膝関節伸展	4	3
膝関節屈曲	4	3
足関節背屈	4	3
足関節底屈	2	2

反射検査
両下肢ともに膝蓋腱反射，アキレス腱反射減弱

表在感覚検査
足底～足趾　右（1/10）　左（0/10）

深部感覚検査（術後2カ月）

位置覚	右	左
股関節	2/5	2/5
膝関節	2/5	1/5
足関節	1/5	0/5

踵膝試験
両側ともに開眼時は陰性，閉眼時は陽性

図4　検査結果

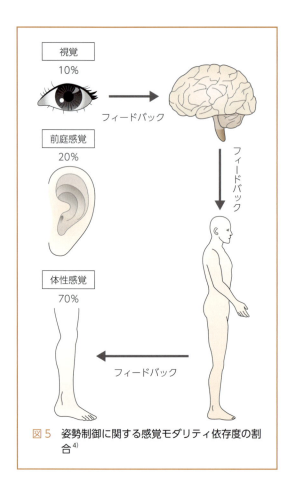

図5 姿勢制御に関する感覚モダリティ依存度の割合[4]

力が著しく低いため，実行能力の向上を最優先に考えた際に，可能な限り両上肢の支持を利用して，支持基底面を広くした条件下で立位保持能力を向上することを挙げました．また，本人からは「少しでも歩きたい」という強い希望があり，両上肢で補助具を支持することで現在の下肢の支持性であっても病棟トイレまでの移動は可能になると考え，固定式歩行器での歩行動作の実用性向上としました．

活動制限と機能障害の関連性

本患者の動作観察より，上肢支持なしの状況では，視覚からの情報があるにもかかわらず立位を保持することが困難でしたが，上肢支持ありの条件下では，固定式歩行器を用いて支持基底面を広げることによって，1分以上立位を保持することが可能となりました．しかし，立位を保持した状態で頭部や一側上肢の運動や両下肢の屈伸運動などを行うと，瞬時に左後方にバランスを崩し，立位を保持することが困難でした．

健常者の姿勢制御に重要な役割を果たす3つの感覚モダリティは，足底の触圧覚・足関節の固有感覚などの体性感覚，前庭感覚，視覚とされており，それぞれの依存度としては，体性感覚で70％，前庭感覚で20％，視覚で10％と体性感覚の占める割合が最も大きいとされています[3]．本患者では検査結果からもわかるように，両足底部の表在感覚や下肢の深部感覚が重度鈍麻しており，上肢支持なしでの立位姿勢を安定して保持することが困難な状況です（図5）．

機能障害の原因の探究

両足底部の表在感覚や下肢の深部感覚の重度障害の原因は，黄色靱帯骨化症による脊髄への圧迫によって特に後方への圧迫が強まり，体性感覚伝導路の一つである後索路が障害されたことであると考えられます．

体性感覚障害がある場合には，障害部位以外からの体性感覚や，前庭感覚，視覚など，その他で利用可能な感覚への依存度を高めることで，立位姿勢は保持されます．

本患者が立位姿勢を安定させる条件としては，固定式歩行器を用いて支持基底面を広くすること，そして歩行器を支持することで，両上肢からの体性感覚を利用しフィードバックすることでした．

続いて，固定式歩行器を用いて，5m程度の距離を歩行する練習を行いましたが，上肢支持なしでの立位は1秒も保持できないこと，立位姿勢の状態で上肢の運動を行った場合，足圧中心が絶えず変化するなかで，それを感知する両下肢の体性感覚に重度障害を認めるため，その場面での姿勢を制御することが不可能で，歩行器を前方に上手に移動させることが困難なことが問題点として挙がりました．

治療介入と治療プログラム

本患者は両下肢の体性感覚が著しく低下してい

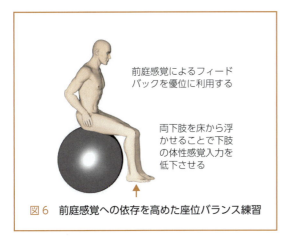

図6　前庭感覚への依存を高めた座位バランス練習

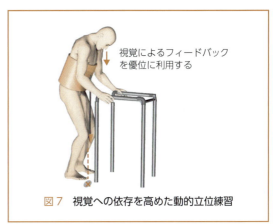

図7　視覚への依存を高めた動的立位練習

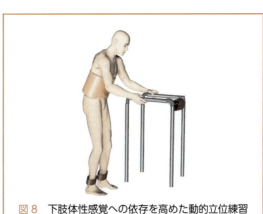

図8　下肢体性感覚への依存を高めた動的立位練習

るため，体性感覚以外の感覚情報を最大限に利用して下肢と体幹運動の協調性改善を図り，立位姿勢の実用性向上を目指しました．

前庭感覚入力をフィードバックにしたバランスボール上での座位保持練習

バランスボール上で，両下肢を床にできるだけ触れずに，座位姿勢を1分間維持します．その際，転倒回避のために床に下肢をつけて，転倒回避後はすぐに床から下肢を浮かせるように促しました．この方法によって，下肢体性感覚入力の依存度は低下し，視覚入力の依存度は変わらないため，前庭感覚入力を優位に利用したバランス練習であることが示唆されます（図6）．

視覚入力をフィードバックにした両上肢支持ありでの動的立位練習

胸椎部に装着している硬性コルセットに重錘を取りつけたひもを結び，固定式歩行器と両下肢の間の支持基底面上に重錘が落ちるように意識付けを行いながら，両下肢の屈伸運動を行いました．この方法によって，視覚入力を優位に利用した状態での動的立位練習であることが示唆されます（図7）．

下肢体性感覚入力と物理的安定を増加させた動的立位練習

両下肢と固定式歩行器に重錘を取り付けた状態で，歩行器を上下方向に持ち上げる運動を行いました．両下肢に重錘を取り付けることで，**下肢の体性感覚入力増加と物理的安定性を増加**させ，立位での上肢運動の際の保持を容易にし，その状態で歩行器の上下運動を繰り返し行うことで，上肢の運動に対するタイミングを経験させました（図8）．

■文献

1) 国分正一・鳥巣岳彦（監修）：標準整形外科学　第10版．pp470-471，医学書院，2008．
2) 森　美雅・他：MRIにて早期診断し得た突発性脊髄硬膜外血腫の1例．脳外誌，4(3)：270-274，1995．
3) 板谷　厚：感覚と姿勢制御のフィードバックシステム．バイオメカニズム学会誌，39(4)，2015．
4) STROKE LAB（www.stroke-lab.com）

（市川健太）

第5章 臨床における神経疾患の評価 ―統合と解釈―

1 脳血管障害（急性期）

> **症例（80歳，男性）**
> - **疾　患**：右脳出血（被殻出血）
> - **現病歴**：某日の午前中に頭がフラフラするためかかりつけ医を受診しました．その後に一旦帰宅しましたが，昼食の摂取時に食事の食べこぼしが多く，流涎が認められるようになりました．徐々に左手に力が入らなくなり，異変に気づいた家人がかかりつけ医に連絡をしたところ，救急搬送をするように指示されました．搬送された病院の検査結果から脳出血（被殻部）と診断され，緊急入院となり，点滴治療が開始されました．入院から2日後，主治医よりリハビリテーションの指示があったため理学療法を開始しています．
> - **既往歴**：高血圧，右変形性膝関節症
> - **主　訴**：左の手足に力が入らない．

担当患者を受けもつにあたって事前に予習しておくべきこととその理由

疾患の理解

　脳卒中は，出血性疾患と虚血性疾患に分けられます．出血性疾患としては脳内出血とクモ膜下出血があり，虚血性疾患としては脳梗塞が代表的な疾患です．両者ともに死亡につながる原因疾患ですが，脳内出血による死亡率は減少しており，現在では脳梗塞が脳内出血の死亡率を超えています．

被殻出血

　被殻は，大脳基底核の主要な構成要素の一つです．大脳基底核には，被殻の他に尾状核や淡蒼球なども含まれ，被殻の近くには内包があります．内包には，皮質脊髄路，赤核脊髄路，皮質核路の線維が通っています．被殻の出血によって隣接する内包の皮質脊髄路に障害が生じることで運動麻痺や毛様体脊髄路の障害による姿勢反射障害が生じます．被殻出血に関しては，出血がどの領域まで進展しているのかが重要なポイントとなり，CTにより分類されます[2)]．

被殻出血の分類を表1に示します．

発症後における脳の病態

　脳出血の血腫増大は6時間以内に多く，急性水頭症を合併することがあります．また脳浮腫は発症後数時間後に出現し，3～6日後にピークとなり，2～3週間持続します[3)]．発症から2週間程度の急性期には，一時的な変化として脳浮腫を伴います[4)]．意識混濁の状態から意識清明へと移行する過程では健忘，幻覚，妄想，自発性の欠如，脱抑制など多様な精神症状が一過性に発生することがあります．

高血圧

　脳出血と脳梗塞の代表的なリスクファクターとして，高血圧が挙げられます．血圧値と脳卒中の発症率との関係には正の相関関係にあり，血圧が高いほど脳卒中の発症率は高くなります[1)]．しかし，脳卒中の発症率は5～6mmHgの拡張期血圧の下降により42%減少し，高齢者の収縮期高血圧の治療により30%減少するとも報告されています．脳卒中患者は常に再発のリスクがありますの

表1 画像所見による被殻出血の分類

分類	損傷範囲	脳室穿破の有無	臨床症状
Ⅰ型	内包外側に限局		明確な症状は認められない
Ⅱ型	内包前脚に進展		運動麻痺は認められない
Ⅲa型	内包後脚に進展	(−)	運動麻痺が認められる
Ⅲb型		(+)	運動麻痺が認められる
Ⅳa型	内包前脚・後脚に進展	(−)	運動麻痺が認められる
Ⅳb型		(+)	運動麻痺が認められる
Ⅴ型	視床または視床下部に進展	(−)	運動麻痺が認められる 意識障害が強い

で，急性期での理学療法を展開するうえで血圧の管理は重要です．

変形性膝関節症

変形性膝関節症の罹患率は，加齢に伴い増加します．一般人を対象にした疫学研究では，60歳以上で女性の約40％，男性の約20％がＸ線画像上で変形性膝関節症と診断されています．変形性膝関節症の割合は，80代で女性の60％，男性では50％に増加します．Ｘ線画像上で変形性膝関節症の所見がある対象者のうち約20％で，膝関節痛や腫脹などの自覚症状が認められます．変形性膝関節症は，男性に比べて女性が1.5～2倍程度多くなります[5]．脳卒中に変形性膝関節症を伴う患者は，運動麻痺に加えて，特に非麻痺側の膝関節痛や膝関節周囲筋の筋力低下などによりリハビリテーションの進行が阻害される可能性があります．

発症後に起こりやすい合併症

脳卒中の急性期では，合併症の頻度が高いことが『脳卒中治療ガイドライン』[14]で報告されています．脳卒中後の合併症としては，**再発**（9％），けいれん（3％），尿路感染症（24％），呼吸器感染症（22％），その他の感染症（19％），**転落**（25％），褥瘡（21％），深部静脈血栓症（2％），肺塞栓症（1％），肩の痛み（9％），その他の痛み（34％），うつ状態（16％），不安（14％），感情失禁（12％），錯乱（56％）などが起こりやすくなります[6,7]．

急性期の運動麻痺の特徴と回復曲線

一般的な運動麻痺の回復過程は，Brunnstrom Recovery Stage（BRS）の評価のような回復過程を示します．StageⅡは連合反応が出現，StageⅢは共同運動パターンが出現し，徐々に分離運動が開始されます．出血部位，出血範囲などにより運動麻痺の重症度はある程度の判別が可能ですが，急性期では，意識レベルの低下に加えて出血後の脳浮腫などが運動神経線維を圧迫し運動麻痺をさらに悪化させている可能性が高まります．意識レベルの回復，脳浮腫や血腫の吸収に伴って運動麻痺が改善する可能性もありますので，日々の身体機能評価や運動麻痺の予後予測も考慮して脳画像および全身の評価が必要です．

発症直後の身体活動量

脳血管障害の急性期は，意識レベルの低下に伴う全身状態の管理などの理由から廃用症候群をきたしやすい時期です．Stroke Unit入院患者は，リハビリテーションが施行された日であっても日中の50％以上の時間は臥床しており，一人でいる時間が60％以上を占めるなど，実際の活動量は少ないです[8]．さらに，脳卒中の発症直後における身体活動量を調査した研究では，**臥床および座位時間が1日の86％を占めており，立位時間は2％に過ぎない**との報告もあります[9]．

安静臥床のままでは1日に約2％の筋力が低下します．さらに筋力だけでなく，呼吸機能の低下[10]および循環器[11]の支障をきたし運動に対する耐容能が低下することから，その後の身体能力に障害

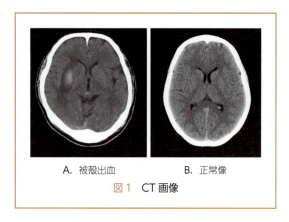

A. 被殻出血　　B. 正常像
図1　CT画像

表2　生化学検査の結果

検査項目	基準値・単位	結果
ALB	3.8～5.3 g/dL	3.2
CRP	0.3 mg/dL	0.8
TP	6.5～8.2 g/dL	5.9

→ 軽度の炎症状態かつ，栄養状態がやや不良

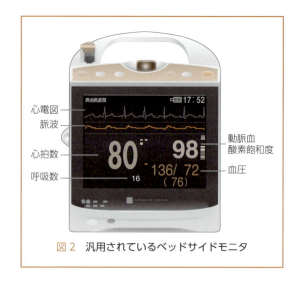

図2　汎用されているベッドサイドモニタ

が残る可能性が高くなります．

画像所見や生化学検査の医学的情報収集から考えられること

画像所見

本患者のCT画像では，被殻に出血が認められます（図1A）．被殻部に出血があるものの，血腫は**錐体外路**（皮質網様体路・皮質赤核路），**錐体路**（皮質核路・皮質脊髄路）が走行している内包への重度な進展が認められていないことから，軽度の運動麻痺などの臨床症状が発生していると予測されます．また，視床などに明らかな影響が認められていないことから重篤な感覚障害は認められないことが予測されます．内包で視床より上行性の感覚伝導路に損傷がある場合には，感覚障害が生じることもあります．

生化学検査

生化学検査では，全身状態や炎症の重症度，合併症の存在などを把握します（表2）．

初めて患者と会うときに，どこを・何をみるべきか

急性期リハビリテーションの目的は，身体機能の改善，全身状態の管理，臥床による廃用症候群の予防および改善，早期離床，ベッド上での動作獲得，ADLの向上です．初回の理学療法時には，視診や問診，触診を通して患者の心身機能についてスクリーニング検査をします．具体的には，全身状態の把握（呼吸機能，不整脈の有無，点滴の頻度と種類，膀胱カテーテル，栄養摂取状況，心機能など），画像所見，各種検査所見，意識レベル，脳神経症候，高次脳機能障害，運動障害，感覚障害，四肢筋緊張，痙縮の有無，ROM，ADLなどの評価です．

本患者は，発症後すぐに入院し，入院2日後に理学療法が開始されています．患者の全身状態や体力を考慮すると（図2），十分な時間と強度をかけた理学療法評価や理学療法の実施をすることは困難です．そのため，急性期の脳卒中患者においては，適切な時間内に理学療法を終えることを念頭に置きながら理学療法評価と理学療法を実施します．

以前の機能活動レベルと現在の機能活動レベル

本患者は，右変形性膝関節症による膝関節痛を

感じていたものの，疼痛が出現したときには右膝関節にサポーターを装着したり外用剤を貼付したりしてADLは自立していました．家族からの情報では，忘れっぽいことはよくあるが認知症はなかったとのことです．脳出血の発症後は安静臥床状態が続いており，現在のADLは，自力での起居・移乗ならびに移動動作は困難です．

現時点での身体機能向上の目標は，①早期離床，②廃用症候群の進行防止，③起居動作の獲得としました．その理由は，早期離床を促すことによって臥床に伴う廃用症候群を予防し，急性期以後のリハビリテーションを円滑に進行させるためです．

動作観察

問 診

初回リハビリテーション実施時には，バイタルサインを測定し，カルテなどの情報と比較します．急性期の脳血管障害患者は臥位でいることが多く，患者と同じ視線の位置を保ち挨拶を行い，コミュニケーションを図る際に，意識や発語，理解，動作などの反応を観察します（図3）．

観察の結果を表3にまとめます．意識レベルはやや低下しているもののコミュニケーションは良好であることから，さらに評価を進めていくことができると判断できます．注意点は，患者からの発言で疑問が生じれば再度，評価を実施することです．

治療介入内容の決定に至るまでの検査の実施内容と解釈

視診・触診，理学的所見

検査結果を図4にまとめます．

理学療法評価の結果から，本患者には，被殻出血に伴う症状と脳血管障害急性期特有に現れる多様な症状が混在していることが理解できました．検査結果は日々変化するため，事象を銘記しながら変化に応じた理学療法を遂行する必要があります．発症後に安静を余儀なくされる患者では，ベッド上での臥床時間が長く廃用症候群の進行が懸念されます．さらに二次的疾患の褥瘡や既往歴の関節拘縮・変形などの予防，現疾患で今後予測される痙縮軽減などを考慮する必要があります．そのため早期離床，廃用症候群の予防に焦点を当てた理学療法が重要であることがわかりました．

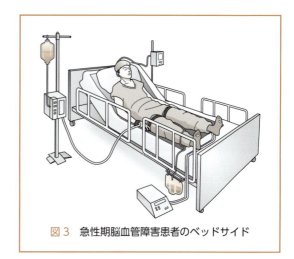

図3　急性期脳血管障害患者のベッドサイド

表3　観察の結果

観察項目	結果	考えられること
バイタルサイン	血圧　136/72 mmHg 脈拍　76拍/分 呼吸数　16回/分	投薬管理下にて全身状態は安定している
意識レベル	JCS　1-1	軽度の意識レベルの低下や見当識障害が認められるが，現在は急性期であり脳浮腫や循環機能の低下に伴って出現する症状ではないか 印象からはうつや不安症状が認められない 経過を観察しながら評価を進める
精神・知的レベル	日時の見当識低下 場所の見当識あり 人の見当識あり 担当者との会話中笑顔多くみられる	
コミュニケーション	発語，聴覚的理解良好 呂律困難や構音障害は認められない	疲労に考慮しながらさらに検査を進めていく

高次脳機能
線分二等分検査では中央より 1 cm 右側を指す
模倣,物品の使用法に関しては正確に実施できる

考えられること:
出血部位から予測すると高次脳機能は生じにくいと予測されるが,半側空間無視の存在を念頭に置き,座位が可能になれば詳細な検査を実施する

コミュニケーション
発語,聴覚的理解良好
呂律困難や構音障害は認められない

腱反射・病的反射

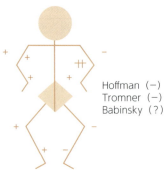

Hoffman (−)
Tromner (−)
Babinsky (?)

左側の上腕二頭筋,大腿四頭筋,下腿三頭筋に亢進が認められた
病的反射に関しては,ホフマン反射,トレムナー反射は陰性,バビンスキー反射に疑性陽性が認められた

考えられること:
腱反射の著明な亢進が認められていないことから,錐体路の障害は少ないことが予測される

感覚機能

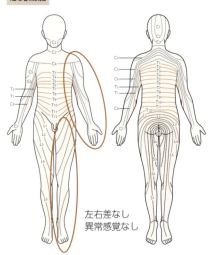

左右差なし
異常感覚なし

表在感覚(触覚・痛覚)に左右差は認められない
深部感覚は,左上下肢中等度鈍麻である

考えられること:
出血部位からは感覚障害は生じにくいことが予測されるため,脳浮腫や一時的な循環不全が原因で生じている可能性がある.急性期で感覚障害などを患者本人から聴取する場合には,意識障害などを考慮し,再現性が低い場合には再度評価する

運動機能
右上下肢の自動運動は可能である
左上肢および手指は,運動不能である.下肢は,自動運動可能だが,動作緩徐である

考えられること:
ベッド上臥床期間を考慮すると,廃用による筋力低下,萎縮の進行が予測される

運動麻痺
BRS
上肢Ⅱ　手指Ⅱ　下肢Ⅳ

考えられること:
上肢,下肢の運動麻痺の回復について予測する

筋緊張
左上下肢は低緊張である

考えられること:
抗重力位(座位や立位)での麻痺側肩関節の亜脱臼を予測しておく

関節可動域
右膝関節屈曲 140(P)伸展−5°であり,他の四肢 ROM は正常である

考えられること:
ROM 練習を実施する際に関節運動連鎖が生じないため,セラピストが徒手的に引き出す必要がある

図4　検査結果

統合と解釈の記載例

治療介入が必要な動作とその必要性

本患者における初回の理学療法評価結果から，治療介入が必要な動作は，早期離床に向けた起居動作の獲得としました．血圧，麻痺側上下肢のリスク管理を行いながら早期離床をすることは，廃用症候群への対策，認知機能の維持に重要です．

機能障害の原因の探究

本患者は，被殻出血発症後から現在まで安静加療中です．出血部位や出血範囲から予測すると被殻出血の分類では，Ⅰ型−Ⅱ型に属することが予測されます．現在は，軽度の意識障害や高次脳機能障害が認められますが，脳血管障害に伴う脳浮腫や循環能の一時的な低下が原因ではないかと考えます．また，出現している運動麻痺は，被殻出血および出血後に生じる脳浮腫によって生じている症状だと考えられます．

予後予測

脳卒中患者の予後予測に関する研究は，数多く報告されています．その多くは，血腫量（血腫量が 20 mL 未満での歩行可能割合は 70％）[12]，出血タイプ別[13]，入院後リハビリテーションの開始時期や実施時間が機能予後の改善に関連すると指摘しています．出血性の脳血管障害におけるリスク管理を念頭に置き，早期離床を目的とした積極的なリハビリテーションを実施することが重要です．

治療方針

①ベッドギャッジアップにて座位練習
②良肢位保持（ポジショニング）
③筋力増強運動
④基本的動作練習

治療介入と治療プログラム

本患者における急性期の理学療法では，回復期リハビリテーションへのスムーズな移行，二次的疾患の予防，治療プログラムを実施する際のリスク管理を考慮しつつ，座位，立位に必要な抗重力筋を賦活させる必要性があります．本患者における具体的なプログラムとしては，ベッドギャッジアップ練習，良肢位保持（ポジショニング），ADL 練習を選択しました．

ベッドギャッジアップ練習は，座位練習の基準（表4）を参考にして実施します．常に血圧を測定しながら徐々にギャッジアップを行うのがよいとされています．脳出血などの頭蓋内圧が亢進する疾患の急性期では，脳循環自動調節能の破綻により脳血流量が血圧依存となるため，リスク管理として，動作時のいきみ呼吸や努力的な動作は避けます．

良肢位保持（ポジショニング）は，脳卒中患者に特有な異常姿勢パターンを念頭に置き，不良肢位によって生じる関節拘縮や局所の身体部位への圧迫を予防します（図5）．また，解剖学的肢位および良肢位などを念頭に置き，筋緊張が亢進しないようリラクセーションが可能な良肢位保持を実施しました．

廃用症候群の予防として，ベッドサイドでの電気刺激療法を選択します．電気刺激療法により不動に陥らざるをえない患者（術後，脳血管障害急性期など）は，**低強度の NMES**（NeuroMuscular

表4 座位練習の基準

座位練習の開始基準
・意識レベルが JCS1 桁である ・全身状態が安定している ・麻痺などの症状の増悪がない

座位練習の施行基準
・開始前，開始直後，5分後，15分後，30分後に血圧測定 ・ベッド角度は，30°，45°，60°，80°の4段階 　→ 30分以上可能であれば次の段階へ ・1日2回施行する．安定したら回数を増加 ・最高位で30分以上可能→車椅子座位練習開始

座位練習の中止基準
・血圧低下 ・10 mmHg 以上→5分後の回復や自覚症状で判断 ・30 mmHg 以上→中止 ・脈拍：開始前の30％以上もしくは120/分は中止 ・起立性低血圧症状（気分不良）なども中止

第5章 臨床における神経疾患の評価―統合と解釈―

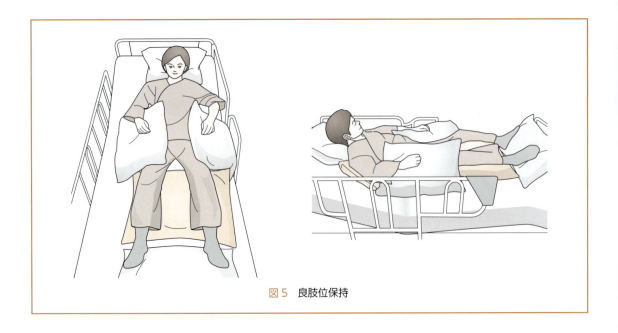

図5 良肢位保持

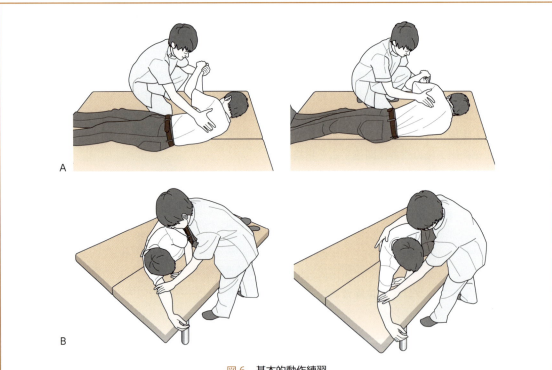

図6 基本的動作練習
A．寝返り動作練習：寝返る方向に麻痺側上肢を患者自身に把持してもらい，麻痺側の管理および頭部回旋の方向などを口頭による教示を用いて実施しました
B．起き上がり動作練習：起き上がり動作には，非麻痺側上肢，体幹の筋力が必要となります．非麻痺側の肘関節の位置関係により過剰に筋力が必要となります．肘の位置は，上半身が離床したときに肩よりもわずかに頭部に近い位置になるように口頭による教示を用いて実施します

Electrical Stimulation）が筋肉量や筋機能を維持・改善させる可能性があります．

治療プログラム

基本的動作練習は，ベッドギャッジアップにより全身状態が安定すれば，起居動作練習，立位保持練習などの動作の難易度を調整して実施します．

本患者は運動麻痺を伴っているため，麻痺側の上下肢への理学療法はもちろんのこと，麻痺した上下肢をどのように活用するか，もしくは反対側の非麻痺側をどのように代償しながら基本的動作（図6）を遂行するのかを，口頭による教示や模倣で伝えながら練習させることが重要です．また，反復することによる運動学習の側面からも重要です．

■ 文　献

1) MacMahon S, et al：Blood pressure, stroke, and coronary heart disease. Part 1, Prolonged differences in blood pressure：prospective observational studies corrected for the regression dilution bias. *Lancet*, **335**：765-774, 1990.
2) 森　惟明，鶴見隆正：PT・OT・STのための脳画像のみかたと神経所見　第2版．pp8-43, 医学書院，2010.
3) 岡田有司，永富史子：急性期脳卒中理学療法のクリニカルリーズニング．理学療法ジャーナル，**46**(6)：495-501, 2012.
4) 杉山　拓，中山若樹：脳出血各論　被殻出血　被殻出血の病態．日本臨床，**72**(7)：341-344, 2014.
5) 大森　豪・他：大規模集団検診の縦断的調査による変形性膝関節症の発症要因と危険因子．*THE BONE*, **23**(1)：27-30, 2009.
6) Davenport RJ, et al：Complications after acute stroke. *Stroke*, **27**(3)：415-420, 1996.
7) Langhorne P, et al：Medical complications after stroke：a multicenter study. *Stroke*, **31**(6)：1223-1229, 2000.
8) Bernhardt J, et al：Inactive and alone. Physical activity within the first 14days of acute stroke unit care. *Stroke*, **35**(4)：1005-1009, 2004.
9) Kramer SF, et al：Measuring activity levels at an acute stroke ward：comparing observation to a device. *Biomed Res Int*, **27**(10)：1-8, 2013.
10) Saltin B, et al：Response to exercise after bed rest and after training. *Circulation*, **38**(5)：1-78, 1968.
11) Taylor HL, et al：Effects of bed rest on cardiovascular function and work performance. *J Appl Physiol*, **2**(5)：223-239, 1949.
12) 山本幸夫・他：被殻出血にみられる病態．理学療法ジャーナル，**50**(7)：625-631, 2016.
13) 乾　哲也・他：後外方に拡がる被殻出血と理学療法．理学療法ジャーナル，**50**(7)：653-658, 2016.
14) 小川　彰・他（編）脳卒中合同ガイドライン委員会：脳卒中治療ガイドライン2009．協和企画，2009.

（浜岡克伺・肥田光正）

2 脳血管障害（回復期）

症例（70代，男性）
- 疾　患：心原性脳塞栓症（右片麻痺）
- 現病歴：日中，突然意識が消失，右上下肢の脱力が出現し，救急搬送にてA病院へ緊急入院となりました．画像所見にて心原性脳塞栓症との診断となり，A病院にて保存的治療にて加療．その後，梗塞部に出血を認めたため抗凝固療法を再開しました．意識状態は徐々に改善し，右上肢の運動障害が軽度改善を認めたことから，機能回復，ADL能力の改善のため当院に転院となりました．現在，発症より3カ月が経過しています．
- 既往歴：心房細動
- 主　訴：右上下肢の運動障害

担当患者を受けもつにあたって事前に予習しておくべきこととその理由

心原性脳塞栓症，心房細動の病態を把握します．

心原性脳塞栓症

心臓の機能低下などにより心腔内に血栓が形成され，それが塞栓子となって主幹動脈を閉塞し発症します．動脈が塞栓子により突然閉塞されることから，閉塞された動脈灌流に一致した梗塞巣を形成します．このようなことから，心原性脳塞栓症の多くは，皮質を含む境界明瞭な大きな梗塞巣を形成します．

また，心腔内において複数の塞栓子により多発性の病巣を形成することもあります．さらには，塞栓子の溶解により血管の再灌流が起きることがあり，その際には出血性梗塞に移行することもあります（図1，2）．

広範囲な病巣では脳浮腫が顕著となります．その影響により脳幹部へ圧迫（脳ヘルニア）が生じる可能性があります．このため，脳幹部の損傷が認められなくても脳幹部の障害が起きる可能性を

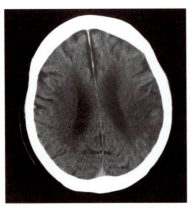

図1　本患者の頭部CT画像（左頭頂葉出血性梗塞）

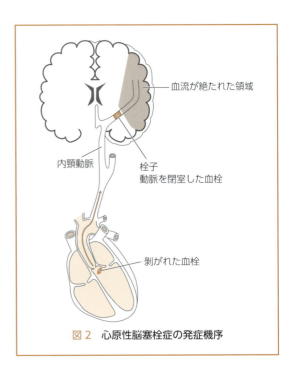

図2　心原性脳塞栓症の発症機序

考えて対応します．

■ 心房細動

心房細動とは，心房が細かく震えてしまう不整脈です．心房が細かく震えるため心房や心室内に十分に血液が充満せず，肺や全身への血液供給が低下します．このために，息切れやめまいなどが起きる可能性があります．また，心房が細かく震えることで心腔内に血栓ができ，その血栓が塞栓子となり脳へ移動することで脳梗塞へと移行することがあります．

画像所見や生化学検査の医学的情報収集から考えられること

本患者の生化学検査結果において，異常値と考えられる項目を以下に挙げます．
- アルブミン：2.5 mg/dL　低値
- クレアチニン（Cr）：2 mg/dL　高値
- 尿酸（UA）：9 mg/dL　高値
- LDL コレステロール　160 mg/dL　高値
- HbA1c：7%　高値

（その他の項目には異常値が認められない）

初回に患者と会うときに，どこを・何をみるべきか

まずみるべきことは，運動障害の程度です．ベッドサイドにおいて初めて対面したときには，ベッド上でどの程度動けるかを把握することが大切になります．麻痺側の上下肢の随意運動の程度やベッド上での ADL の自立度を確認しその両者を照合して，その後の ADL 能力を推測することができます．寝返りや起き上がり，座位保持で，麻痺側の上下肢がどの程度動作に参加しているかを観察します．また，上肢の随意性に比べて動作での活用が乏しくないかなどを確認し，麻痺側の上下肢，体幹の運動性，麻痺側と非麻痺側との協調性を把握することが大切です．

また，ベッド上での姿勢から，感覚の程度も推測することができます．たとえば，「麻痺側の上肢が身体の下敷きになっても気づいていない」，「麻痺側の下肢が弛緩し外転・外旋して大きく開いてしまっている」などがみられれば，感覚障害が考えられます．

動作の誘導や問いかけなどで，理解度や発話の程度，注意などの認知面の評価をすることが可能です．さらに，対面しているときの視線や瞳孔の反応も重要な情報となります．眼球運動や瞳孔反応の障害がみられる場合は，中脳や延髄などの損傷が考えられます．また嚥下や呼吸の状態から脳幹の機能異常を，視野や空間の認知からは視神経や大脳皮質の機能異常を推察できます．

以前の機能活動レベルと現在の機能活動レベル

本患者は，発症前の機能活動レベルには支障がなく，ADL においても支障はきたしてはおらず，何不自由なく生活されていました．

現在，発症から 3 カ月経過時の ADL 状況は，移乗動作では麻痺側上下肢は動作に参加することなく，固定式のベッド柵を非麻痺側上肢で把持し，非麻痺側下肢荷重優位で動作を遂行しますが，介助を要する状態です．また，上肢支持なしの条件下では，麻痺側下肢の支持性は低下し，下肢を屈伸にて調整することが難しく移行相から上昇相にかけて前後方向への不安定性を呈し介助を必要とします．

移動手段は，車椅子他操にて移動します．更衣動作に関しては，非麻痺側の協力はみられますが，麻痺側上肢を袖に通したり，ズボンを履いたりする際に麻痺側下肢を随意的に動かすことができず，全介助の状態です．食事は嚥下障害があり経鼻経管にて栄養を摂取します．また清拭，排泄に関しても全介助です．

座位保持では，上肢支持なしでは見守りにて 10 秒間程度可能であるものの，持続ができません．また，麻痺側へ一度バランスを崩すと自ら修正することはできない状態です．非麻痺側の上肢でベッド柵を把持し座位保持を行うことは 1 分間以上可能です．しかし，上肢支持での座位同様に一旦

バランスが崩れると自ら修正することは難しい状態です．

立ち上がりでは，麻痺側下肢への荷重は不十分で屈曲位のままとなります．非麻痺側下肢の荷重優位のまま，左右の非対称性を強めて立ち上がります．しかし，自ら行うことができず介助を要する状態です．上昇相では麻痺側下肢の伸展性は乏しく支持性も不十分で，麻痺側への不安定性を呈しリスクを伴います．

静的な立位保持は，非麻痺側上肢なしでは非麻痺側下肢のみで支持し，麻痺側の下肢は支持性が著しく低下します．麻痺側の下肢の支持性が低く麻痺側方向への不安定性を呈し，介助を要します．また，手すりを把持した場合にも，麻痺側下肢の支持性は低下し伸展位で保持することが困難で，屈曲位を呈しています．動的な立位保持では，非麻痺側の上肢支持を用いても麻痺側の下肢で支持することが困難で中等度から全介助が必要です．非麻痺側上肢支持条件下での非麻痺側下肢のステップ動作では，麻痺側下肢の支持性は低下しており，体幹部の不安定性を呈し，介助なしでは不可能で，中等度の介助で可能となります．非麻痺側上肢支持なしの条件下でのステップ動作は，全介助においても難しい状態です．動作中には，わずかに連合反応が起き，麻痺側上肢の屈曲と麻痺側股関節と膝関節の屈曲，足部の内反が認められます．

以上のことから，現時点での機能向上の目標は，①座位保持の安定性向上，②移乗動作の安定性向上としました．その理由は，座位保持は各ADLで必要な姿勢保持であり，まずは座位を安定させることがその他の動作の安定性につながると考えたためです．

動作観察

寝返りからの起き上がり（図3）

寝返り動作において，麻痺側の上肢は動作に参加することなく弛緩している状態です．非麻痺側はベッド柵を把持し，非麻痺側上肢を引き込みながら寝返り動作を実行しますが，非麻痺側上肢の

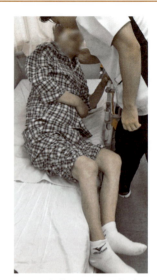

図3　介助下での起き上がり

引き込みは弱く，自ら寝返り，起き上がることができない状態です．動作中，麻痺側の体幹，肩甲帯や骨盤は後退し，体幹や骨盤の分節的な回旋運動は認められません．また，上体を起こしていく過程で，非麻痺側の参加が多少認められますが，中等度介助を必要とします．その際に麻痺側の上肢の屈曲と膝関節の屈曲，足部の内反の連合反応が出現します．

座位保持

座位は上肢支持にて保持することが可能です．しかし，一旦バランスを崩すと自ら修正することが難しい状態です．麻痺側上肢は軽度の痙性が認められます．麻痺側の肩甲帯は下制，頭部は前方へ変位し，体幹は伸展位で固定されており，骨盤後傾位で上半身の重心が座面の後方に投影されています．麻痺側股関節は外転・外旋している状態です．麻痺側の足部は内反位で足底は全面にて接地せず，小趾側のみでの接地となっています．

立ち上がり動作

立ち上がりは，ベッド柵を把持しての動作で中等度の介助を要します．体重移動相ではほとんど体幹を前傾させることなく，非麻痺側下肢へ荷重

し，麻痺側下肢への荷重は不十分です．移行相から上昇相にかけて，麻痺側の下肢への荷重が乏しいまま，身体は麻痺側への不安定性を呈します．その際に麻痺側上下肢の屈曲と足部の内反という連合反応が認められ，麻痺側の筋緊張の高まりを確認することができます．一連の動作中に麻痺側の肩甲帯は下制し，体幹は伸展位で固定されたままとなっています．

立位保持

立位保持は上肢支持なしでは行うことはできません．麻痺側下肢の支持性は低下し屈曲位となっており，非麻痺側下肢荷重優位で保持しています．また，麻痺側の足部は内反し小趾側での接地となります．また，麻痺側の肩甲帯は下制し上肢はやや屈曲位で緊張がわずかながら高まっている状態で，手指はわずかに屈曲を呈しています．体幹は伸展位で固定され，麻痺側の骨盤は後方へ回旋し，麻痺側の下肢へ荷重することができず，麻痺側への不安定性を呈しています．

移乗動作（図 4）

移乗動作では，非麻痺側上肢でベッド柵を把持したまま，全介助にて行っています．立位保持の状態では麻痺側の下肢の支持性が低下，下肢は屈曲位を呈しており荷重していくことが困難です．また，方向転換時の下肢の踏みかえを行うことが困難で，麻痺側下肢へ荷重しようとすると膝折れが起きます．さらに麻痺側下肢の随意性はわずかながら認められるものの，下肢を踏みかえることは難しく介助を要します．

治療介入内容の決定に至るまでの検査の実施内容と結果

検査結果を図 5 に示します．

統合と解釈

改善すべき基本動作の選択

本患者の ADL において，最も優先されるべき基本動作は，①座位保持の安定性向上，②移乗動作の安定性向上です．

活動制限と機能障害の関連性

本患者の動作観察より，座位保持では麻痺側の下肢が姿勢保持に参加せず，非麻痺側の上下肢の支持にて姿勢を保持しています．また，麻痺側の前後方向への不安定性を呈し，一度バランスを崩すと自ら修正できない状態です．立ち上がり動作において，麻痺側下肢の支持性は低下し，移乗の際に不安定性を呈し介助を必要とします．また，歩行動作に関しても，麻痺側下肢の支持性が欠如し麻痺側立脚期での不安定性が認められます．

本患者は，運動出力系と感覚入力系の双方に障害を受け，さらには注意を持続して動作を行うことが困難です．運動出力系の低下に伴い感覚入力も障害されているということ，さらには注意障害も加わり，3つの要因により動作遂行が困難となっていることが考えられます．

本患者の立ち上がり動作や歩行動作で認められる不安定性を引き起こしている要因として，主に麻痺側の下肢の制御不全が挙げられます．体幹に関しても不安定性は認められますが，顕著な非対称性は認められません．むしろ麻痺側肩甲帯が下

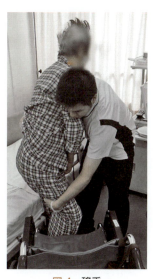

図 4 移乗

FIM
23/126

JCS
Ⅰ-3

ブルンストローム回復ステージ（BRS）
上肢Ⅰ　下Ⅱ　手指Ⅲ

関節可動域検査

		右	左
肩関節	屈曲	80	130
	伸展	10	20
	外転	60	120
	外旋	5	20
股関節	屈曲	110	100
	伸展	-10	5
	外転	10	30
	外旋	10	30
	内旋	0	10
膝関節	屈曲	140	140
	伸展	-5	0
足関節	背屈	0	0
	底屈	30	30

Modified Ashworth Scale

股関節	屈筋群	1
膝関節	伸筋群	1
足関節	背屈筋群	0
	底屈筋群	1+

表在・深部感覚検査
精査困難

病的反射検査
バビンスキー反射：陽性

触診による筋緊張検査（背臥位）

	右	左
上腕二頭筋	低下	正常
上腕三頭筋	低下	正常
大殿筋	低下	正常
大腿四頭筋	低下	正常
ハムストリングス	低下	正常
前脛骨筋	低下	正常
腓腹筋	低下	正常
腹斜筋	低下	低下
腰背筋	亢進	過緊張

反射検査

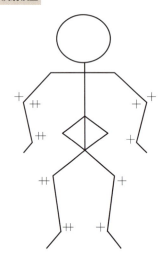

座位バランス検査

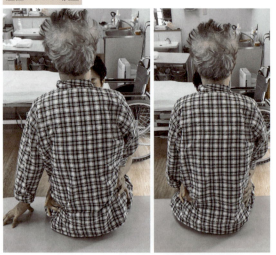

左への重心移動では，左側体幹は抗重力伸展活動が低下し，すぐに非麻痺側の上肢で支持してしまう
右への重心移動は，体幹の抗重力伸展活動は不十分で，右側への誘導で非常に強い抵抗感がある．また，体幹上部の固定が強く，立ち直り反応で生じる左側体幹の抗重力的な側屈が生じず，上肢の過剰固定により制御している

図5　検査結果

制している以外は正中位を保持していることから，体幹筋群の機能不全は下肢筋と比較すると治療介入に際して優先順位は低いと考えます．このことから，動作の安定性を低下させている要因を下肢の制御不全とし，主要な問題点を股関節と膝関節としました．

以上を踏まえると，本患者は，麻痺側の股関節や膝関節の不安定性により下肢へ荷重していくことができず，床反力を利用した体幹部への力学的な伝達が不十分となることが課題として挙げられます．このようなことから，機能障害間の関連性としては，股関節や隣接する関節である膝関節の安定性を高めることが優先されるべきです．

機能障害の原因の探究

本患者の梗塞部位は，中大脳動脈領域と脳底動脈にまたがる広範囲な領域です．運動出力系に関与する一次運動野は運動の実行系といわれ，随意運動を行う際に主要な領域です．さらにその前方部には，主に体幹部・股関節部の筋緊張の制御に関わる運動前野と補足運動野があります．本患者の病巣では，運動が関連する領域すべてが損傷されていることが確認されます．また，運動野の後方部の一次感覚野，さまざまな感覚が統合する頭頂連合野に関しても，梗塞巣を確認することができます．このようなことから，本患者の麻痺側の運動出力と感覚入力は障害されていると推測されます．また，頭頂連合野は，前述したように体性感覚や視覚情報，聴覚情報などのさまざまな感覚を統合する領域です．右側では空間認知，左側は物品操作に関連します．このため左頭頂葉が損傷されていると，観念失行や観念運動失行のような物品の使用の障害や，他者を模倣するというジェスチャーの障害がみられます．さらには，ゲルストマン症候群（失算，失書，左右識別障害，手指失認）なども出現します．

本患者では，嚥下障害や呼吸のパターンの障害も認められ，呼吸中枢や嚥下中枢などがある延髄部の損傷が考えられます．さらには覚醒レベルを安定して保つことも不十分な状態です．また，課題に対し集中することができない状態であり，前頭葉の機能低下が生じていると考えます．

前頭葉は遂行機能に関する領域であると報告されています．本患者は，一つの課題に集中して取り組むことが困難であることから，理学療法を行う際の課題設定には検討を要します．

本患者の動作観察からも，運動出力や感覚入力，さらには覚醒の不安定さや注意の問題が観察され，損傷領域と一致する臨床像を呈しています．

予後予測

予後予測に関しては，現在さまざまな方法が報告されています．そのなかでも簡易的に予後を予測できるものとしては，服部の予後予測があります．服部の予後予測は，立膝や下肢の挙上などにより歩行能力との関連を考えることができます．本患者は背臥位にて立膝を行うことができません．さらには下肢の挙上も現在では難しい状態です．このことから，本患者の現時点での予後を予測すると独歩は難しいでしょう．

また，二木の予測を参考にすると，入院1カ月後，60歳以上で，食事，尿意，寝返りの基礎的ADLのすべてが介助を必要とする場合は，自立歩行が困難です．本患者は発症から3カ月が経過していますが，現在ベッド上でのADLはほとんど全介助の状態で自ら行うことができません．このようなことから，歩行での移動は難しいと考えます（表1）．

治療方針

現在，一部の神経細胞を除くほとんどの中枢神経の神経細胞は，一度傷害を受けると再生しないといわれています．そのため，梗塞などで傷害を受けた神経細胞を理学療法で完全に回復させることは難しいといわざるを得ません．しかし，先行研究において脳の代行機能により脳内の回復が起きることが報告されています．大脳は，脳梁などの左右の大脳をつなぐ交連線維，一側の各連合野をつなぐ連合線維という線維が張り巡らされています．これは大脳特有の解剖学的特徴で他の臓器にはみられないものです．この解剖学的特徴や脳の可塑的な変化を利用して機能の再建を行うこと

表1 二木の予測[2] より改変

入院時	2週後	1カ月後	最終自立度
ベッド自立	ベッド自立	ベッド自立	屋内歩行自立（大部分屋外歩行）
全介助 ・基礎的 ADL 2 項目*			
全介助 ・下肢 Stage Ⅳ以上			
全介助で 60 歳以上 ・発症前屋内歩行以下 ・下肢 Stage Ⅲ以下	全介助で 60 歳以上 ・基礎的 ADL 0 項目*	全介助で 60 歳以上 ・基礎的 ADL 1 項目*	自立歩行不能（大部分全介助）
全介助で 70 歳以上 ・意識障害（Ⅱ・Ⅲ桁） ・下肢 Stage Ⅲ以下	全介助で 60 歳以上 ・意識障害（Ⅱ・Ⅲ桁） ・重度認知症 or 夜間譫妄の中等度認知症	全介助で 60 歳以上 ・4 大阻害因子**のどれか	
		全介助で 59 歳以下	予測不能
		全介助 ・基礎的 ADL 2 項目 ・4 大阻害因子**なし	

＊基礎的 ADL　以下 3 項目中の実施項目数
　1）食事：毎回一人で最後まで食べる
　2）尿意：失禁，尿閉がなく性格に尿意を訴え処置まで待てる
　3）寝返り：体位変換が必要ない
＊＊四大阻害因子（①両側障害，②遷延性意識障害，③認知症，④高度心疾患）

が，近年のニューロリハビリテーションの主流となっています．

以上のように，中枢神経系の回復する機序や解剖生理学的特徴を利用し，本患者の問題点として挙げた股関節周囲筋や膝周囲筋の活動を高めることが可能であると考えます．また，本患者では，感覚障害や高次脳機能障害も認められますが，前述した神経の改変により改善する可能性があるとも考えられます．

リスク管理として，本患者では不整脈が認められていることから，運動負荷を考慮する必要があります．バイタルサインに関しては，**アンダーソンと土肥の基準**にて判定を行い，また座位耐性の練習では**座位耐性練習の基準**にて判断します．運動負荷に関しては，本患者では疲労感，顔色や口唇などの所見から判断することが重要です．

本患者の家族は，自宅で介護をする意向で準備をしている最中です．キーパーソンが妻であり，妻が介助を行うことが多いとのことですが，妻の身長が本患者よりもかなり低いため，介助者である妻の負担は大きくなることが予想されます．また，FIM においては，セルフケアや移乗がほとんど

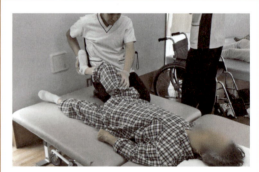

図6　キッキング

全介助の状態となっており，座位保持や移乗での介助を必要としている状態です．座位保持や特に移乗動作時の妻の介助量を軽減させるため，前述した下肢，特に股関節や膝関節の機能障害レベルの問題点を改善させていくことが重要と考えます．

治療介入と治療プログラム

キッキング

座位保持やトランスファー時の下肢の支持性を

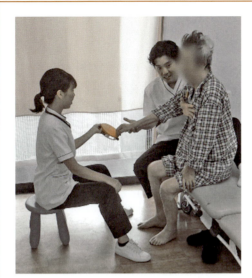

図7 音楽療法を行いながらのリーチ練習

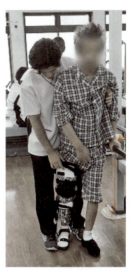

図8 介助下での歩行

向上させるためにキッキングを行います(図6).

座位での音楽療法を用いたリーチ

立ち上がりの体幹前傾時の下肢の支持性を向上させ,追加的に覚醒レベルを高めるために,リズムに合わせてタイミングを同調させ運動を促す音楽療法を取り入れます.それにより聴覚と視覚刺激を同時に促し,前方へのリーチを麻痺側上肢にて行います(図7).

長下肢装具装着にて介助下での歩行練習

長下肢装具を装着して歩行を行い,下肢の支持性と覚醒レベルの改善を促進します(図8).

《謝辞》

執筆にあたり,多大なるご協力をいただいた吉栄会病院の患者様,スッタフの皆様に心より感謝いたします.

■ 文 献

1) 田崎義昭・他:ベッドサイドの神経の診かた 改訂18版. 南山堂, 2016.
2) 小林一成:ゴール設定に必要な予後予測 脳卒中. 総合リハ, **38**(7):613-621, 2010.
3) Michel Barnes et al:Recovery after stroke. Cambridge, 2005.
4) Laurie Lundy Ekman:Neuroscience Fundamentals for Rehabilitation 2nd edition. Sunders, 2002.
5) 川平和美:片麻痺回復のための運動療法 促通反復療法「川平法」の理論と実際 第2版. pp4-25, 医学書院, 2010.

(弓永久哲)

3 運動失調症

運動失調（ataxia）は随意運動における空間的・時間的な秩序や配列が失われた状態です．運動そのものを行うことは可能であるものの，運動の協調性や正確性が障害され，上肢では巧緻性の低下が，下肢や体幹では平衡障害がみられます．

運動失調の原因には，小脳性・大脳性・前庭性・脊髄性があり，それぞれに特異的な症状を呈します（表1）[1]．理学療法の分野において，わが国では前庭性に関与することは少ないですが，欧米では起き上がり時や歩行時の浮遊感，回転性めまいによる活動性の低下や転倒の原因として注目されています．そこで，本項では前庭性運動失調について記述します．

表1 運動失調の原因と症状[1]

	小脳性運動失調	前頭葉性運動失調	脊髄性運動失調	前庭性運動失調
眼振	＋	−	−	＋
言語障害	構音障害	−	−	−
四肢の失調	＋	−or＋		
振戦	企図振戦		＋	
深部感覚障害			＋	
Romberg徴候	−	−	＋	−
歩行	酩酊様歩行	すり足	踵打歩行	一側へのふらつき歩行
閉眼前後歩行	障害側にふらつく			星形歩行
主な疾患	・脊髄小脳変性症 ・小脳梗塞，小脳炎 ・フェニルケトン中毒 ・急性アルコール中毒 ・ataxic hemi-paresis ・傍腫瘍症候群	・前頭葉での多発脳梗塞 ・正常圧水頭症 ・前頭葉での腫瘍 ・慢性硬膜下血腫	・脊髄癆 ・脊髄炎 ・脊髄梗塞 ・亜急性連合性脊髄症 ・多発神経根炎 ・脊髄腫瘍 ・Friedreich病	・前庭神経炎 ・Meniere病 ・薬物中毒 ・聴神経腫瘍

> **症例（女性，65歳）**
> - **主 訴**：頭を動かすとめまいがする．上方の物を取るときにめまいがする．歩くとフラフラする．
> - **現病歴**：8年前に右前庭神経炎と診断され，内服治療を継続していました．めまい感とふらつき感は残存していたものの何とか日常生活は送れていました．最近，めまい感とふらつき感が強くなり一人で外出ができなくなるなど日常生活が制限されるようになったため，耳鼻科を受診し理学療法を行うことになりました．

担当患者を受けもつにあたって事前に予習しておくべきこととその理由

前庭器の構造

①前庭器：前庭は内耳に位置し，蝸牛を除した半規管と耳石器で構成された平衡感覚に関する受容器です．感覚を受容する細胞は有毛細胞で，リンパの流れを受けて身体の動的加速度を感知します．

②半規管（図1A）：半規管は，前半規管・外側半規管・後半規管の3つから成り，それぞれが三次元空間で配置され，身体の回転加速度を感知し

ます．また，前半規管・後半規管は矢状面に対して45°の角度をもち，外側半規管は水平面に対して30°傾き，さらにそれぞれが直行しています．

③耳石器（図1B）：耳石器には卵形嚢と球形嚢があり，直線加速度および重力の方向を感じます．卵形嚢は正中位に対して水平位にあり，水平方向の直線加速度および重力方向（頭部の傾き）を認識します．球形嚢は垂直位にあり，垂直加速度を感知します．卵形嚢・球形嚢ともに耳石（平衡砂）が存在し，耳石が刺激されて重力方向や直線加速を感じます．

前庭の機能

半規管および耳石器は，回転運動や直線運動の加速度を感じ取り，眼球の動き（前庭動眼反射）や姿勢（前庭脊髄反射）を調整します．前庭が障害されると，眼球運動や姿勢のコントロールに問題が生じ，めまいやふらつき感などの症状が出現します．

前庭機能障害を引き起こす疾患および理学療法の対象となる代表的疾患[2]

①良性発作性頭位めまい症（Benign Paroxysmal Positional Vertigo：BPPV）：BPPVは耳石が半規管内に入り込むことにより発症します．通常は半規管内のリンパの流れにより頭部の回転を感知していますが，耳石が入り込むことにより，左右の半規管内のリンパの流れに差が生じて，めまいが引き起こされます．その際には特徴的な眼振が認められます．

②前庭神経炎：前庭神経炎は，潜在性の単純ヘルペスウイルスの感染などにより引き起こされます．症状は回転性めまい，吐き気，嘔吐症状，姿勢不安定性が特徴です．急性期では非障害側のほうに向かう水平・回転性の自発眼振が出現します．また障害側への歩行および姿勢の不安定性が認められます．

③加齢：加齢により前庭神経細胞や有毛細胞が減少し前庭機能が低下します．頭位・体位変換時にめまいや姿勢不安定感が出現し転倒しやすくなります．

医学的情報収集から考えられること

①頭部MRI：異常所見なし
②カロリック検査：右耳反応なし
③聴　力：異常所見なし

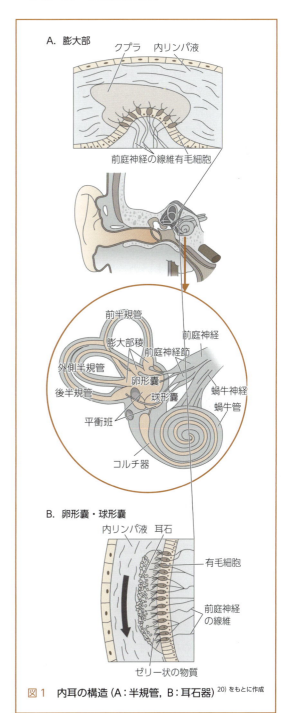

図1　内耳の構造（A：半規管，B：耳石器）[20]をもとに作成

④滑動性眼球運動検査（ETT）：異常所見なし
⑤視運動性眼振検査（OKN）：異常所見なし
⑥自発眼振：なし
⑦頭位変換眼振：なし
⑧X線画像（頸椎）：異常所見なし

　カロリック検査により右耳が無反応であったことや，頭部MRIにおいて異常所見が認められなかったことから，末梢性前庭機能の低下が認められます．さらに滑動性眼球運動検査や視運動性眼振検査にも異常を認めなかったことから，小脳の機能は保たれており前庭リハビリテーションの効果が期待できます．また頸椎のX線画像において異常所見を認めなかったことから，積極的な前庭リハビリテーション介入が可能となります．

初回に患者と会うときに，どこを・何をみるべきか

　初めに問診で，めまいの性質（回転性・浮動性）・程度，めまいの持続時間，めまいの起こる姿位など，症状を詳細に聞き出すことは，理学療法プログラムの作成につながるため非常に重要です．

以前の機能活動レベルと現在の機能活動レベル

　本患者は8年前に前庭神経炎を発症し，内服治療を続けて日常生活は自立して送れるようになりましたが，めまい感やふらつき感などの症状は完全には消失していませんでした．主婦業を担い，買い物，掃除・洗濯などは何とか一人で行っていました．現在は，めまい感・ふらつき感がさらに強くなり，一人での外出が困難なため夫の付き添いが必要となっています．また，基本動作である起き上がり・立ち上がりや歩行などにおいてもめまい感やふらつき感を訴えるようになり，買い物や掃除・洗濯などが困難で，日常生活において強い活動制限が認められます．

　現時点での機能向上の目標は，基本動作である起き上がり・立ち上がりおよび歩行時のめまい感やふらつき感を減少させ，買い物や掃除・洗濯などの動作を一人で行えるようにすることです．さらに外出も一人で行えるようになり，活動量を増加させることを最終目標にします．

動作観察

①**寝返り・起き上がり**：寝返りや起き上がりは介助なしで可能ですが，動作は遅く，めまい感が増強します．
②**歩行**：独歩は可能であるものの，歩行速度は遅い状況です．方向転換時には体幹や頭部の動きが遅く，身体動揺が大きくなり不安定となります．歩行によりめまい感やふらつき感が増強し，身体動揺が大きくなることがあります．
③**上方の物を取る動作**：動作は遅く，めまい感が強くなり身体の動揺が大きくなります．

治療介入内容の決定に至るまでの検査の実施内容と解釈

　評価内容は，ヘッドインパルステスト，姿勢安定性の評価（The modified Clinical Test for Sensory Interaction in Balance：mCTSIB），8の字歩行速度，足踏み検査，片脚立位時間，めまいに関する障害度（Dizziness Handicap Inventory：DHI），不安の程度（State-Trait Anxiety Inventory：STAI），うつの程度（Self-rating Depression Scale：SDS），主観的なめまい感（Visual Analog Scale：VAS）などが挙げられます[3]（表2）．

　ヘッドインパルステストの異常では歩行速度の減少や1年以内の転倒率の増加などとの関連性が示されています[4]．姿勢安定性の評価は，通常の重心動揺検査（硬い床面での開眼・閉眼）に加えて，足底にフォームを敷いて安定性の評価をすることで，検査の感度が向上し前庭機能障害を把握するためには有用です[5]．片脚立位時間はDHIと相関が認められており[6]，また，片脚立位時間を計測することで転倒リスクを把握することができます[7,8]．

　DHIは，めまいによる日常生活の障害度を評価するための問診票で，前庭機能障害における生活

の質の評価や治療効果を判定するために多く使用されています．身体面 physical（7 項目），感情面 emotional（9 項目），機能面 functional（9 項目）の3 つのカテゴリーからなり，身体的な障害だけではなく心理面の把握も可能です．不安の程度を評価する STAI は状態不安（今現在どのように不安を感じているか），特性不安（普段一般にどのように不安を感じているか）を簡便に評価することが可能です[9, 10]．SDS は，Zung WW[11, 12] により考案された抑うつ尺度で，20 項目の質問からなり，4 段階評価（いつも，しばしば，ときどき，めったにない）にて評価を行います．

検査結果を図 2 に示します．

統合と解釈

改善すべき基本動作とその必要性

患者は前庭神経炎後の一側性前庭機能障害であり，カロリックテストおよびヘッドインパルステストは陽性です．発症から 8 年経過していますが，主訴である「頭を動かすとめまいがする．上方の物を取るときにめまいがする．歩くとフラフラする」という訴えがあります．歩行や上方の物を取るなど実際の動作観察においても頭部運動は緩慢になっており，前庭代償が不十分である可能性があります．また基本動作である寝返りや起き上がりなどの頭部運動による前庭刺激でめまい感やふらつき感の症状が増強し，日常生活において制限が出ていると考えられます．姿勢安定性の検査では，軟らかい床面・閉眼条件では不安定であり，前庭機能がより働く条件において顕著に身体の動揺が大きくなっていました．また片脚立位時間も短く，8 の字歩行においても動作は遅く不安定なため，転倒の危険性も考えられます．頭部運動は日常生活動作において必須動作であり[13〜15]，主訴である歩行時や上方の物を取る動作などの頭部運動時のめまい感やふらつき感の改善が最重要であると考えました．さらに STAI や SDS の点数も高く，動作時にめまい感やふらつき感が起こるという不安から活動を制限していることが考えられます．これらの活動制限は前庭代償を遅らせること

表 2　理学療法における評価項目[3] をもとに作成

主観的評価	問診，VAS，DHI，ABC，心理評価など
眼球運動および前庭動眼反射の評価	眼振（自発眼振），滑動追従運動，衝動性眼球運動　ヘッドインパルステスト，動体視力検査，頭振り眼振検査
感覚検査	関節覚，振動覚
協調性検査	鼻指鼻試験，膝打ち試験，踵膝試験など
関節可動域検査	四肢，頸部
筋力	四肢，体幹
姿勢の評価	座位，立位の前後・左右のアライメント
頭位眼振	座位，臥位
頭位変換検査	Dix-Halpike test, Side Lying test, Roll test
動きの感受性の検査	Motion Sensitivity Quotient
静的バランス	両脚直立検査，マン検査，単脚直立検査，重心動揺検査
姿勢安定性の評価（感覚を変化させたときのバランス）	Sensory Organization Test (SOT), Motor Control Test (MCT), Adaptation Test (ADT), The modified Clinical Test for Sensory Interaction in Balance (mCTSIB)
動的バランス	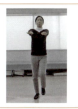足踏み検査，ファンクショナルリーチテスト，Berg Balance Scale, The Five Times Sit to Stand Test, Four Square Step Test
移動機能の評価	Timed up & go (TUG)

めまいの程度 VASで1日のめまい感は55 mm, 1日のふらつき感は72 mm, 歩行時のめまい感は50 mm, 寝返り・起き上がり時のめまい感は45 mm, 上方の物を取るときのめまい感は68 mm	**足踏み検査** 右へ90°回旋, 8の字歩行速度は155秒であり, 非常に不安定でゆっくりとした歩行でした
ヘッドインパルステスト 右側陽性であり, 頭部運動時にめまい感を訴えていました	**DHI** 70点（めまいに関する障害度は高い）
姿勢の安定性評価（The modified Clinical Test for Sensory Interaction in Balance：mCTSIB） 条件1は0.3 deg/sec, 条件2は0.6 deg/sec, 条件3は1.0 deg/sec, 条件4は6 deg/sec（3回中3回転倒）でした. 片脚立位時間は1秒	**STAI** 状態不安は53点, 特性不安は54点, SDSでは50点とやや点数が高く, めまいが起こることに対して不安や抑うつ感を感じています

図2 検査結果

が知られており[16], 前庭代償を促すためには, 基本動作時におけるめまい感やふらつき感を減少させ, さらに歩行や外出など活動量を上げていく必要があります.

活動制限と機能障害の関連性

機能障害の原因としては, 前庭神経炎により一側の前庭機能が低下しており, さらに前庭代償が十分に進んでいないため, 頭部運動時に前庭が刺激されめまいやふらつきを感じていると考えられます. また, 動作時のめまい感やふらつき感が起こる不安から活動を制限していることが考えられます. 活動制限は前庭代償を遅らせることが知られています[16]. 本患者は姿勢安定性が悪く, また不安や抑うつ感を感じています. これらの不安や姿勢不安定性も活動制限を招くため[17,18], めまい―不安―活動制限のめまいの悪循環[16]に陥っている可能性が考えられます.

機能障害の原因の探究

一側の前庭機能障害により左右の前庭器からの情報に不一致が起こり, 身体の動きの制御が困難となり, ふらつきやめまいが出現します.

予後予測

小脳の障害がある場合は前庭代償が起こりにくくなることが報告されていますが[19], 本患者では頭部MRI, 滑動性眼球運動検査, 視運動性眼振検査には異常がなく小脳機能は正常なため, 理学療法により前庭代償が進むことが考えられます.

治療方針

めまい・姿勢不安定感の改善のポイント

頭部の運動などによる前庭の刺激は, 小脳や前庭神経核によって左右の前庭入力の不均衡が修正されるように働くため, 頭部運動時のめまい感やふらつき感が減少します. 理学療法を行う際には, 積極的な頭部運動が必要であることから頸椎症など頸椎の状態を確認してから進めていく必要があります. 本患者は, 頸椎の異常所見は認められなかったため, 積極的な頭部運動が可能です.

めまい感に関しては, 視覚入力や前庭入力を効果的に行うことにより前庭代償を促します（adaptation exercise）. また, めまいを感じる動作を繰り返すことにより慣れを起こさせます（habituation exercise）.

姿勢不安定性に関しては, 視覚や体性感覚の代償により身体の安定性の獲得することを目的に不安定板などに立位をとり, 姿勢保持の訓練を行います（substitution exercise）.

基本動作である起き上がり・立ち上がりおよび歩行時のめまい感やふらつき感を減少させることにより, めまいに対する不安感を取り除き, 最終

的に一人で外出ができるように活動量を増加させていきます.

治療プログラム

理学療法は週に1回6カ月間行いました.また,ホームエクササイズを指導し毎日行ってもらいました.

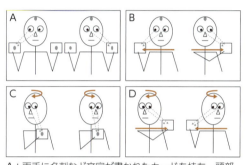

A：両手に名刺など文字が書かれたカードを持ち，頭部を固定したまま眼球のみで左右のカードに書かれた文字を見る（saccade）．
B：片手に名刺など文字が書かれたカードを持ち頭部を固定したまま手を左右に動かし，眼球の動きでカードに書かれた文字を見る（smooth pursuit）．
C：両手に名刺など文字が書かれたカードを持ち，手を固定したまま頭部を左右に動かし，カードに書かれた文字を見る．
D：両手に名刺など文字が書かれたカードを持ち，手と頭部を左右に逆方向に動かし，カードに書かれた文字を見る．

図3　Adaptation exercise

①Adaptation exercise：名刺を手に持ち,名刺に書かれた文字を見ながら左右,上下の頭部運動を行いました（図3）．

ホームエクササイズはなるべく自分一人で継続できるように工夫し,朝,夕の新聞を読む際,またはトイレの便器前にカレンダーを設置し,adaptation exerciseを毎回行ってもらいました（図4）．

②Habituation exercise：問診から座位での頸部回旋,右後側への振り返り,上方の物を取る動作が困難であったため,座位や立位にて頭部の前額面上,水平面上,矢状面上の運動をさまざまなスピードで行いました（図5, 6）．また,歩行の際にめまい感が増強していたため,歩行速度を変化させた歩行訓練を介助しながら行いました.さらに8字歩行のような連続的に方向が変わる歩行訓練も合わせて行いました（図7）．Adaptation exercise同様に,簡単な動作である寝返りや起き上がりの動作をホームエクササイズとして行ってもらいました（図8）．

③Substitution exercise：閉眼や軟らかいパッドなどを使用して立位訓練を行い,さらに軟らかいパッド上での頸部回旋（図9A）や不安定な状況でのバランストレーニング（図9B）など徐々に難易度を上げて行いました．

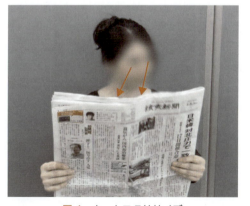

図4　ホームエクササイズ
継続するための工夫として，朝，夕の新聞を読む際に新聞の文字を読みながら頸部の回旋を行うadaptation exerciseを毎回行います

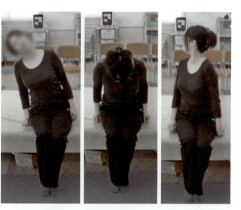

図5　Habituation exercise
頭位変換トレーニングは，座位や立位にて頭部の前額面上，水平面上，矢状面上の運動をさまざまなスピードで行います

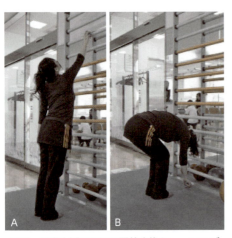

図6 日常生活のおける頭位変換トレーニング
A:上方の物を取る，B:床上の物を取る

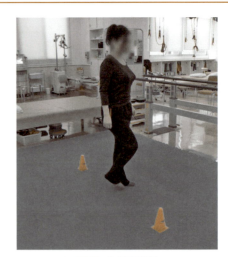

図7 8の字歩行

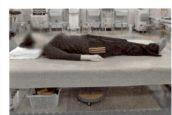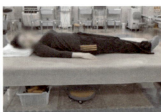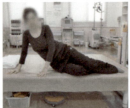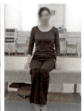

図8 ホームエクササイズ
臥位より頭部回旋し，側臥位から起き上がり座位となります

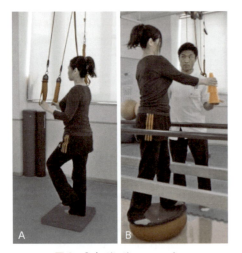

図9 Substitution exercise
A:頸部回旋を含めたステップ，B:体幹の回旋を含めたバランストレーニング

治療効果

　理学療法開始から24週後では，VASに関しては，めまい感は55mmから21mm，ふらつき感は72mmから45mmとなり，めまい感・ふらつき感ともに改善がみられました．DHIはPhysicalが23点から10点，Emotionalが24点から12点，Functionalが23点から12点，総合点が70点から34点となり，改善がみられました．安定性の評価は，条件1は0.3 deg/secから0.2 deg/sec，条件2は0.6 deg/secから0.5 deg/sec，条件3は1.0 deg/secから0.7 deg/sec，条件4は6 deg/secから2.2 deg/secとなり，すべての条件において動揺の減少がみられました．特に条件4においては理学療法施行前では3回すべて転倒により計測不能でしたが，施行後では3回すべて計測することが可

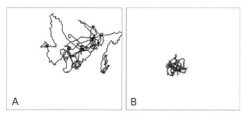

図10 条件4における理学療法施行前と後の重心軌跡の比較
理学療法施行前は3回中すべての施行において転倒していましたが（A），施行後は転倒がなくなり，重心動揺が減少（B）しました

能となりました（図10）．閉眼片脚立位時間は1秒から4.5秒前後となり時間が延長しました．8字歩行は若干のめまい感はありましたが，155秒から50秒へと歩行速度が増加し安定性が向上しました．またSDSは50点から35点，STAIは状態不安は53点から32点，特性不安は54点から35点と減少しました．

24週間の病院での理学療法およびホームエクササイズにより VAS，DHI，姿勢安定性，8字歩行，SDS，STAI は改善が認められました．頭部運動時や歩行時に若干のめまい感やふらつき感が残存していましたが，めまいに対する不安感やうつ傾向が減少し一人で外出も可能となったため，理学療法は終了となりました．

■ 文　献

1) 望月仁志：運動失調はどこで起きる．*CLINICAL NEUROSCIENCE*, **35**(1)：94-97, 2017.
2) 小松崎　篤：めまいの診断基準化のための資料．*Equilibrium Res*, **47**(2)：245-273, 1988.
3) 浅井友詞, 中山明峰（編）：前庭リハビリテーション．pp46-90, 三輪書店, 2015.
4) Agrawal Y, et al：Head impulse test abnormalities and influence on gait speed and falls in older individuals. *Otol Neurotol*, **34**：1729-1735, 2013.
5) Fujimoto C, et al：Assessment of postural stability using foam posturography at the chronic stage after acute unilateral peripheral vestibular dysfunction. *Otol Neurotol*, **33**：432-436, 2012.
6) Vereeck L, et al：The dizziness handicap inventory and its relationship with functional balance performance. *Otol Neurotol*, **28**：87-93, 2007.
7) Hurvitz EA, et al：Unipedal stance testing as an indicator of fall risk among older outpatients. *Arch Phys Med Rehabil*, **81**：587-591, 2000.
8) Vellas BJ, et al：One-leg balance is an important predictor of injurious falls in older persons. *J Am Geriatr Soc*, **45**：735-738, 1997.
9) Spielberger CD, et al：STAI manual. pp 23-49, Consulting Psychologist Press, 1970.
10) Spielberger CD, et al：Manual for the state-trait anxiety inventory. Consulting Psychologist Press, 1970.
11) Zung WW, et al：Self-rating depression scale in an outpatient clinic. Further validation of the SDS. *Arch Gen Psychiatry*, **13**(6)：508-515, 1965.
12) Zung WWK：A self-rating depression scale. *Arch Gen Psychiatry*, **12**：63-70, 1965.
13) Grossman GE, et al：Frequency and velocity of rotational head perturbations during locomotion. *Exp Brain Res*, **70**：470-476, 1988.
14) Grossman GE, et al：Performance of the human vestibuloocular reflex during locomotion. *J Neurophysiol*, **62**：264-272, 1989.
15) Mijovic T, et al：Head movements in patients with vestibular lesion：a novel approach to functional assessment in daily life setting. *Otol Neurotol*, **35**(10)：e348-357, 2014.
16) Yardley L, Redfern MS：Psychological factors influencing recovery from balance disorders. *J Anxiety Disord*, **15**：107-119, 2001.
17) Da Silva AM, et al：Bidirectional association between physical activity and symptoms of anxiety and depression：the Whitehall II study. *Eur J Epidemiol*, **27**：537-546, 2012.
18) Yardley L, Smith H：A prospective study of the relationship between feared consequences of falling and avoidance of activity in community-living older people. *The Gerontologist*, **42**：17-23, 2002.
19) Kitahara T, et al：Role of the flocculus in the development of vestibular compensation：immunohistochemical studies with retrograde tracing and flocculectomy using Fos expression as a marker in the rat brainstem. *Neuroscience*, **76**(2)：571-580, 1997.
20) 浅井友詞・他：前庭機能障害によるめまいと平衡異常に対する理学療法．理学療法, **28**(4)：571-578, 2011.

〈浅井友詞・森本浩之〉

4 パーキンソン病

> **症例（60歳代，女性）**
> - **疾　患**：パーキンソン病，ホーン・ヤールの重症度分類Ⅲ度
> - **現病歴**：30歳代で上記診断され，抗パーキンソン病薬処方．発症から約10年後に，ウェアリングオフ現象，ジスキネジアが出現したため，L-DOPAの少量頻回分割投与，ドーパミンアゴニストの併用を開始し症状の日内変動は改善．その5年後に，オンの時間帯（薬剤の効果が高い時間）のすくみ足が出現
> - **既往歴**：特記事項なし
> - **主　訴**：屋内外でのすくみ足による転倒・転倒恐怖による社会活動の制約

担当患者を受けもつにあたって事前に予習しておくべきこととその理由

　パーキンソン病の歩行障害は，大脳基底核からの抑制出力が増加した結果，大脳皮質からの興奮性出力の低下，脳幹部（脚橋被蓋核，中脳歩行中枢）の活動低下が生じることによって誘発されます．姿勢制御のプログラムは，6野（運動前野，補足運動野）で生成されており，皮質-網様体投射，網様体脊髄路を介して実行されます．したがって，大脳皮質からの興奮性出力の低下は，**予期的姿勢制御**の障害を招きます．運動プログラムの障害は，歩行中に，環境の変化へ柔軟に対応することを困難にさせます．また，感覚情報は側頭-頭頂部，後部頭頂部で統合され，身体図式が生成・更新されます．これは，6野に伝えられ，運動プログラムの生成に利用されます[1]．パーキンソン病では，この過程の障害もすくみ足などの歩行障害に関係しています．進行すると，脚橋被蓋核の神経細胞が減少し，これは歩行障害の増悪に関係します．

　外界の手がかりに依存しない自発的運動には，基底核-補足運動野系が関与し，外界の手がかり情報を使っての運動には，小脳-運動前野系が関与しています．パーキンソン病では前者が障害されます．外的手がかりによる改善の機序は，障害された基底核-補足運動野系を代償するために小脳-頭頂葉-運動前野系を活性化させることと説明されています．意識的なコントロールを行うために外的手がかりによって歩行への注意を高めることと説明されることもあります．**矛盾性運動**あるいは逆説性歩行（Kinesie paradoxale または Kinesia paradoxica）とは，外的な手がかりによって，すくみ足が解除される現象をいいます．階段は視覚的手がかりとなり，平地歩行に比べて容易です．

　パーキンソン病では，動作を自動的に行うことが困難となり，健常人では自動的な要素の大きい歩行においても，注意を集中（注意機能に依存）することなしには実行することができません．つまり，自動性が低下した状態では，認知機能への負担が増加することになります[2]．注意機能への需要が大きな課題や複合的な状況，あるいは，認知機能が低下した場合には，認知機能は過負荷となり，代償は破綻し，すくみ足などの歩行障害が出現します．

　すくみ足とは，「歩こうとする意志があるにもかかわらず，短時間で時折生じる，下肢の前方への進行の欠如または著しい減少」と定義されています[3]．足が床に貼りついたようになった状態で前方に進もうとするために，転倒の主要な原因となります．不安や焦燥などの心理状態もすくみ足の誘発に関係していると考えられています．

　以上の症候・障害像の理解は，評価項目の選択や介入方法の決定に際して必須です．

医学的情報収集から考えられること

自然経過として，L-DOPA 開始後数年は，ハネムーン期とよばれ，症状コントロールが良好です．しかし，数年後には，L-DOPA 効果の持続時間が短縮します（ウェアリングオフ）．この時期の歩行障害はオフの時間帯（薬剤の効果が低い時間）のみです．これは，外科手術（破壊術，深部脳刺激療法），L-DOPA の少量分割投与，ドーパミンアゴニストの併用によって改善が可能です．しかし，その後，進行に伴い，薬物療法に反応が乏しい症状（姿勢反射障害，すくみ足）が顕在化します．

本患者では，現病歴や医学的治療の内容から，病初期やウェアリングオフとは異なり，現時点では，すくみ足に対する医学的治療には限界があり，リハビリテーションアプローチが重要です．原疾患は緩徐進行性ですが，すくみ足や姿勢反射障害に起因する転倒による外傷や転倒不安による活動量の低下は，二次的な機能障害や社会参加の制約につながります．

初回に患者に会うときに，どこを・何をみるべきか

まず，医療面接によって，「足が床に貼りついたような感じ」を経験しているかどうかを聴取します．次に，社会生活からみてどのような活動制限が問題となっているか，どのようなことで困っているかを把握します[4]．社会的役割によって，活動制限がもつ意味は異なります．中年期の女性では，主婦としての役割や，地域社会での活動における役割が，すくみ足によってどのように妨げられているかを確認します．

日常生活における活動性の低下，頻回な転倒の結果として，あるいは疾患による症状として，不安や抑うつ傾向である場合があり Quality Of Life（QOL）や社会参加に大きく影響するため，これを把握しておく必要があります．外出時の転倒恐怖から社会状況を回避する傾向となり，社会的に孤立した状態になることもあります．

活動の実行状況は，基盤にある病態，機能障害だけで決定されるものではなく，背景因子が促進因子，阻害因子として影響しています．すくみ足を生じている具体的な状況を注意深く聴取して，環境要因や心理的要因などの背景因子の関与を推察しておきます．

パーキンソン病におけるすくみ足の発生は状況依存性といわれ，実生活ではすくみ足を経験しているにもかかわらず，検査場面では観察されないことがあります．そのため，面接による情報収集が不十分であれば，患者の抱えている問題を正しく捉えることができません．

本患者では，自宅では台所やトイレでの方向転換，廊下の曲がり角（図1），ドアベル・電話への

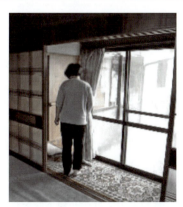
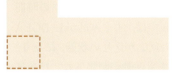

図1 廊下の曲がり角でのすくみ足
自宅の廊下の曲がり角などの方向転換を要する空間に家具や物が置いてあると，動線が狭くなりすくみ足を生じやすくなります

対応，トイレに急いだときのすくみ足で困っているとの訴えがありました．屋外では，混雑，自動ドア・エレベーターの出入り，公共交通機関の乗降でのすくみ足が顕著になっていました．屋外でのすくみ足のため，外出を回避するようになっていました．

次に，以下の方法によって，日常生活でのすくみ足の程度や生活での困難さの程度を把握しておきます．MDS（Movement Disorders Society）-UPDRS（Unified Parkinson's Disease Rating Scale）PartⅡ：日常生活活動 No.13（すくみ足）では，すくみ足経験の有無とすくんだ際の歩行再開のための介助の程度から段階付け（0〜4の5段階評価）を行っています[5]．本患者は，3（Moderate；すくみ足を経験し，再び歩き始めることに多くの困難を伴う．介助必要）に相当しました．Freezing Of Gait Questionnaire（FOGQ）は，日常生活におけるすくみ足を評価する必要性から作成されたもので，自立度，自覚的な重症感，すくみ足出現の頻度，持続時間，動作の開始または動作遂行の所要時間から，重症度を段階付けしています[6]．本患者では，このなかの下位項目 No.3（すくみ足の頻度）では，4（歩いているときにはいつも）でした．

Parkinson's Disease Questionnaire-39（PDQ-39）は，パーキンソン病のQOL評価であり，本患者では，このなかの運動項目は表1のとおりで，外出や社会参加が大きく制限されていました[7]．

以前の機能活動レベルと現在の機能活動レベル

低下した活動や機能障害

発症から10数年以内は，すくみ足はオフの時間帯のみでしたが，現在では，すくみ足がL-DOPA抵抗性（薬物療法への反応が乏しい状態）になり，オンの時間帯であっても活動が制限され，社会生活が大きく制約されています．

改善すべき基本動作の優先順序とその理由

頻回なすくみ足によって，転倒による外傷の危

表1 Parkinson's Disease Questionnaire-39（PDQ-39）運動項目

項目	
余暇活動を行うことが難しかった	3
家庭のために何とかすることが難しかった	3
買い物袋を運ぶことが難しかった	4
1 km程度歩くことが難しかった	4
100 m程度歩くことが難しかった	4
家の中を歩きまわることが難しかった	3
公共的な場所を歩きまわることが難しかった	3
外出するときに誰かに付き添ってもらわなければならなかった	4
人前で転ぶのではないかと恐れたり心配した	3
外出したいのにできなかった	3

0：まったくそのようなことはない
1：たまにそうだった
2：時々そうだった
3：しばしばそうだった
4：いつもそうだった

険，屋内外の移動能力の低下，外出・社会参加の制約があります．

現時点の機能向上の目標を，「移動の安全性の改善」としました．その理由は，①転倒による骨折などの外傷は，原疾患の進行以上に，ADL，QOLの低下につながり，また生命予後にも関わること，②すくみ足による移動の安全性の低下が，心理的・社会的に大きな影響を及ぼしていることの2点から，対処の必要性が高いためです．

動作観察

日常生活で経験していることを検査場面で再現することには限界があります．しかし，すくみ足が誘発されやすい動作課題（歩き始め，方向転換，目標物への接近，狭い場所の通過）を，種々の条件間（外的手がかりの有無，二重課題の有無など）で比較して，動作水準がどのように影響されるかを確認します．どのような外的手がかりが効果的かを確認します[8]．

歩き始めに際して，重心の支持脚への移動が困難な場合には，一側下肢を後方または側方に動かしてから歩き始める，あるいは，リズミカルに体幹を左右に揺らして重心を移動させるといった方

法が効果的なケースもあります．あらかじめ足を前後に開いておくことで重心の移動が容易になる場合も多くあります．個々のケースに適した方法を確認します．

方向転換では，二重課題に加えて，円弧の大きさの違い，回転角度の違い，転換の方向（左右）の違いによるすくみ足の有無や程度を調べます（図2）．小さな円弧，大きな回転角度ですくみ足は誘発されやすい傾向にあります．本患者では，方向転換時のすくみ足が，小さな円弧の場合に出現し，特に二重課題を付加して左側方向へ転換した場合に明らかになりました．

すくみ足が出現したときの状態は，"total akinesia"（完全な動きの停止），"trembling in place"（下肢を震わせるような動き），"small steps and shuffling"（ステップ長の減少，すり足）のいずれのタイプであるかも確認します[9]．

直進歩行では，歩行率（cadence：steps/minute）の調節は障害されておらず，むしろ健常人に比べて増加しています．これは，ステップ長の減少の代償と考えられています．本患者では，二重課題（飲み物の入ったグラスをトレイの上に載せて運ぶ，会話・考えごとをしながら歩く）を付加していない状態では，直進歩行ではすくみ足を認めませんでしたが，二重課題によって，歩行速度と歩幅の低下を招きました．また，ステップ長，遊脚時間の左右非対称性も明らかになりました．

歩行距離が延びるにつれてステップ長が減少していく傾向も確認されました．

歩幅の減少やすり足は，**運動減少**（hypokinesia）を反映していますが，バランス低下の代償である場合もあります．前屈姿勢は，筋緊張やボディイメージの障害との関連だけでなく，後方へのバランス不良の代償である場合もあります．

治療介入内容の決定に至るまでの検査の実施内容と結果

検査結果を図3に示します．

統合と解釈

改善すべき基本動作とその必要性

パーキンソン病は，抗パーキンソン病薬に対してよく応答し，QOLを比較的長期間維持することができます．しかし，現況では，薬物療法は対症療法であり，病気の進行を停止させるものではありません．発症当初は薬物療法が著効しますが，進行するにつれて，固縮・振戦に対しては改善効果がありますが，すくみ足や姿勢反射障害にはその効果に限界が生じてきます．

しかし，全例がホーン・ヤールの重症度分類Ⅴ度まで進行するわけではなく，発症後10年以上経過しても薬が効いている時間帯には，ホーン・ヤ

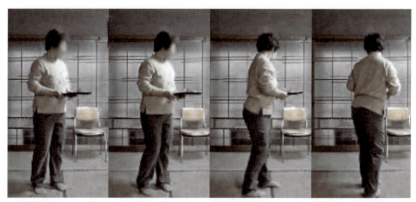

図2　方向転換の評価
二重課題の有無，円弧の大きさの違い，回転角度の違い，転換の方向（左右）の違いによるすくみ足の有無や程度を調べます

認知機能

Frontal Assessment Battery, Trail making Test-A・B, Wisconsin Card Sorting Test では，異常を認めず，注意機能が保たれていました

筋力

この時点では顕著な筋力低下は認めませんでした

MDS-UPDRS Part Ⅲ：運動機能検査（表2）

表2　MDS-UPDRS Part Ⅲ：運動機能検査

1. 会話		0	9. 椅子からの立ち上がり			2
2. 表情		0	10. 歩行			2
3. 固縮	頸部	0	11. すくみ足			2
	右上肢	1	12. 姿勢の安定性			3
	左上肢	0	13. 姿勢			0
	右下肢	1	14. 体幹の動作緩慢			2
	左下肢	0	15. 手の姿勢振戦	右		0
4. 指タッピング	右	2		左		0
	左	2	16. 手の動作時振戦	右		0
5. 手の動作	右	1		左		0
	左	1	17. 安静時振戦の振幅	右上肢		0
6. 回内・回外	右	2		左上肢		0
	左	2		右下肢		0
7. つま先タッピング	右	2		左下肢		0
	左	2		口唇/下顎		0
8. 下肢の敏捷性	右	2	18. 安静時振戦の恒常性			0
	左	2				

すくみ足，姿勢の安定性は，固縮，振戦などに比べ重症度が高い結果となっています．下位項目 No.11 すくみ足におけるグレードは，2（Mild）であり，歩き始め，方向転換，狭所の通過で一度はすくみますが，直進歩行ではすくみ足を認めない状態でした

Parkinson activity scale（PAS）（表3）

表3　Parkinson Activity Scale（PAS）[10]

	付加課題なし	二重課題（運動） 物の運搬	二重課題（認知） 計算課題
歩き始め	3	2	1〜0
方向転換	3	2〜1	1〜0

4　困難なし
3　2秒以内のすくみ
2　2〜5秒のすくみ
1　5秒以上のすくみ
0　すくんだ後，歩行再開に介助を要する

図3　検査結果

ールの重症度分類でⅢ度までにとどまることも多いといわれています．生存率においても，健常人と比較してほとんど差がないといわれており，パーキンソン病患者のほとんどは天寿を全うできる時代となりました．この間の QOL をどのように高く保つかが重要な課題ですが，そのためには，すくみ足や姿勢反射障害による転倒の予防が重要です．

本患者では，PDQ-39 の運動項目からわかるように，外出や社会参加が大きく制限され，QOL は低い状態でした．したがって，社会生活を妨げている原因であるすくみ足への対処が求められます．

活動制限と機能障害の関連性

　すくみ足によって，歩行の安全性が低下しています．直進歩行であっても，別の課題（二重課題）を加えることで，すくみ足が出現し，動作が著しく困難になることから，動作が注意機能に依存して実行されていることがわかります．つまり，歩行動作において自動性が顕著に低下していることがすくみ足と関連していると考えられます．後述の下肢の肢節間協調性障害や系列効果の影響も推察されました．

　歩き始めや方向転換では，二重課題を付加しない状態でもすくみ足を生じることから，複合的な運動課題（複数の運動要素が適切な順序で組み合わさった一連の動作）の自動的な遂行が困難であることを示しています．これらの運動課題では，注意の需要が大きいために代償が困難であると考えられます．

　日常生活におけるすくみ足には，運動プログラムの切り換えが困難であることに加えて，背景因子（心理状態，環境）の影響も大きいと推察されます．自宅では狭い場所での方向転換が強いられる状況が問題の一つとなっています．混雑した場所，障害物を避けるための急な方向転換，急な歩行開始や停止などの課題ですくみ足が出現することから，運動プログラムの切り換えの障害によって，環境の変化への柔軟な適応が困難であると考えられます．トイレに急いだとき，公共交通機関の乗降，混雑などでは，焦燥などの心理的要素もすくみ足に関係していると思われます．

機能障害の原因の探究

　MDS-UPDRS PartⅢ（運動機能検査）は，オンの時間帯に実施されます．現在では，ドーパミン治療は固縮や振戦などの他のパーキンソン症状は改善させますが，姿勢反射障害やすくみ足を改善させることは困難です．進行に伴う，ドーパ系以外の領域への病理の進展が示唆されています．しかし，注意機能が保たれていれば，不可逆的な「自動性の低下」を代償して，すくみ足に対処することは可能です．

　ステップ長，遊脚時間の左右非対称性は，肢節間協調性の障害を反映していると推察されます．健常人の歩行では，下肢の肢節間協調性の調整は自動的に行われていますが，パーキンソン病では，すくみ足のない状態でもリズムや左右脚の協調性に乱れがあり，歩行運動を実行するために健常人以上に注意機能に依存しています．そのため，歩行中の下肢の肢節間協調性障害は二重課題の付加によって顕著になります[11]．

　歩行距離が延びるにつれてステップ長が減少していく傾向は，系列効果（sequence effect）を意味していると推測されます．系列効果とは，皮質で選択された運動計画の各々の要素をタイムリーに作動させることができない状態を示しています[12]．言い換えれば，運動プログラムの自動的な更新の障害です．運動減少とは，皮質で選択された運動プランの大きさを維持できない状態で，大脳基底核の機能障害によって補足運動野への促通入力が減少した結果生じます．運動減少に系列効果が重なり，すくみ足が誘発されると考えられています．

　筋力低下は，この時点では顕著ではありませんが，身体活動量が低下していることから，この状態が続けば廃用性筋力低下の進行が危惧されるため，予防的介入が必要です．

治療方針

　すくみ足によって社会的役割の実行が困難であることの解決や，転倒の予防のために，代償的な運動戦略（認知運動戦略，外的手がかり）と環境調整を指導することが理学療法介入の枠組みです．

　認知運動戦略とは，運動の自動化を目的とするものではなく，運動を意識的にコントロールすることです．その構成は，動作の分割，動作への意識の集中，二重課題の回避，メンタル・リハーサルです[13]．日常生活における動作は，複数の運動要素が適切な順序で組み合わさる必要があります．パーキンソン病では，これを自動的に遂行することが困難となることから，一連の動作課題を複数の単純な構成要素に分割することが必要です．分割した個々の動きの大きさ・速度，動作を始めるタイミング，分割した動きを計画どおりの

順序で遂行することに意識を集中します．他の課題を同時に行うと歩行への注意が低下するため，二重課題は回避します．動作を行う前に，分割した個々の動きの内容，動作を始めるタイミング，分割した複数の動きの順序を頭の中でイメージさせます．

不安や焦燥などの心理状態もすくみ足の誘発に関係しています．代償的な方法によって能力は向上しても不安が強いと実行状況は改善しないため，心理面への配慮も重要です．

治療介入と治療プログラム

動作指導[14]

①**歩き始め**：支持脚への重心移動と振り出し動作に分割して，個々の動きに意識を集中させます．自動ドアやエレベーターの出入りでは，あらかじめ足を前後に開いておくことで，歩き始めが容易になる傾向がありました．L字型の杖による視覚的手がかりが有効でした（図4）．

②**方向転換**：空間に余裕があれば，その場で急速に回るのではなく，大きな円弧を描くように方向転換するように指導しました．これは，動作の複合性を減少させることにつながると考えられます．狭い場所では，足を交差させずに，足部を持ち上げることに注意を向け，時計の針が動くように足を運ぶことを指導しました．

③**歩行**：パーキンソン病では，小刻み歩行のほか，前屈姿勢，すり足歩行，上肢の腕振りの減少などの特徴的な症候を呈しますが，それらすべてを是正して歩行するように指示すると逆効果となります．口頭では「大きく」などと指示し，歩行中には歩幅の大きさのみに注意を向けるようにさせました．また，一定のリズム音，数字を数えること（カウンティング），号令などを聴覚的手がかりとして，歩行率を調節しました．

環境調整[14]

自宅の廊下の曲がり角では動線を広くするように，家具の配置の工夫や通路の整理整頓を行いました．色テープの横ラインを視覚的手がかりとし

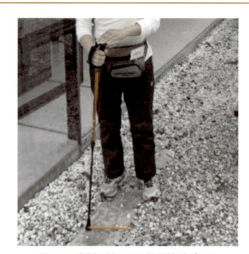

図4　L字型の杖による視覚的手がかり

て用いました．トイレなどの狭い場所での方向転換が必要な場所では，どの角度でも手が届くような手すりを設置するとともに，床面の放射状の模様を視覚的手がかりとして利用しました．

主婦としての役割を考えた場合，炊事の際に，台所という狭い場所で二重課題下（食器を載せたトレイや鍋などを運ぶ）での方向転換におけるすくみ足が問題になりました．左回りが困難であったため，家具（調理器具，テーブル）の配置を工夫して，右回りで方向転換して運搬できるように設定しました．

■ 文　献

1) Takakusaki K：Neurophysiology of gait：from the spinal cord to the frontal lobe. *Mov Disord*, **28**：1483-1491, 2013.
2) Heremans E, et al：Cognitive aspects of freezing of gait in Parkinson's disease：a challenge for rehabilitation. *J Neural Transm*, **120**：543-557, 2013.
3) Nutt JG, et al：Freezing of gait：moving forward on a mysterious clinical phenomenon. *Lancet Neurol*, **10**：734-744, 2011.
4) 石井光昭：症例発表．PTジャーナル，**49**：165-170, 2015.
5) Goetz CG, et al：Movement Disorder Society UP-DRS Revision Task Force. Movement Disorder Society-sponsored revision of the Unified Parkinson's Disease Rating Scale（MDS-UPDRS）：scale presen-

tation and clinimetric testing results. *Mov Disord*, **23**：2129-2170, 2008.
6) Giladi N, et al：Construction of freezing of gait questionnaire for patients with Parkinsonism. *Parkinsonism Relat Disord*, **6**：165-170, 2000.
7) Peto V, et al：The development and validation of a short measure of functioning and wellbeing for individuals with Parkinson's disease. *Qual Life Res*, **4**：241-248, 1995.
8) 石井光昭：すくみ足の対策をどうするか―パーキンソン病のリハビリテーション―．難病と在宅ケア，**17**：45-50，2011．
9) Schaafsma JD, et al：Characterization of freezing of gait subtypes and the response of each to levodopa in Parkinson's disease. *Eur J Neurol*, **10**：391-398, 2003.
10) Keus SH, et al：Clinimetric analyses of the Modified Parkinson Activity Scale. *Parkinsonism Relat Disord*, **15**：263-269, 2009.
11) Yogev G, et al：Gait asymmetry in patients with Parkinson's disease and elderly fallers：when does the bilateral coordination of gait require attention? *Exp Brain Res*, **177**：336-346, 2007.
12) Iansek R, et al：The Sequence Effect and Gait Festination in Parkinson Disease：Contributors to Freezing of Gait? *Mov Disord*, **21**：1419-1424, 2006.
13) Keus SHJ, et al：Evidence-based analysis of Parkinson's disease with recommendations for practice and research. *Mov Disord*, **22**：451-460, 2007.
14) 石井光昭：患者に即した歩行練習とは〔松尾善美（編）：パーキンソン病に対する標準的理学療法介入〕．pp77-100，文光堂，2014．

（石井光昭）

第6章 臨床における内部疾患の評価 ―統合と解釈―

1 心不全

> **症例（70代，女性）**
> - **入院時診断名**：慢性心不全急性増悪
> - **基礎疾患**：大動脈弁閉鎖不全症，心房細動（Atrial Fibrillation：AF）
> - **現病歴**：和菓子店で働く一人暮らしの女性．2カ月ほど前から労作時の呼吸困難感を感じていました．それまで歩いて通勤していたものの，自転車で通うようになりました．入院の3～4日前から咳嗽・喀痰が増加し夜間も眠れなくなり，症状が改善しないためタクシーでかかりつけ医を受診．心不全を疑われ，当院を紹介されました．入院時は全身性の浮腫や頸静脈怒張を認め，心拍数（HR）157拍/分（bpm），血圧（BP）175/116 mmHg，呼吸回数30回/分，5L酸素吸入下で経皮的酸素飽和度97％であり集中治療室（ICU）入室となりました．入室後も呼吸困難感が持続したため2日間，非侵襲的陽圧換気（Noninvasive Positive Pressure Ventilation：NPPV）を施行され，入院4日目にICUを退室し，入院7日目に理学療法処方となりました．
> - **既往歴**：脂質異常症　● **喫煙歴**：あり
> - **職業内容**：商品の包装や販売などの軽作業

担当患者を受けもつにあたって事前に予習しておくべきこととその理由

疾患の理解

まず，心不全は疾患名でなく「**症候名**」であることを理解しなくてはいけません．心不全とは，何らかの疾患により心臓のポンプ機能が低下し，末梢主要臓器の酸素需要量に見合うだけの血液量を絶対的にまた相対的に拍出できない状態です．疾患によっては，生命予後の悪いものから長期にわたり経過するものもあり，原因が判明している場合はその**リスク**や**予後**を確認して治療を進めます．本患者では，弁膜症が原因の一つとなっています．また，その**病態を悪化させる因子**（**表1**）があり，それらを解決しないと心不全の病態が改善しなかったり，退院後早期に再入院したりすることもあります．

心疾患は，併存疾患で運動器疾患や脳神経疾患などがない限り，多くの動作は可能ですが，**運動負荷量**（速度，重量，持続時間）に耐えられません．もしくは，運動耐容能に応じた動作しかしておらず，運動負荷の際のバイタルサインなどの変化を注意深く観察する必要があります．

画像所見や生化学検査の医学的情報収集から考えられること

胸部X線写真

入院時の胸部X線写真では，心胸比66％と拡大し，肺門部付近の血管陰影の不鮮明化，上肺野

表1　慢性心不全の増悪因子（略してFAILURE）

- Forgot meds：薬の服用を忘れる
- Arrhythmia/Anemia：不整脈，貧血
- Infections/Ischemia/Infarction：感染，虚血，梗塞
- Lifestyle：塩分過剰摂取，ストレス，アルコール
- Uremia/Up regulators：甲状腺疾患，妊娠
- Rheumatic valve or other valvular diseases：リウマチ性弁疾患，他の弁疾患
- Embolism：肺塞栓など

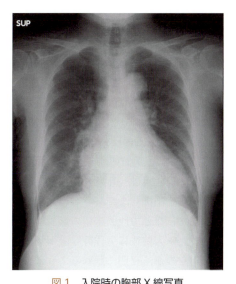

図1 入院時の胸部X線写真

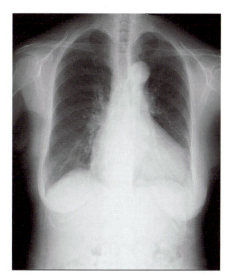

図2 理学療法開始時の胸部X線写真

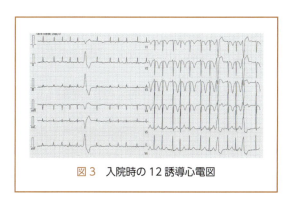

図3 入院時の12誘導心電図

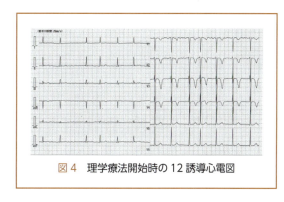

図4 理学療法開始時の12誘導心電図

の肺紋理の増強を認めました（図1）．理学療法開始時には，心胸比63％と減少し，上肺野の肺紋理増強は改善していました（図2）．

心エコー図検査

入院時のUCG（Ultrasound Cardiography）では，**左室駆出率**（Left Ventricular Ejection Fraction：LVEF）が40％と**収縮能が低下**しています．また，**E波減速時間**（Deceleration time：Dct）が88 msecと非常に短縮しており，**急速流入期血流速波形（E波）/心房収縮期血流速波形（A波）**（E/A）1.5と拡張能も低下していることが示唆されます．**下大静脈径**が22 mmと拡張し呼吸性変動もないことから入院時に体うっ血が高度であったこと

が考えられます．さらに，**三尖弁圧格差**が高値であることから，**肺動脈楔入圧**や**左房圧**の上昇が示唆されました．また，**大動脈弁逆流**がⅢ～Ⅳ度と中等度～重度の逆流を呈していました．

12誘導心電図

入院時の12誘導心電図（図3）では，HRが140 bpm近くある頻脈のAFで心室性期外収縮も認められました．理学療法開始時（図4）は，AFでHR 75 bpmであり，頻脈が改善しています．

血液検査

入院時の心筋ストレスマーカーである**脳性ナトリウム利尿ペプチド**（Brain Natriuretic Peptide：

BNP）は1136.7 pg/mLと高値で，心不全を疑います．また，C反応性タンパク（C-reactive protein：CRP）3.75 mg/dL，白血球が8,800/μLと炎症反応が高値で感染症の疑いがあり，心不全増悪の原因の一つとも考えられます．また，血清カリウム（K^+）は，3.2 mEq/Lとやや低値で頻脈の原因とも考えられました．クレアチニン（creatinine：Cr）0.9 mg/dL，推算糸球体濾過値（estimate Glomerular Filtration Rate：eGFR）は46.1 mL/min/1.73 m^3 と腎機能の低下を認めました．ヘモグロビンは12.0 g/dLで，貧血は認めませんでした．

理学療法開始時には，肝酵素と炎症反応，K^+ は正常範囲に改善していました．腎機能はCr，eGFRは0.9 mg/dL，52.4 mL/min/1.73 m^3 とまだ低下を認めました．

投与されている薬剤

利尿薬であるフロセミドと降圧剤であるニトログリセリンが，持続点滴で入院時から投与されていました．フロセミドは，1 mL/時間から4 mL/時間まで増量されています．ニトログリセリンは2 mL/時間から開始され一時5 mL/時間まで増加されていましたが，理学療法開始時には2 mL/時間まで減量し，エナラプリル（アンジオテンシン変換酵素阻害薬）が経口投与されており，BPがコントロールされてきたことがわかります．また，抗生物質が投与され，感染症に対して治療がなされています．

熱型表

患者の状態の推移を記録する熱型表でHRはICU入室時150〜160 bpmでしたが，徐々に落ちつき初日の最終で120 bpm，理学療法開始日には安静時90 bpmでした．ICU入室時BPは，ニトログリセリン投与下で140/100 mmHg，同日夜には135/85 mmHgに降圧されています．理学療法開始日には安静時110/70 mmHg程度でした．体温は，入院時37.8℃でしたが抗生物質の投与により降下し，入院2日目には36℃台となっていました．また，尿量はフロセミドの持続投与により順調に流出し，初日だけで2,113 mLで水分出納量（in-outバランス）が−947 mLでした．それに伴い体重は入院時59.5 kgであったのが，理学療法開始時には56.4 kgまで減少していました．

初回に患者と会うときに，どこを・何をみるべきか

入院後の息切れ（安静時・労作時）や倦怠感の変化を聴取します．また，四肢の浮腫や頸静脈の怒張（図5）などを観察，心音・呼吸音を聴取してうっ血の状態を把握します．さらに四肢の冷感やチアノーゼ，BPなどで四肢末梢の灌流状態を把握します．また，入院後に労作時呼吸困難感がどの程度変化したのか，夜間に眠れるようになってきているのか（発作性夜間呼吸困難の有無），食事量はどの程度なのか（うっ血の所見）を聴取して，病態が改善してきているのかどうかを判断するための一助とします．そして，実際のADLや運動負荷を加えた際のHR，BP，モニター心電図の変化，呼吸困難感や低灌流に伴うチアノーゼなどの皮膚の変化などを把握して，総合的に病態を把握します．

以前の機能活動レベルと現在の機能活動レベル

入院3日前までは呼吸困難を感じていましたが，和菓子店で軽労作が可能でした．入院後はNPPVも施行され，ベッド上安静となりました．

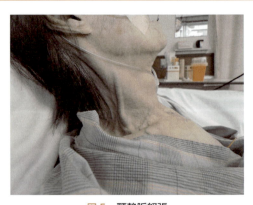

図5　頸静脈怒張

ICU 退室時は，病棟での安静度は病室内自由で，ポータブルトイレを使用している状態でした．

初回訪室時（入院 7 日目），臥床の状態から端座位まで自立して行えましたが，起き上がりの際に**軽度の息切れ**を感じていました．しかし，ベッド柵を用いた起立・足踏み負荷（20 回）においては，息切れやバイタルサイン・モニター心電図の著しい変化を認めませんでした．また，動作上，**下肢の筋力には問題**はありませんでした．その後に歩行による運動負荷を実施しました．歩容はふらつきがあり，**歩行速度は緩徐**でした．100 m 歩行でチアノーゼはなく**息切れ**があり，HR 73 bpm→102 bpm，BP 100/84 mmHg→134/79 mmHg，**自覚的運動強度**（Rated Perceived Exertion：RPE）は旧 Borg スケールで 11→13，モニター心電図は以前より出現している AF のみで変化はありませんでした．5 分ほど休憩して，支柱台を歩行補助具替わりにして歩きベッドに戻りました．その際に息切れはありませんでした．歩行速度は約 50 m/分で，患者自身は**普段の速さで歩けない**との訴えでした．

動作観察

動作の観察の際は，会話をしながら行い「**息切れ**」を把握します．また，動作中の呼吸様式の観察，頸部を観察して頸静脈怒張や吸気補助筋の収縮などを評価します．さらに，動作前後の **HR** や **BP**，**モニター心電図の変動**も評価します．

動作は，呼吸困難感やバイタルサインの著しい変化などがなく可能かどうかを評価します．また，**普段のスピードと比較して「速い」のか「遅い」**のか，それとも「普段どおりの速度でできない」のかを把握します．

治療介入内容の決定に至るまでの検査の実施内容と解釈

循環に関する理学的所見を確認します．循環に関する所見は，**うっ血所見と低灌流所見**の 2 つに分類されます（表 2）．意識清明で臥位では呼吸困

表 2 うっ血所見と低灌流所見

うっ血所見		低灌流所見	
浮腫	＋	意識混濁	－
副雑音（水泡音・捻髪音）	－	疲労感，発動性低下	－
心音（第 3 音）	－	低血圧*	－
起座呼吸	－	起立性低血圧症状	－
労作時呼吸困難・息切れ	＋	脈圧低下**	－
肝頸静脈逆流	－	交互脈	－
安静時頸静脈怒張・拍動	－	末梢冷感	－

＊収縮期血圧＜90 mmHg
＊＊（収縮期血圧－拡張期血圧）÷収縮期血圧＜0.25

難感はなく，胸部聴診上，**第 3 音**はありませんでしたが弁膜症による**心雑音**を聴取しました．呼吸音は正常でした．四肢末梢は温かでしたが，**下肢に浮腫**がありました．**歩行時に息切れ**が出現していました．低灌流所見はなく，主にうっ血によるものと考えられました．しかし，入院後 HR や BP 安定化，尿量確保とともに体重減少，息切れが改善し，心不全が改善してきていると考えられました．しかし，**歩行速度は遅く，息切れが出現するまでの距離も短いため運動耐容能が低下している**と考えられました．

統合と解釈の記載例

改善すべき基本動作とその必要性

歩行速度は，50 m/分，0.83 m/秒と **2 METs** 程度の運動負荷で息切れを認めるため，運動耐容能が低下しています．通常の日常生活では，**嫌気性代謝閾値（Anaerobic Threshold：AT）で 3 METs 程度の運動耐容能が必要**ですが，本患者では 2 METs 未満の運動強度で症状が出現しています．3 METs 程度まで改善しないと，独居生活も困難となります．

活動制限と機能障害の関連性

本患者は入院以前に就労しており，症状が出現するまでは 3 METs 以上の軽労作の負荷に対して耐えられていたと考えられます．

運動耐容能の低下は，**動作の強度（速度，重量）**

表3 動作と運動強度の例[1]

動作・行動	METs	動作・行動	METs
安楽臥位	1.0	歩行（3.2 km/時未満）	2.0
食事	1.5	歩行（4.5 km/時）	3.5
トイレ	1.8	歩行（5.6 km/時）	4.3
整容・シャワー	2.0	ランニング（6.4 km/時）	6.0
着替え	2.5	40 kg の物を運搬	7.5

1 METs の酸素消費量 3.5 mL/kg/分

表4 息切れの原因

- 心臓性
  心疾患や心機能障害による
- 呼吸性
  肺疾患や中枢気道の閉塞，呼吸機能障害による
- 薬剤性
  βブロッカーや降圧剤などの副作用
- 心因性
  不安神経症や異常興奮などによる
- その他
  貧血
  脱水
  代謝性アシドーシス
  下肢静脈血栓症・肺塞栓症
  廃用症候群　　　　　　　　など

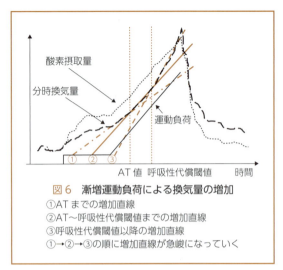

図6 漸増運動負荷による換気量の増加
①ATまでの増加直線
②AT～呼吸性代償閾値までの増加直線
③呼吸性代償閾値以降の増加直線
①→②→③の順に増加直線が急峻になっていく

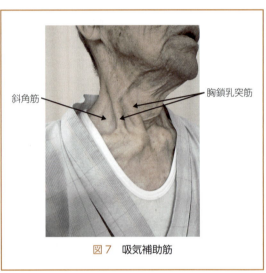

図7 吸気補助筋

（表3）や持続時間に影響してきます．たとえば歩行でも 3.2 km/時程度の速度であれば 2.0 METs 程度の運動負荷ですが，4.5 km/時では 3.5 METs 程度となり，6.4 km/時のランニングであれば 6.0 METs となります[1]．また，40 kg 程度の重量物を運ぶとなると 7.5 METs 程度の運動耐容能が必要となります．本患者では，50 m/分なので，約 3.0 km/時程度の歩行しかできておらず AT が 2.0 METs 未満であると予測することが可能です．

機能障害相互の関連性

心ポンプ機能の低下は，運動耐容能の低下にも関連する場合があります．運動耐容能は**最大酸素摂取量**（$\dot{V}O_2 max$）で表され，その $\dot{V}O_2$ は

$\dot{V}O_2$ ＝心拍出量（CO）×（動脈血含量－混合静脈血酸素含量）（$C(a-\bar{v})O_2$）

として表されます．よって心ポンプ機能が低下すると CO が低下するために，運動耐容能は低下します．ただし，長期間徐々に疾患が進行する場合は，$C(a-\bar{v})O_2$ が四肢の骨格筋における**酸素消費**のため，定期的に運動を行っている場合は四肢の筋レベルでの酸素消費効率がよくなり，運動耐容能が正常人と比べてあまり低下していないことがあります．また，息切れは運動耐容能の低下により，出現しやすくなります．漸増運動負荷による換気量は，AT を超過すると亢進してきます．特に運動負荷量が重炭酸塩による緩衝（呼吸性代償閾値）を超えると，著しく換気量は亢進し明らかに息切れとなります（図6）．AT は $\dot{V}O_2 max$ の

表5 リスク層別化基準[4]を翻訳，一部改変

	クラスA：外見上の健常者	クラスB：既知の安定した心血管疾患があり，激しい運動に対するリスクは低いが，外見上の健常者よりはわずかに高い人	クラスC：運動中に心臓合併症を発症するリスクが中程度〜高度の人，および/または活動を自分で調整することができない，または勧告された活動レベルを理解できない人	クラスD：活動制限があり，不安定な疾患を有する人
対象	・子ども，青年，45歳未満で症状や疾患がなく，冠危険因子のない人 ・45歳以上で症状や疾患がなく，冠危険因子のある人	1) 心疾患を有している，もしくは運動負荷試験の異常があるが安定している 2) 心臓弁膜症，重症なものを除き，下記の特徴を有する 3) 先天性心疾患（第27回Bethesda会議の勧告に従う） 4) 心筋症（LVEF≦30%で肥大型心筋症や最近の心筋炎を除く安定した患者） 5) クラスCの基準を満たさない運動負荷試験異常	1) 冠動脈疾患，下記の特徴を有する 2) 心臓弁膜症，重症なものを除き，下記の特徴を有する 3) 先天性心疾患（第27回Bethesda会議の勧告に従う） 4) 心筋症（LVEF≦30%で肥大型心筋症や最近の心筋炎を除く安定した患者） 5) 複雑な心室性不整脈であまりよくコントロールできていない患者	1) 不安定な心筋虚血 2) 重症かつ症候性弁膜症 3) 先天性心疾患（第27回Bethesda会議の勧告に従う） 4) 非代償性心不全 5) コントロール不良の不整脈 6) 運動により悪化する可能性のあるその他の医学的状態
臨床的特徴		1) NYHAのclass1または2 2) 運動能力が6 METs以上 3) 心不全の徴候がない 4) 安静時と6 METs以下の運動負荷試験時に血性ST低下または狭心症がない 5) 運動中に収縮期血圧が適度に増加 6) 心室性期外収縮の連発がない 7) 活動強度を十分に自己モニターできる	1) NYHAのclassⅢまたはⅣ 2) 運動能力が6 METs未満 3) 心不全の徴候がない 4) 安静時と6 METs未満の運動負荷試験時に虚血性ST低下または狭心症がない 5) 運動中に収縮期血圧が安静時よりも低下 6) 運動中に心室性期外収縮の連発がない 7) 一次性心肺停止の既往（AMIや心臓外科手術に起因する心停止は除く） 8) 医師が生命の危険があると考える医学的問題	
身体活動指針	基本的な指針以外制限なし	身体活動は，個々に有資格者によって作成され医師により承認された運動処方を用いるべき	身体活動は，個々に有資格者によって作成され医師により承認された運動処方を用いるべき	体調調整を目的とした運動は推奨されない．患者を治療してクラスCあるいは良好な状態に回復させることを第一とする．日常生活における身体活動度は主治医の評価に基づき個々に処方されるべき
監視の必要性	不要	医学的監視は，運動処方の初期のセッションにおいて効果的である．患者自身が身体活動の監視方法を理解できるまでは，適切に訓練を受けた医師以外の者が監視を行うべき．医師以外の者はBLSの訓練と認定を受けるべき．医師はACLSの訓練と認定を受けるべき	安全性が確立するまでは，すべての運動中に医学的監視を行う	
心電図・血圧監視	不要，ただし45歳以上は高強度の運動前に医学的検査や運動負荷試験を提唱する	トレーニング開始早期にのみ必要．通常6〜12回	安全性が確立するまでは，すべての運動セッションについて医学的監視を行う	

40%～60%とされており，$\dot{V}O_2$max が低下すると必然的に AT も低下し息切れが出現しやすくなります．

機能障害の原因の探究

運動耐容能の表現型である息切れには，いくつかの原因があります（表4）．本患者は，心不全であることから心臓によるものがまず挙げられますが，心不全関連でも投与されているβ遮断薬や降圧剤等の薬剤の影響，心腎関連により発生する貧血の影響，過剰利尿による脱水，臥床による深部静脈血栓からの肺血栓塞栓症，活動制限による廃用症候群なども考えられます．また，喫煙歴から慢性肺疾患による呼吸性のものも考えられます．それらすべてを理学的所見や検査データと照らし合わせて推測します．検査データでは貧血はなく，また降圧剤は使用されていますが血圧は極端に低値でなく，労作により増加していますので，これらの因子は除外されます．胸部X線写真上で肺の過膨脹や間質性変化，胸水を認めず，また，慢性肺疾患患者のような頸部の吸気補助筋の発達（図7）はなく，肺性によるものも除外されました．しかし，2カ月ほど前から身体活動が制限しており，廃用による末梢での筋の酸素消費効率の低下が示唆されました．

治療方針

自宅での生活を目標に，内科的治療に準じながら運動耐容能の改善を図ります．また，可能な限り早期に心肺運動負荷試験を行って AT を決定し，より安全な負荷量で運動療法を実施します．

治療介入と治療プログラム

有酸素運動

自転車エルゴメータを用いた有酸素運動を10分間より開始（20分間目標）しました．

心肺運動負荷試験実施までの間のエルゴメータのワット数は，HR が安静時 HR＋20 bpm だと嫌気性代謝閾値を超過しにくい[2]ので，それを超え

ない負荷量でかつ自覚的運動強度が11～13（楽～ややきつい）の負荷で調整します．

特に，初回はトレッドミルの平地歩行での時速とエルゴメータの強度の関係は，

平地歩行のトレッドミル時速 (km/時)
　＝エルゴメータのワット数 (watt)×7.34
　　÷体重 (kg)

で表される[3]ので，

エルゴメータのワット数 (watt)
　＝平地歩行のトレッドミル時速 (km/時)
　　÷7.34×体重 (kg)

watt＝(50 m×60 min)÷7.34×56.4 kg≒23 watt

23 watt 未満の値でかつ上記を満たす強度に設定します．

また，有酸素運動前後で10分間程度準備体操と整理体操を施行します．

施行中は，米国心臓協会のリスク層別化基準に準じ（表5），心電図モニタリング下に施行することとします．

二次予防指導（再発予防指導）

主に理学療法の範疇である在宅における心肺運動負荷試験を元にした運動療法，自己検脈の方法，運動中の異常所見の見方や対処法などについて指導します．また，病態管理を含めた体重管理や浮腫の見方や食事療法なども，医師・看護師・管理栄養士と協同して指導していきます．

■ 文　献

1) 中江悟司・他：改訂版　身体活動のメッツ（METs）表．（http://www.nibiohn.go.jp/files/2011mets.pdf）（2017年7月1日参照）
2) Joo KC, et al：Exercise Prescription Using Resting Heart Rate Plus 20 or Perceived Exertion in Cardiac Rehabilitation. *J Cardiopulm Rehabil*, 24：178-186, 2004.
3) 上嶋健治：運動負荷試験 Q&A110　第3版．p148，南江堂，2006.
4) Fletcher GF, et al：Exercise standards for testing and training：a scientific statement from the American Heart Association. *Circulation*, 128：873-934, 2013.

（松尾善美・西村真人）

2 呼吸不全

症例（70歳代，男性）
- **疾　患**：慢性閉塞性肺疾患（COPD）
- **現病歴**：5年前より，慢性的な咳と痰が続き，坂道や階段での息切れを感じるようになりましたが，「喫煙と年齢のためだろう」と自己判断し，経過観察していました．3年前より，平地を歩いているとき，同年代の友人より息切れが強いのではと感じるようになり，近医を受診したところ，**慢性閉塞性肺疾患（COPD）** と診断されました．呼吸困難発生時に使用するよう短時間作用型気管支拡張薬（SABA）が処方され，同時に禁煙も開始しました．その後，禁煙の影響もあり，慢性的な咳と痰は激減し，マイペースであれば息切れを感じることなく日常生活ができていました．しかし，最近，マイペースでの平地歩行でも，長距離歩くと息切れを感じるようになりました．今回，近医より当院へ紹介受診，呼吸リハビリテーションの導入を目的とした教育入院を行うことになりました．
- **既往歴**：特記事項なし
- **主　訴**：長距離，屋外歩行時の息切れ

担当患者を受けもつにあたって事前に予習しておくべきこととその理由

疾患の理解

COPDは**閉塞性換気障害**の代表疾患ですが，進行すると拘束性換気障害も起こります．ゆえに，進行したCOPDは混合性換気障害を呈することになります（一方，間質性肺炎など拘束性換気障害は，多くの場合，進行しても閉塞性換気障害を呈することはありません）．①気腫性変化と非気腫性変化（気道閉塞）が混在すること，②炎症性サイトカインの影響で**全身性炎症**を起こし，種々の合併症を併発しやすいこと，③呼吸リハビリテーションの併存療法のことを把握しておくことは重要です．また，理学療法を効率的に進めるため，リスク管理を行うための知識を整理しておきましょう．

併存療法の理解

COPD患者の理学療法にとって，併存療法を理解することは重要です．特に，薬物療法と酸素療法についての知識は必須です．①気管支拡張剤，吸入ステロイド剤，それらの合剤，吸入時に使用する吸入器具（デバイス）の特徴，②酸素療法の目的や効果，③**在宅酸素療法**（Home Oxygen Therapy：HOT）で使用する機器とその特徴についての知識が重要です（図1）．

画像所見や各種検査の医学的情報収集から考えられること

画像所見

胸部のX線所見では，肺の過膨張，透過性亢進，横隔膜の平坦化（肋骨横隔膜角鈍化），滴状心などの所見がみられます．また，CT所見では両側に気腫性変化が認められます（図2）．

血液ガス所見
（採血時条件：室内気，安静時）

pH 7.426, $PaCO_2$ 37.4 torr, PaO_2 58.1 torr, HCO_3^- 22.2 mEq/L, SaO_2 91.4%

動脈血血液ガスの結果，酸素化の指標であるPaO_2が低値であることから，酸素化の障害があります．室内気，安静時のデータであることから，運動時，就寝時はさらなる低酸素状態になる可能性があり，酸素療法の適応になる可能性も考えられます．換気の指標である$PaCO_2$は正常であり，pHも正常であることから，**アシドーシス**ではな

第6章 臨床における内部疾患の評価—統合と解釈—

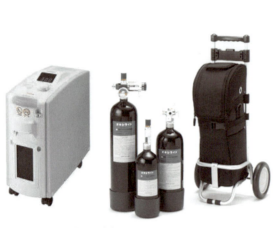
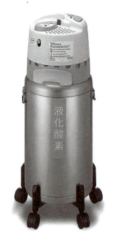
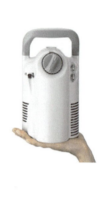

A. 酸素濃縮器と携帯用酸素
（左）自宅では酸素濃縮器を使用（固定）
コンセント使用で空気中の酸素を濃縮して供給する（停電しない限り酸素供給し続けることが可能）
（中・右）外出時は携帯型酸素を使用
酸素ボンベがなくなれば，交換は自分で行う（予備を常備）
吸気同調器（吸気だけ酸素が流れる）と併用することが多い

B. 液体酸素
（左）自宅では親機を使用（固定）
親機の液体酸素がなくなれば業者に連絡，交換が必要．高流量の酸素投与に対応できる
（右）外出時は子機を使用
親機から自分で子機に連結し，充填する．小型で長時間使用可能．充填する能力が必要

図1 在宅酸素療法で使用する機器[1]

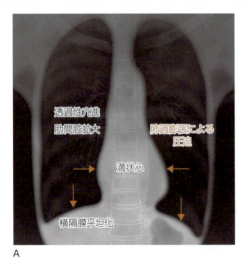
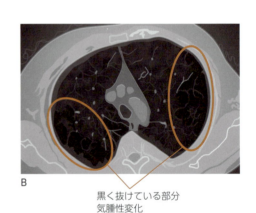

図2 COPD患者の胸部X線画像（A）と胸部CT画像（B）の例

いことがわかります．ゆえに，血液ガス所見では，I型呼吸不全と判断できます．

呼吸機能検査

＜スパイロメーターで測定＞

①肺気量分画検査：VC 3,240 mL，%VC 95.8%，TV 590 mL，IRV 1,550 mL，ERV 1,100 mL，IC 2,140 mL

②フローボリューム検査：FVC 3,120 mL，%FVC 91.3%，$FEV_{1.0}$ 1,760 mL，%$FEV_{1.0}$ 64.5%，$FEV_{1.0}$%

56.7%

＜精密呼吸機能検査で測定＞

FRC 3,160 mL, TLC 5,300 mL, RV/TLC 38.9%, %DLco 51.9%, %DLco/VA 52.6%

フローボリューム検査の結果，1秒率が70%未満，%VCが80%以上であることから閉塞性換気障害と判断されます．このとき，フローボリューム曲線でも典型的な閉塞性換気障害のカーブになっているかを確認し，フローボリューム検査がうまくできているかを判断します．気流制限の評価では，%FEV$_{1.0}$ 64.5%であることからGOLD StageⅡ期になります．精密呼吸機能検査では，残気量，機能的残気量が多く，肺過膨張状態にあることがうかがわれます（スパイロメーターでは，残気量を含むFRC，TLCなどを測定することができません）．また運動時には，さらにFRCが増加し，ICが減少する動的肺過膨張を起こす可能性が考えられます．肺拡散能検査では，%DLcoが低値（通常80%以上）を示していますが，間質の異常（拡散能力の問題）ではなく，拡散面積の減少，つまり気腫性変化が進行していることが，画像所見と合わせて予測されます．

生化学検査

総タンパク 6.9 g/dL，アルブミン 4.2 g/dL，BNP 52 pg/mL，NT-Pro BNP 136 pg/mL

その他，特記すべき異常なし．

栄養状態の指標である総タンパク，アルブミンはともに正常範囲内で栄養状態には問題ありません．COPDの場合，特に重症例では低栄養になることが多くあります．心負荷の指標であるBNP，あるいはNT-Pro BNPは軽度心負荷の可能性が考えられますが，安静時，負荷時ともに問題となるような異常心電図所見はなく，心エコーでも特記すべき異常所見は認められませんでした．

初回に患者と会うときに，どこを・何をみるべきか

まず，息切れの程度をみます．安静時でも息切れがあるのか，会話で息切れがあるのか，ちょっとした動作で息切れがあるのかを確認します．さらに，努力性呼吸になっているのか，どの吸気補助筋を使用しているのか，低酸素はありそうか（チアノーゼが口唇，爪にみられるか）などを観察することで，どの程度の基本動作が可能なのかを推測できます．また，心不全，特に，肺毛細血管攣縮による右心内圧上昇で生じる右室不全（肺性心）の徴候の観察が重要です．頸静脈怒張があるのか，手や足に浮腫がないかなどを観察します．その他に，咳の頻度と状況（痰を伴った湿性の咳，または伴わない乾性の咳）を，会話や動作のなかから観察します．

以前の機能活動レベルと現在の機能活動レベル

5年前から息切れを自覚するようになりましたが，その時点では機能活動レベルに大きな障害はありませんでした．しかし，喫煙継続の影響もあり，少しずつCOPDの病態は悪化していました．3年前に，息切れの進行で異常を感じて受診，医師からCOPDの診断がなされ，「潜在COPD患者」から「COPD患者」になりました．しかし，このときもSABA，禁煙で随分と症状が改善し，機能活動レベルの障害に大きな進展はありませんでした．しかし最近，平地でも息切れを自覚するようになり，6分間歩行距離テスト（6MWT）420 m，漸増シャトルウォーキングテスト（ISWT）380 mと歩行の持久性が低下し，機能活動レベルにも制限がみられるようになりました．

動作観察

せっかちで動作速度が速く，歩行速度も速いです．そのため，すぐに息切れが出現し，歩行の継続が困難となります．その他，すべてのADLに同じ傾向がみられます．どのように動けば息切れが誘発されるのかなどの自己認識が不十分です．また，息切れを少なくする工夫もなされていません．

治療介入内容の決定に至るまでの検査の実施内容と結果

検査結果を図3に示します.

統合と解釈の記載例

改善すべき基本動作とその必要性

本患者の最も重要な基本動作は、歩行能力であり、特に歩行能力における持久性の改善が重要となります．現在、可能な連続歩行距離は600〜700 mですが、歩行持久性の改善（運動耐容能向上）がなされれば、種々の日常生活動作も合わせて改善されます．

活動制限と機能障害の関連性

本患者の運動耐容能評価により、6 MWTで420 mであること、ISWTで380 mであることから運動耐容能の低下がうかがえます．ボルグスケール呼吸困難感5と7であること、加えて、下肢疲労感が5と6であることから、下肢の筋持久力低下も疑われます．また、6 MWT後、ISWT後のSpO_2低下もみられ、酸素化の障害も見受けられます．さらに、6 MWT後、ISWT後に、ウィージングも聴取されています．

これらの原因として、呼吸筋力低下が考えられます．呼吸筋力と運動耐容能の関連性は多くの先行研究で報告されており、呼吸筋力低下が運動耐容能低下につながります．さらに、骨格筋機能異常が挙げられます．COPDの骨格筋の変化は、筋萎縮による筋量の減少、タイプI線維の減少（相対的なタイプII線維比率の上昇）、毛細血管密度の減少、筋内酸化系酵素の減少（ミトコンドリア、ミオグロビンの減少）が挙げられます．本患者においては、上肢、下肢筋力の軽度低下を認め、6 MWT後やISWT後の下肢の疲労感を強く訴え

全体像
- 認知症はなく（MMSE 27点）、コミュニケーションも問題ない．運動に関して必要性は理解しているものの、実施できていない（行動変容ステージ準備期）
- 酸素療法なし
- 安静時SpO_2 95%，HR 85 bpm（心房細動稀発のみ）
- 気管支拡張剤：長時間作用型抗コリン薬（LAMA：チオトロピウム）
- 入院前の生活状況：日中はテレビをみていることが多く、身体活動性は、犬の散歩に10分ほど外出する程度．屋内生活、屋外近隣生活は介助なしで可能．
- 社会背景：妻と息子家族の6人家族、居室は1階、近隣は平地が多く、交通量も少ない．徒歩5分のところに遊歩道を備えた公園がある．

問診
- 息切れ：修正Medical Research Council (mMRC) Grade 2
- 痰：白色、透明、少量
- 咳：痰を喀出するときに出る程度、血痰なし

視診
- 呼吸数 20回/分（頻呼吸）
- 呼吸補助筋使用：安静時斜角筋、胸鎖乳突筋あり 歩行後、僧帽筋追加（筋緊張亢進あり）
- 胸郭拡張性：上部、下部ともに低下、左右差なし、拡張のタイミングのズレもなし
- 頸静脈怒張：なし 浮腫：両側足部に軽度あり
- ばち状指：なし

聴診
- 安静時、気管支呼吸音、肺胞呼吸音の減弱なし、ラ音もなし
- 歩行後、高音性連続性ラ音（笛様音、ウィーズ）あり

触診
- 胸郭柔軟性：上部、下部ともに低下、左右差なし

測定
- 呼吸筋力（口腔内圧）：最大吸気口腔内圧（MIP）35 cmH_2O，最大呼気口腔内圧（MEP）60 cmH_2O
- 上肢筋力（握力）右 24 kg 左 23 kg
- 下肢筋力（膝伸展筋力）右 24 kg 左 23 kg
- 6 MWT（室内気）：歩行距離 420 m．SpO_2 94%→88%，PR 85 bpm→100 bpm，ボルグスケール 下肢疲労 5 息切れ 5．歩行後、ウィージング軽度あり
- ISWT（室内気）：歩行距離 380 m．SpO_2 94%→84%，PR 85 bpm→141 bpm，ボルグスケール 下肢疲労 6 息切れ 7．歩行後、ウィージングあり
- NRADLテスト（長崎大学呼吸器疾患ADL質問票）：動作速度 20/30点，息切れ 20/30点，酸素流量 30/30点，連続歩行 8/10点，合計 78/100

図3 理学療法評価結果

ています．これまでの活動性の低下から，筋力，筋持久力が低下しているものと考えます．COPDに特徴的な骨格筋異常が，歩行の持久性低下に影響していることが考えられます．さらに筋持久力の低下は，末梢組織での乳酸産生を助長します．乳酸産生の増大は，アシドーシスを招き，換気ドライブを亢進させ，息切れを増悪させます．本患者では，そのことが歩行時の息切れの要因となっています．

機能障害の原因の探究

酸素化の低下は，胸部X線所見で透過性が亢進していることから気腫性変化が進行していること，精密呼吸機能検査で％DLcoの低下が進行していることから考察できます．また，息切れの原因は，精密呼吸機能の機能的残気量，全肺気量の増加，胸部X線所見（**透過性亢進，滴状心，横隔膜平坦化**）から静的な状態でもみられる肺過膨張です．動作（歩行）に伴う換気量の増大により，肺の過膨張が顕著になる動的肺過膨張が起こっています．さらに，歩行後，ウィージングが聴取されることから，COPDに気管支喘息（運動誘発性喘息）を合併している**オーバーラップ症候群**が疑われ，そのことが息切れを助長させていると考えられます．その他にBNPがやや高値で，両側足部の浮腫，就寝時，運動時の低酸素血症から**右心不全**が推測され，心不全から息切れが起こっている可能性もあります．

治療介入と治療プログラム

動的肺過膨張と運動誘発型喘息（運動時気道閉塞）への対策として，**気管支拡張剤**（長時間作用型β₂刺激薬：LABA）＋**吸入ステロイド剤**の導入を主治医と相談する必要があります．

また，肺性心の進行が予測されます．運動時，就寝時の低酸素血症（夜間SpO_2のモニタリングの結果，$SpO_2<90\%$の頻回の低酸素を確認）があり，心負荷のことを考えると在宅酸素療法導入の検討も必要です．

理学療法プログラム

①リラクセーション（肩，肩甲帯周囲筋のホールド＆リラックス，ストレッチ）
②横隔膜呼吸トレーニング，口すぼめ呼吸トレーニング（動作に合わせた呼吸方法指導を含む）
③呼吸筋トレーニング
④上肢，下肢筋力トレーニング
⑤運動耐容能トレーニング
　FITT
　F（Frequency：頻度）4〜5回/週
　I（Intencity：負荷）
　ISWTより，Peak VO_2 予測（mL/min/kg）＝ 0.025×ISWT距離（380 m）＋4.19＝13.7[2]
　60％の運動負荷で処方，13.7×60％＝8.2 METsに換算 8.2/3.5＝2.3
　2.3 METs＝50 m/分での歩行
　T（Type：種類）歩行
　T（Time：時間）10分×3セット
⑥ADLトレーニング（ADL指導）

■ 文献

1) 在宅酸素療法.com（http://www.zaitakusansoryoho.com/index.php）
2) 日本呼吸ケア・リハビリテーション学会，日本呼吸器学会，日本リハビリテーション医学会，日本理学療法士協会（編）：呼吸リハビリテーションマニュアル―運動療法― 第2版．p46, 照林社, 2012.

〈堀江　淳〉

3 腎不全

症例（80代，女性）
- 疾　患：左下腿切断
- 現病歴：Ⅱ型糖尿病由来の慢性腎不全（CRF）を背景にもつ患者です．末期腎不全（ESRD）であり，3年ほど前から人工透析が導入されています（CKDステージG5D）．合併症に閉塞性動脈硬化症（ASO）があり，左足部が壊疽状態となったため，敗血症などの感染リスクを避ける目的から他院にて左下腿切断術を受けました．その後，義足練習を中心としたリハビリテーションを受け，4点歩行器による実用的な歩行を獲得し，自宅へ退院となりました．しかし，義足の着脱に介助が必要であり，歩行する際，断端部に疼痛が生じるようになったことから，自宅では義足を使用していない状況でした．このままではベッドから自由に動けず，ADLが徐々に低下する恐れがあるため，今回人工透析専門施設である当院に入院し，義足練習を中心としたリハビリテーションを行うことになりました．
- 既往歴：CRF，ASO，Ⅱ型糖尿病，発作性心房細動，僧房弁置換術後
- 義足の種類：シリコンライナーを用いた一般的な下腿義足（図1）
- 主訴と目標設定：主訴としては義足歩行時に断端部に疼痛が生じることが挙げられました．そのため断端部の疼痛緩和を図りながら，屋内4点歩行器歩行の安定性向上，義足着脱の自立をリハビリテーションにおける目標として設定しました．
- 人工透析とリハビリテーションの実施に関して：人工透析は2日に1度，月・水・金の午前中に行っており，1回の透析時間は約4時間程度です．シャントは非利き手側の左上肢に造設しています．CRFの病態と人工透析の影響で常に疲労感の訴えがあり，透析後は特に疲労感が強くなります．

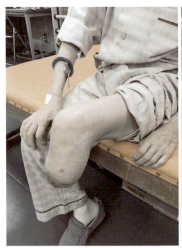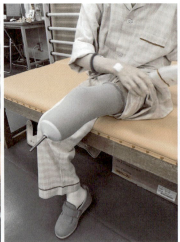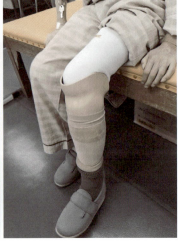

図1　左断端部の状態と，患者が使用しているシリコンライナーおよび下腿義足

担当患者を受けもつにあたって事前に予習しておくべきこととその理由

人工透析患者と下肢切断の関係性

現在わが国において下肢切断の原因となる非外傷性疾患の第1位はASOです[1]．また人工透析導入となる原因疾患第1位は糖尿病性腎症であり，全体の約45％を占めています[2]．糖尿病は動脈硬化を進行させる危険因子であり，下肢のASOを合併しやすいため，人工透析患者のなかには下肢切断を余儀なくされる方が少なからず存在します．また透析導入患者の平均年齢は男女ともに65歳以上であることから[2]，臨床で透析患者の下肢切断に対するリハビリテーションを行う場合，高齢者である確率が高くなります．ASOにより下肢切断になるとADL能力が低下することでQOLも低下し，生命予後まで不良になります．この負の連鎖を断ち切るためにも，切断後の義足練習により，歩行を中心とした起居移動動作を自立させることは非常に重要です．

透析患者の疲労感

本患者のように日常的に疲労感を訴える透析患者は非常に多く存在します．原因はさまざまですが，腎性貧血，尿毒症，低栄養，透析歴などが挙げられます[3]．透析終了時に訴えが一番強く，疲労感の改善に要する時間は患者各自で異なってきますが，大半は翌朝までに消失するといわれています[3]．透析後疲労に関与する因子としては，除水，拡散，浸透圧不均衡，血圧の変化などが挙げられます[3]．透析患者の多くは透析後に疲労感が残存するため，休息や仮眠を必要とします．このため自分の自由時間が少ない，透析だけで1日が終わってしまう生活を送っています．このような時間的制約は患者のストレスになり，リハビリテーションに対するモチベーションやQOLの低下を招く原因の一つとなります．

生化学検査による情報収集から考えられること

本患者の生化学検査において異常値を示した項目を表1に示します．まず血糖ですが，基準値よりも大幅に高値を示しています．次に腎機能を示す尿素窒素とクレアチニンも基準値より高く，これらの結果よりⅡ型糖尿病に由来するCRFであることがうかがえます．またe-GFRが9.8であることから，CKDステージG5の段階であり，腎代替療法が必要なESRDであることがわかります．血液学的検査に関しては，ヘモグロビンの値が低く，腎性貧血のリスクが考えられ，慢性的な疲労感の原因になっている可能性があります．電解質に関しては，カリウムは基準値より低い値を示しています．これにより，高カリウム血症による不整脈・心停止の危険性は低いと思われますが，既往歴に発作性心房細動，僧房弁置換術などがあるため運動時における心臓への負荷に対するリスクに注意すべきです．またカルシウムに関しては低値を示しており，骨が脆くなっている可能性があります．よって転倒は骨折に直結する可能性があり，立位保持や歩行練習中におけるリスク管理が重要です．栄養状態を示す血清総タンパクおよびアルブミンは基準よりも低い値を示しています．本患者は人工透析患者であり，日頃からタンパク質などの食事制限があるため低栄養になっていることがうかがえます．低栄養はCRF患者において，筋タンパクの異化が亢進する要因となり，骨格筋量の減少や筋力低下を引き起こします[5]．また本患者のような超高齢者では加齢による退行性

表1 生化学検査データにおいて異常を示した項目

検査項目	結果	基準値
血糖（FBS）	392	70〜109（mg/dL）
尿素窒素（BUN）	56.2	8〜21（mg/dL）
クレアチニン（Cr）	3.66	0.45〜0.85（mg/dL）
e-GFR	9.8	≧90
ヘモグロビン（Hb）	11.1	11.3〜15.2（g/dL）
カリウム（K）	3.0	3.5〜5.1（mEq/L）
カルシウム（Ca）	7.2	8.5〜10.2（mEq/L）
血清総タンパク（TP）	6.0	6.5〜8.2（g/dL）
アルブミン（Alb）	3.3	3.7〜5.3（g/dL）

変化（サルコペニア）によって筋力が低下していることが十分考えられます．

初回に患者と会うときに，どこを・何をみるべきか

　高齢切断患者に対して義足練習を行う際に，最初に必ず確認すべき項目は以下の4点です．①MMT4～5レベルの筋力が残存しているか，②股関節および膝関節に目立った屈曲拘縮はないか，③日々のリハビリテーションを遂行するのに十分な体力が備わっているか，④義足練習に対するモチベーションを維持できるか．これらの4つの要素がある程度満たされていれば，80歳以上の超高齢者であっても義足歩行獲得の可能性は高くなります．ただ本患者のようにESRDで人工透析を導入されている場合，さまざまな問題により条件が満たせない場合が少なくありません．

　①の筋力に関しては高齢CRF患者の場合，加齢・低栄養・筋タンパクの異化亢進などにより，骨格筋量および筋力が低下します．義足作製の適応を判断する場合，片脚立位能力が一つの判断基準になりますので，下肢筋力の温存は重要です．③の体力に関しては，透析後の疲労感が問題になってきます．透析患者の多くは慢性的な疲労感を訴えています．特に透析後は疲労感が強く，リスク管理の面からも積極的な運動ができない場合が多くあります．非透析日のみの実施でも目標を達成できるように，リハビリテーションプログラムを立案していく必要があります．人工透析は一旦導入されると2日に1度，週に3回の実施が必須となります．そのため時間的制約と将来に対する不安で精神的ストレスを感じ，リハビリテーションに対するモチベーションが低下します．よって患者の悩みに対してしっかりと傾聴し，うまくラポールを形成することが重要です．透析患者は普段から食事制限がありますので，会話中に食事に関する話題を避けることも，コミュニケーションをとるうえで大切です．

以前の機能活動レベルと現在の機能活動レベル

　自宅では床上動作は自立されているものの，荷重時の断端痛のため義足を全く使用していませんでした．そのため移動に関しては車椅子を使用しており，介助量も多い状態でした．入院後の様子ですが，シリコンライナーに関しては一人で装着できるものの，義足本体の脱着は全介助が必要です．そのためリハビリテーション以外の時間は義足を活用できていない状態です．車椅子への移乗動作は義足を装着せずに近接監視レベルで可能であり，車椅子自操も一人で行えます．ただ，トイレでのズボンや下着の上げ下ろしなどには介助が必要です．また義足装着後の立位保持や歩行練習では断端付近に強い痛みを感じており，四点歩行器使用で立位保持が30秒程度しか行えない状態です．やや難聴があるものの筆談を必要とするレベルではなく，理解・表出ともにコミュニケーション能力は比較的良好です．義足を一人で着脱し，痛みを感じない状態で四点歩行器による歩行が可能になれば自宅でのADLおよびQOLは飛躍的に向上します．よって今回は義足着脱および歩行の開始姿勢である座位と立位に着目し，優先的にこれらの動作を改善することにしました．

動作観察

　座位および立位の状態を図2,3に示します．まず座位では脊柱が後弯しており，高齢者に特徴的ないわゆる円背姿勢となっています．また骨盤も後傾気味となります．義足着脱に関しては体幹を十分に前傾できず，断端をソケットにはめ込むことや，装着後義足をとり外すことが困難です．次に四点歩行器内における立位姿勢の観察では，座位保持で観察された特徴に加え，両股関節と膝関節が屈曲位になります．上肢支持がない状態では，円背姿勢がさらに強調され，視線はほぼ床面に向いている状態です．立位保持後はわずかな時間で断端付近に疼痛が発生し，上肢支持なしでは訴えがさらに強くなっていました．

治療介入内容の決定に至るまでの検査の実施内容と解釈

検査結果を図4に示します．ROMに関しては左右の股関節および膝関節において伸展制限が認められました．また胸腰部では最大屈曲した状態から伸展方向に可動性があることがわかりました．次にMMTによる筋力検査では股関節伸展に関しては3であり，筋力低下が認められました．ただ，それ以外の下肢筋力は左右とも4～5であり，義足歩行が可能な筋力を保持していることがうかがえます．体幹の筋力は屈曲方向においては抗重力的に動かすことができていましたが，伸展方向はROM制限の影響があるため2と判断しました．断端周径においては，透析前後で0.5cmほどの差が認められました．これは**人工透析により身体全体に溜まっている余分な水分が除去されることで，周径が減少した**ものと考えられます．義足装着時の立位姿勢で断端付近に生じる**痛み**は，

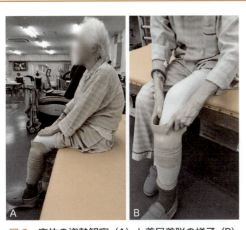

図2 座位の姿勢観察（A）と義足着脱の様子（B）

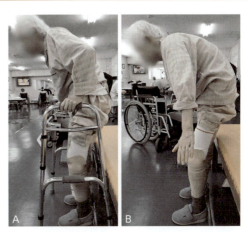

図3 立位保持の姿勢（A）と上肢支持なしでの立位姿勢（B）

関節可動域（他動）	(°)	
	Rt	Lt
股関節伸展	0	0
膝関節伸展	−5	−5
胸腰部屈曲	30	
胸腰部伸展	0	

断端周径		
＜周径＞	透析前	透析後
膝裂隙から5cm	27.5cm	27.0cm
膝裂隙から10cm	24.5cm	24.0cm

疼痛に関して
義足装着時における立位の断端痛
VAS：8～9/10
※自宅で一番痛かった状態を10点とする．
左膝蓋腱の内外側にかけて疼痛が出現

下肢・体幹筋力	(°)	
＜股関節＞	右	左
屈曲	5	4
伸展	3	3
外転	4	4
内転	5	5
外旋	4	4
内旋	4	4
＜膝関節＞	右	左
屈曲	4	4
伸展	5	5
＜足関節＞	右	左
背屈	5	
底屈	3	
＜体幹＞		
屈曲	3	
伸展	2	

図4 検査結果

VASで8〜9/10と高い数値を示しており，自宅での状態とほとんど変わらないものでした．本患者では床上動作が自立しています．また，ROM制限や筋力低下があるものの，四点歩行器を使用すれば短い時間ですが立位保持が可能です．このことから円滑な歩行を行うためには，立位保持で発生する断端部の痛みの原因を明らかにし，疼痛を緩和することが最優先の課題です．

統合と解釈

▌改善すべき基本動作とその必要性

本患者が義足を日常的に使用し，ストレスなく歩行できるようになることは，今後自宅で生活し，通院透析を継続するうえで非常に重要です．よって義足着脱と歩行の開始肢位である座位および立位姿勢に着目し，改善することが必要です．

▌活動制限と機能障害の関連性

義足の装着と座位姿勢との関連性を図5に示します．

義足を装着する際は，上肢の押し込む力を使って断端をソケットにはめ込みます．このとき，脊柱伸展を保ちながら体幹を前傾し，重心を前方にしっかり移動することが重要です．この体幹前傾によって下肢に伝わる荷重は断端をソケット内に押し込む力となり，上肢による押し込む力がより少なく済むようになります．本患者は円背姿勢であり，骨盤が後傾気味であることから，一般的な座位姿勢と比べると重心が後方寄りにあることが考えられます．胸腰部においてはROM測定により屈曲位から伸展方向への可動性は確認されましたが，筋力はMMT2と低下しており，自動で伸展することは困難な状況です．このため脊柱を伸展位に保ちながら体幹を前傾することが不十分であり，重心を前方に十分移動できていない可能性が考えられます．

▌断端痛と立位保持の関連性

下肢切断患者の義足装着時における断端部の痛みは，臨床上よく見受けられるトラブルです．断端とソケットの適合性不良が第一の原因として挙げられます．適合性が悪いと断端の局所に過剰なストレスがかかり，痛みが発生しやすくなります．本患者の断端周径は透析前後で0.5 cmの差がありました．臨床では周径が減少した分をシリコンライナーの上からソックスを履くことで補い，適合性を保持します（図6）．本患者の場合，ソックスで調整しても疼痛の程度はVAS7〜8/10とやや減少がみられたものの，根本的な解決には至りませんでした．また義足を作製した義肢装具士にアライメントやソケットの調整を行ってもらって

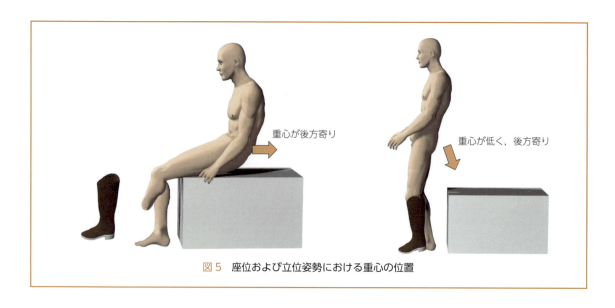

図5　座位および立位姿勢における重心の位置

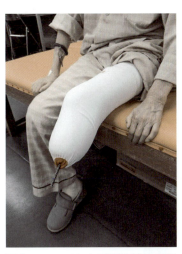

図6 ソックスによる断端周径の調整

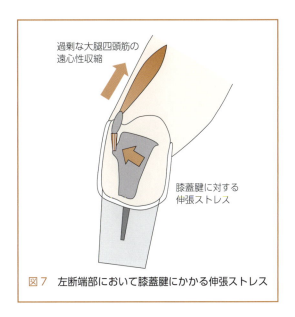

図7 左断端部において膝蓋腱にかかる伸張ストレス

も，疼痛の程度に変化はみられませんでした．そこで疼痛の原因がソケットの適合性やアライメント以外にあると推測し，立位姿勢に着目することにしました．

機能障害の原因の探究（図5，図7）

本患者では両股関節および両膝関節の伸展ROM制限があり，立位保持に重要な股関節伸展の筋力がMMT3と減少しています．これらの制限と円背姿勢および骨盤が後傾気味のため，立位における重心の位置は健常者に比べると低く，後方寄りであると推測されます．このため股関節および膝関節には屈曲方向のベクトルが働きやすくなり，立位を維持するため大腿四頭筋には常に遠心性のブレーキがかかっていると考えられます．断端先端がキャッチピンによってソケットと固定されていることも考慮すると，左膝蓋腱には伸張ストレスがかかりやすく，これが疼痛発生の原因になっている可能性があります．

治療方針

座位および立位における重心の位置をできるだけ高く，前方に改善することを目的としました．本患者はサルコペニア，CKD，低栄養などの因子により，単純な筋力トレーニングでは骨格筋の増加，筋力増強はあまり期待できません．また慢性的な疲労感の訴えがあるため，積極的な運動は逆にリハビリテーションに対するモチベーションを下げます．そのためアライメントをストレッチや筋膜リリースなどの手段を用いて徒手的に調整し，できるだけ直立肢位に近い状態に戻すことを優先的に行いました．これにより現在の筋力でも比較的筋活動を抑えて姿勢保持が可能となります（図8）．また透析日はアライメント調整をメインに行い，非透析日に実際の動作練習を行いました．これにより限られた時間であってもモチベーションを保ちながら効率よくリハビリテーションプログラムを遂行し，目標達成が可能となります．

リハビリテーションプログラム

① ROM練習：両股・膝関節をストレッチにより伸展方向に改善します．
② 腹筋群，脊柱起立筋の筋膜リリース：体幹円背傾向を改善します．
③ 義足脱着練習：脊柱伸展の動きを誘導した後で，体幹を前傾してもらいます．
④ 立位保持練習：4点歩行器使用．途中で手を放してもらい，できるだけ体幹を伸展方向に保ってもらいます．これによりバランスと脊柱起立

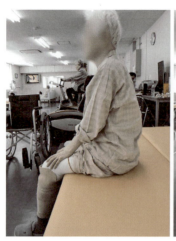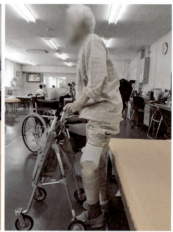

図8 介入2カ月後の座位および立位姿勢

筋群の活動性向上を図ります.
⑤**歩行練習**:4点歩行器使用
※透析日は透析終了後4時間程休息してからバイタルサインの異常・極端な疲労感がないことを確認し,①②のみを実施します.非透析日は①〜⑤まですべて行います.
※④⑤は疼痛の程度によって,時間や距離を調整します.

■ 文 献

1) 米田千賀子,才藤栄一:糖尿病切断の疫学. *MB Med Reha*,**133**:1-5,2011.
2) 落合慈之(監修):糖尿病・代謝・栄養疾患ビジュアルブック.p95,学研メディカル秀潤社,2011.
3) 田中健一,中山昌明:透析患者と疲労:慢性腎臓病患者と透析患者の疲労研究:オーバービュー.臨床透析,**31**:1453-1459,2015.
4) 吉田卓矢,熊谷裕通:CKDにおけるサルコペニアの発症機構.臨床透析,**31**:1021-1028,2015.

(大石恵司・井阪美智子)

4　糖尿病

症例（52歳，男性）
- BMI：29.4（身長：170 cm，体重 85 kg）
- 現病歴：肩関節周囲炎（伝達麻酔下での非観血的授動術）
- 既往歴：2型糖尿病
- key word：整形外科疾患をもつ2型糖尿病，外来理学療法での運動指導，NEAT

担当患者を受けもつにあたって事前に予習しておくべきこととその理由

糖尿病の概要

膵臓から出るインスリンの作用が十分でないため，血液中のブドウ糖が有効に使用されず血糖値が正常（70～140 mg/dL）より高くなった状態です．2型糖尿病の原因はインスリン自体の分泌が少なくなるインスリン分泌不全（Ⅰ型）とインスリンが分泌されても筋肉や肝臓，脂肪細胞などで正常に働かなくなるインスリン抵抗性（Ⅱ型）があります[1]．

疾患の理解

糖尿病はそれ自体で問題が出るわけではなく合併症がメインの症状です．代表例として，糖尿病性末梢神経障害，糖尿病性腎障害，糖尿病性網膜症があります．しかし，糖尿病だけでの保険点数の算定ができないため運動器疾患等に合併した対象者に対して介入することがほとんどです．運動器疾患の症状において通常どおりうまくいかない場合は交絡因子として糖尿病の有無が関与することがあります．村木による『理学療法診療ガイドライン』[2]では，肩関節周囲炎のリスクファクターの筆頭は糖尿病であると報告がなされています．一般的な肩関節周囲炎の知識の他に血糖値や生活習慣が関与することを理解しておきましょう．

画像所見や生化学検査の医学的情報収集から考えられること

画像所見にて関節窩を結ぶ線と垂直軸とのなす角である Scapula Index（SI）が下垂位と外転45°を比較すると肩甲骨の動きがほとんど変化しません（本来は15°程度動きます）（図1）．

血液検査（表1）では，糖尿病に関する血糖値やHbA1cが高値を示し，糖尿病と同じく生活習慣病である高脂血症を示すコレステロール値，中性脂肪が高値を示し，糖尿病の合併症である腎機能低下の指標となるeGFR，クレアチニン，BUNが異常値を示しています．

初回に患者と会うときに，どこを・何をみるべきか

本患者は糖尿病を既往歴にもつ非観血的授動術後の患者です．授動術後早期では，授動術前にどのような動作で肩の痛みが生じていたのか，生活に支障があったのかを聞き出します．授動術は，麻酔下で関節制限因子である関節包の癒着を強制

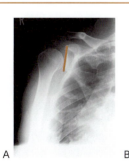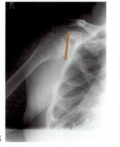

図1　X線画像（A：下垂位，B：外転45°）
AとBを比較すると，肩甲骨の動きがほとんど変化していません

表1 血液検査の結果

検査項目	結果		上下限	単位	
CRP	0.2		(<0.3)	mg/dL	炎症反応
eGFR	58	低	(60<)	mL/min	腎機能
クレアチニン	1.07		(0.44〜1.15)	mg/dL	腎・尿路
BUN	22.3	高	(8〜20)	mg/dL	腎・尿路
尿酸	7.2	高	(3〜6.9)	mg/dL	尿酸
AST (GOT)	13		(8〜38)	U/L	肝臓, 膵臓
ALT (GPT)	15		(4〜44)	U/L	肝臓, 膵臓
LDH	140		(106〜211)	U/L	肝臓
CPK	69		(24〜195)	U/L	筋肉系
Na	138		(135〜147)	mEq/L	腎機能
K	4.2		(3.3〜4.8)	mEq/L	腎機能
Cl	100		(98〜108)	mEq/L	腎機能
総コレステロール	265	高	(150〜225)	mg/dL	脂質代謝
中性脂肪	182	高	(30〜150)	mg/dL	脂質代謝
HDLコレステロール	62		(40〜93)	mg/dL	脂質代謝
LDLコレステロール	173	高	(67〜139)	mg/dL	脂質代謝
空腹時血糖	178	高	(70〜109)	mg/dL	糖代謝
HbA1c	8.6	高	(4.6〜6.2)	%	糖代謝

的な関節運動にて剝離させるため，授動術後には少なからず炎症および疼痛を有していますので，安静時疼痛の程度，そして生化学検査で炎症の指標となるCRPを確認します．肩の運動を控えていると再癒着するので，積極的に肩関節の運動を行います．授動術後では，肩関節の挙上角度を確認し，授動術による改善程度を記録します．

既往歴や生化学検査にて糖尿病を主とする生活習慣病の存在を確認したため，運動の習慣，仕事内容，食生活，1日の生活スタイルを聞き出し，生活習慣病の改善の必要性を考えます．

応となり症状は改善傾向でした．しかし，仕事の都合で県外へ行き，その期間で徐々に悪化したことおよび次の現場への移動まで期間がないことから，今回伝達麻酔下での非観血的授動術が選択されました．

現在施術後2日目で，痛みはNumerical Rating Scale（NRS）で6です．ROM制限に関しては改善傾向ですが，それでも制限が残っている状態です．現時点での機能向上および優先順位として，①肩関節の挙上，②外転，③結帯動作が挙げられます．

以前の機能活動レベルと現在の機能活動レベル

本患者は以前より糖尿病に罹患しており，下肢の脱力感やしびれを訴えて入院していました．その後，血糖コントロールなどにより糖尿病に関する症状が改善し現在に至ります．現在呈する肩症状に関して3カ月前に当院を受診し，理学療法対

姿勢観察

本患者の姿勢を図2に示します．

立位姿勢を矢状面でみると，頭部が前方に偏位，胸椎部が過度な後弯，骨盤部が前方に偏位している，いわゆるsway back姿勢です．また座位姿勢においても胸椎部の過度な後弯と，頭頸部の前方偏移がみられます．特に注目したことは，背臥位

姿勢で肩甲帯が過度に挙上し，頭頸部が伸展して顎が上がった状態になることです．

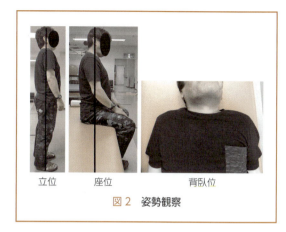

図2　姿勢観察

動作観察

矢状面において肩関節屈曲90°にて肩甲骨の挙上が観察されます．通常，肩関節挙上運動では，胸椎部の伸展運動が生じますが，本患者ではみられませんでした．前額面において肩関節外転90°にてshrug sign[※]が観察されます（図3，4）．

（[※]肩甲骨が挙上することによって肩をすくめる状態になること）

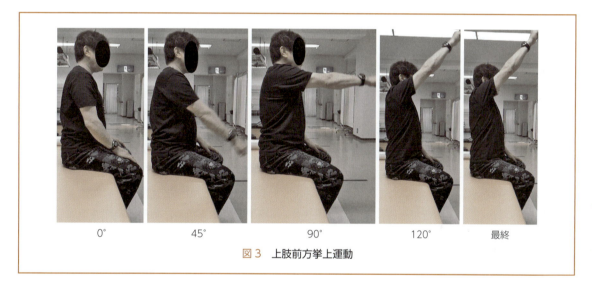

図3　上肢前方挙上運動

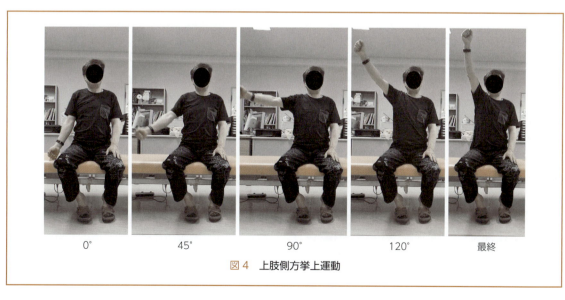

図4　上肢側方挙上運動

治療介入内容の決定に至るまでの検査の実施内容と解釈

検査結果を図5に示します．

非観血的授動術では今回ステロイドの使用はされていませんので，ステロイドの異化作用亢進による血糖値の上昇は低いです．肩関節の授動術の効果と現在の肩関節ROMを確認するために挙上運動を行ってもらうと，肩甲帯の過度な挙上が認められました．次に肩関節挙上運動時に，過度な肩甲帯の挙上がみられたことは，当初，図1で示す肩関節挙上運動で生じる肩甲骨の上方回旋運動が欠如し，上肢挙上運動における肩甲上腕リズムに破綻によるimpingementが生じて，肩関節痛を引き起こしていると考えました．

そこで肩関節のimpingementに関連する検査を実施したところ，疼痛を誘引する陽性でした．興味深いことは，impingement testの際に，頭頸部を前方に突出する運動がみられたため，それを補正した状態で検査すると肩部の疼痛が減弱したことです．これが治療方針を決定するきっかけとなりました．そこで胸椎が平坦になる背臥位姿勢の姿勢観察において，肩甲帯が過度に挙上し，頭頸部が伸展して顎が上がった状態から，胸椎部の可動性と肩関節運動が関連しているのではないかと着目しました．

糖尿病について，空腹時血糖およびHbA1cが糖尿病型を示し，また腱反射よりアキレス腱反射低下，深腓骨神経領域の感覚異常はありましたが，位置覚，運動覚，ロンベルグ試験などの深部感覚は正常でした．また，座位姿勢時と立位姿勢時で肩関節挙上角度に差異がみられなかったことから，肩関節の挙上制限は，立位の不安定性の代償により生じる姿勢不良で生じたものではないと解釈し，胸椎部，肩甲帯部，肩甲上腕関節による機能障害の存在が推測されました．

統合と解釈

改善すべき生活習慣と肩関節挙上動作

本患者は転勤の多い電気工であり，かかりつけ医を定期的に受診できないため，今回短時間での動作改善を希望されました．伝達麻酔下の非観血的授動術を施行され，次の現場に移る間の1週間での肩の挙上角度，動作時痛の改善を考えました．また，肩関節周囲炎のリスクファクターである糖尿病の原因となる生活習慣の改善を含めて治療プログラムの立案をすることになりました．

機能障害の原因の探究

肩関節ROMを座位で測定する際に，逸脱運動として胸椎部の伸展運動が不十分で，肩甲帯の挙上を伴うshrug signが確認されました．その観察をもとに，他の姿勢においても胸椎部に着目して観察すると，背臥位，立位においても同様な逸脱運動が確認されました．特に胸椎部が過度な後弯から中間位になるように拘束される背臥位姿勢において，頭頸部が伸展して下顎が突き出してしまうような異常な運動が観察されました．この原因としては，背臥位と座位・立位姿勢の違いから，胸椎部の上位伸展可動性が不十分であると考えられました．

そこで胸椎部の伸展運動は，肩関節挙上運動の構成要素であるため，胸椎部の伸展を促し，そして頭頸部を中間位に補正した状態で，肩関節挙上運動をしたところ，ROMの拡大がみられました．検査所見においても，impingement testにおいて，胸椎部の補正を試みた条件では肩周囲の疼痛の減弱および消失がみられました．

活動制限と機能障害の関連性

本患者の主訴である肩挙上において，肩甲上腕関節以外の胸椎部の可動性低下が機能障害の大きな要因と考えられました．胸椎後弯の増加は肩屈曲，外転ROMを減少させること[4]や，安静時の胸椎屈曲角度の増加，上位胸椎の自動伸展の減少および頭部前方偏位は肩峰下インピンジメントを発生させる可能性があること[5]は既に報告されています．本患者は非観血的授動術にて肩関節ROM制限は改善傾向であるものの，胸椎可動性低下により正常な肩甲骨の動きが阻害されていると考えられました（図6）．

関節可動域

頸部		(°)
屈曲	60	
伸展	40	
左右回旋	50	
左右側屈	40	

肩	右	左
屈曲	120	150
外転	90	150
水平内転	95	120
水平外転	15	25
外旋	30	50
内旋	60	70

筋力

	右	左
肩甲骨挙上	5	5
外転	5	5
肘屈曲	5	5
肘伸展	5	5
外旋	4	5
内旋	4	5

指椎間距離（C7-thumb）　右 34 cm　左 59 cm

腱反射

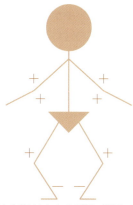

両側左右差はないものの既に低下している可能性は否定できません

表在感覚

・触覚：左右差なし

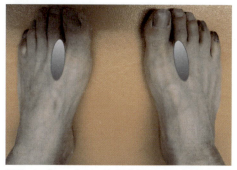

・指間にしびれ＋（RT＞LT）深腓骨神経の固有知覚領域付近

深部感覚

・ロンベルグ試験；陰性（開眼，閉眼ともに動揺は同程度）

肩 impingement 関連 test

	通常	胸椎伸展位
Hyper External Rotation Test (HERT)	＋	＋－
Horizontal Flexion Test (HFT)	＋	－
Combined Abductive Test (CAT)	＋	＋
External Rotaion 2nd (ER2)	＋[1]	＋[2]

[1]，External Rotaion 2nd (ER2)：＋ 水平伸展の時点で痛み＋
[2]，External Rotaion 2nd (ER2)：＋ 水平伸展の時点で痛み－外旋位で ＋
脊柱アライメントの修正で痛みに変化があるため，肩のみの問題ではない可能性があります
Painful Arc sign ±

頸部と肩の関係性検査

・他動最大挙上位で保持し，頭頸部伸展：痛みなし
　　　　　　　　　　　　頭頸部屈曲：痛みあり

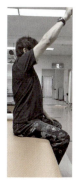

この状態を他動的に保持し，頭頸部の屈曲伸展で症状に変化があるかを確認します

図5　検査結果

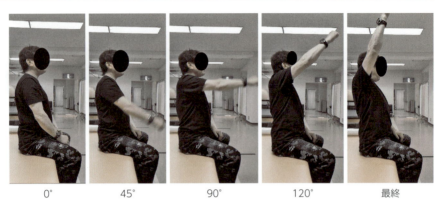

| 0° | 45° | 90° | 120° | 最終 |

胸椎伸展を促し，頭頸部の頭部前方偏位を修正すると，挙上角度は改善しました

図6　自動運動検査後の肩関節挙上

糖尿病と機能障害の関連性

血液検査の結果，糖尿病に関連する値は高値で既に糖尿病型を呈しています．癒着性関節包炎は炎症と組織の線維化が生じ[6]，糖尿病はこれらを惹起する要因です[7]．授動術後のROMはある程度改善していることから，肩周囲の癒着性組織変性が生じていたと考えられます．

理学療法評価において典型的な神経障害を呈する状態ではないものの，血液検査結果や皮膚状態などを総合的に捉えると血糖コントロールの改善が必要です．

糖尿病に対する運動処方

本患者の仕事はデスクワークではないものの，座位で行う作業内容が多い状況です．一般的な糖尿病の運動指導はレジスタンストレーニングや有酸素運動を推奨していますが，本患者は仕事時間外で運動を実施することが難しいこと，運動習慣がないことから少しでもエネルギー消費につながる内容を考える必要がありました．そこで運動以外の身体活動である non-exercise activity thermogenesis（以下NEAT）を高めることを考えました．NEATは歩行や立位保持などの時間を示し，1日の総エネルギー消費量の25～30％を占めます[8]．Levineらによれば，肥満者は非肥満者と比較すると歩行や立位時間などが平均150分少なかったと報告され，これをエネルギー換算すると350 kcal/日であることがわかりました[9]．そのため，作業時間の間にこまめに立位をとることを推奨しました．また，良姿勢の保持も同じくNEATを高めるため，脊柱の運動の重要性を強めて説明しました．

治療介入と治療プログラム

①背臥位で半円柱のストレッチクッションを背中に敷いて，胸椎部伸展可動性の改善
②自動介助での肩挙上運動（胸椎伸展および肩屈曲制限のため）
③良姿勢での作業（NEAT考慮）

■ 文　献

1) 日本糖尿病学会：糖尿病治療の手びき2017　改訂第57版．pp2-5，南江堂，2017．
2) 村木孝行：肩関節周囲炎 理学療法診療ガイドライン．理学療法，**43**(1)：67-72，2016．
3) 西中直也・他：Scapula-45撮影法による肩関節機能診断．関節外科，**23**(6)：17-24，2004．
4) Jia X et al：Clinical evaluation of the shoulder shrug sign. Clin Orthop and relat Res, **466**：2813-2819, 2008.
5) Lewis JS et al：Subacromial Impingement Syndrome The Effect of Changing Posture on Shoulder Range of Movement. J Orthop Sports Phys Ther, **35**(2)：72-87, 2005.
6) Rodeo SA et al：Immunolocalization of cytokines and their receptors in adhesive capsulitis of the

shoulder. *J Orthop Res*, **15**:427-436, 1997.
7) Zreik NH et al:Adhesive capsulitis of the shoulder and diabetes:a meta-analysis of prevalence. *Muscles Ligaments Tendons J*, **6**(1):26-34, 2016.
8) 井垣　誠:糖尿病に対する運動療法の最前線. 理学療法学, **43**(6):508-513, 2016.
9) Levine JA et al:Interindividual Variation in Posture Allocation. *Possible Role in Human Obesity*, **28**, 307(5709):584-586, 2005.

（藤井　瞬・永嶋道浩）

5 低栄養

症例（70歳代，女性）
- 疾　　患：肺炎，CO_2ナルコーシス
- 現病歴：既往歴の輪状軟骨肉腫に対する気管切開後，気管切開チューブを抜去して再び発声することを目的に他院で入院していました．気管切開チューブ抜去後には，食欲と食事摂取量の低下や繰り返す発熱を認めていましたが，今回，呼吸困難感の出現とともに意識障害が出現したため，当院救命救急センターへ搬送されました．その後，気管挿管による人工呼吸器装着となり，集中治療室（ICU）での全身管理を要しました．
- 入院後の経過：ICU入室後，人工呼吸器装着によりCO_2ナルコーシスは改善されたため，入院翌日に抜管されました．入院翌日から専任のセラピストによる早期リハビリテーションが開始され，入院4日目の一般病棟への転床と同時に担当のセラピストが変更になりました．
- 手　　術：喉頭全摘出術（入院8日目）
- 既往歴：輪状軟骨肉腫（約1年前に気管切開），第2腰椎圧迫骨折（約5年前）

※ 本症例の提示では，入院4日目の一般病棟へ転床した時点での評価を提示します．

担当患者を受けもつにあたって事前に予習しておくべきこととその理由

疾患の理解

輪状軟骨肉腫の発生は非常に稀で，喉頭部発生の全腫瘍の1％以下です．臨床症状は，嗄声や呼吸困難感，頸部腫瘤などがあり，緊急気管切開や確定診断のための生検の際に気管切開を施行します．軟骨肉腫は，放射線・化学療法に対する反応が乏しく，喉頭全摘出術や喉頭部分切除術などの外科的治療が第一選択になります[1]．

画像所見や生化学検査の医学的情報収集から考えられること

胸部画像所見（図1）

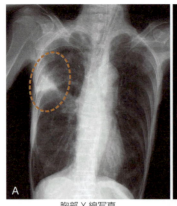 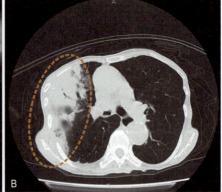

胸部X線写真　　　　　　　　　胸部CT

図1　入院時の胸部画像所見
胸部X線写真（A）と胸部CT画像（B）から右中葉の浸潤陰影が認められます

生化学検査（図2）

入院時には，白血球とCRPが高値であることから炎症反応の上昇を認めています．また，低リン血症や低カリウム血症などの電解質異常に加えて，アルブミン（ALB）と総リンパ球数の低下を認め，**低栄養**と判断できます．その後，一般病棟へ転床した入院4日目には，白血球とCRPが漸減して炎症反応が改善傾向を示しました．また，リンは薬剤で補正されているため改善傾向になり，総リンパ球数も増加傾向になりました．しかしながら，入院5日目にはリンとマグネシウムの数値が低下し，長期の低栄養状態から再び栄養を吸収した際に生じる**リフィーディング症候群**が示唆されました．また，入院10日目には，喉頭全摘出術後における食事の開始と経腸栄養の併用が，再び低リン血症と低マグネシウム血症を招き，リフィーディング症候群の誘因となりました．

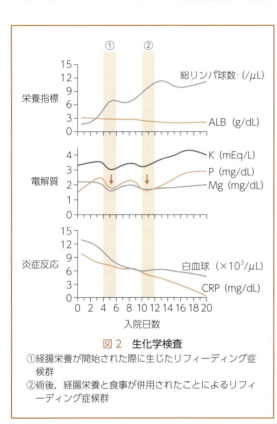

図2　生化学検査
①経腸栄養が開始された際に生じたリフィーディング症候群
②術後，経腸栄養と食事が併用されたことによるリフィーディング症候群

初回に患者と会うときに，どこを・何をみるべきか

長期の食欲低下に伴う食事摂取量の減少は，身体のやせが生じやすいため観察することが必要です．観察部位は，四肢・体幹だけではなく，顔面の頬や手指骨間などを視診上で確認します．また，急激に体重が減少している場合には，皮膚に弛みが出現し，皺が観察されるため，注意深く観察する必要があります（図3）．

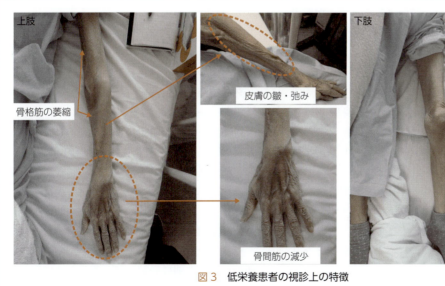

図3　低栄養患者の視診上の特徴

以前の機能活動レベルと現在の機能活動レベル（入院4日目）

以前の活動能力は，杖歩行または手すりや壁を支持して伝い歩きで移動でき，身のまわり動作は自立していました．しかしながら，食欲の低下に伴い自主的に活動することが減少し，ベッドでの臥床時間が長くなっていました．

現在の活動レベルは，ベッド上での臥床状態で，オムツ交換や体位変換時に協力する程度の活動に限られています．ICUでのリハビリテーションでは，呼吸機能改善の側面からベッド端での座位をセラピストの介助で10分程度実施可能でした．

現時点での機能向上の目標として，可及的早期に立位・歩行動作を開始し，日中の離床（車椅子への移乗，歩行などのベッドから離れること）を安全に進められることです．最優先で改善すべき基本動作は，立位や歩行動作を遂行する前段階である，ベッド端での端座位保持能力（安定性，耐久性）の獲得です．さらに，立位・歩行動作へ移行していき，移動動作を獲得することが現在の目標となります．

観察ポイント

低栄養のアセスメントは，栄養を取り込んだ"状態"と取り込む"過程"に分けることで，病態の整理を可能とします（第2章-8参照）．

栄養状態の把握

①栄養を取り込んだ"状態"の評価：生化学的検査でみられた低栄養所見のほかに，身長，体重，BMI，視診・触診による身体の観察（図3），さらには生体電気インピーダンス分析法（BIA）を用いて低栄養の"状態"を評価します．これらの項目は，標準に対して身体のやせがどの程度生じているかを数値化するものです．あくまでも低栄養の"状態"を把握しているだけであり，運動療法の負荷設定やリスク管理には不十分な情報となります．

②栄養を取り込む"過程"の評価

1) 摂取物の内容：

食物（経管栄養剤）の内容から摂取エネルギーを算出し，必要エネルギーとの乖離がないかを把握します．ICUから早期経腸栄養が行われていましたが，一般病棟へ転床する時点の摂取エネルギーに着目します．

【必要エネルギーの設定】

必要エネルギーとして，低栄養に伴う低体重の場合，現時点の体重と標準体重では大きく乖離します．ここでは，臨床的に利用される簡易式を用いて必要エネルギーを算出します．

必要エネルギー（実体重）＝ 30 kg × 25
　　＝ 750 kcal

必要エネルギー（標準体重）＝ 51.2 kg × 25
　　＝ 1,280 kcal

この場合，実体重と標準体重で換算する必要エネルギーの較差は530 kcalであるため，セラピストは主治医に目標とする必要エネルギーを確認する必要があります．特に，本患者の場合には，長期の食欲低下や食事量の減少があることからリフィーディング症候群を引き起こすリスクが高く，医師が意図的に少量のエネルギー摂取に留めている可能性があるため確認が必要です．

【摂取エネルギーの把握】

一般病棟への転床時（入院4日目）の摂取エネルギーは，食事は開始されておらず，経管栄養のみで360 kcalです．この摂取エネルギーは，必要エネルギーと比べると少ないと考えられます．主治医に目標とする必要エネルギーの設定と今後の栄養療法の方針を確認したところ，リフィーディング症候群を危惧して少量（10 mL/時間）の持続経管栄養から栄養療法を開始しており，喉頭全摘出術後から食事が開始になる方針でした．さらに，入院12日目には，食事摂取（約1,100 kcal）が開始され，摂取量の増大に伴い経管栄養を減量することを確認しました．

2) 摂食機能

摂食機能の把握では，先行期，準備期，口腔期，咽頭期，食道期に分類して，それぞれに問題が生じていないかを評価します．喉頭全摘出術までは

経管栄養のみでしたが，入院12日目には食事練習が開始されており，すべての摂食機能に問題がありませんでした．ここでは，言語聴覚士（ST）の介入がある場合には，ST から情報収集することが有効です．

3）消化・吸収機能

嘔吐や下痢の有無，腹部評価としてのX線写真やCTによる画像所見，視診や聴診によるフィジカルアセスメントが必要です．ICUでは，経管栄養時の嘔吐や胃残渣は認められず，画像所見やフィジカルアセスメントでも消化・吸収機能に異常はありませんでした．

摂取物の内容，摂食機能，消化・吸収機能の側面から本患者の栄養障害をまとめると，摂食機能と消化・吸収機能は保たれているのに対し，**摂食物の内容**（摂取エネルギー）が不足していると理解できます．しかしながら，長期間の食欲の低下と食事量の低下を考慮すると，摂食エネルギーの急激な増加はリフィーディング症候群を引き起こす可能性があるため，医学的側面から栄養を制限していると解釈できます．

薬剤の把握

①低栄養の"原因"に対する薬剤：本患者の低栄養は，食物の消化・吸収機能の障害ではなく，気管切開チューブを抜去したことに起因する頻回な喀痰が食欲や食事摂取量を低下させたことによって引き起こされました．そのため，消化・吸収機能を補助する薬剤は投与されていません．また，消化・吸収機能を妨げる副作用を有する薬剤の投与もありません．

②低栄養の"状態"に対する経静脈栄養：低栄養の状態を改善するためには，必要な栄養を体内へ取り込むことが必要となります．主に，栄養療法（経管栄養や食事）が体内への栄養供給の役割を担いますが，消化・吸収機能が障害されている患者では経静脈栄養が必要となります．本患者における入院4日目の栄養供給は，栄養療法ですべて担っていますので，経静脈栄養は実施されていません．

姿勢・動作観察

ベッドでの端座位の特徴は，低い座面では体幹が後方へ倒れるため，セラピストの介助を要したりベッド端を手で把握したりするのに対し，高い座面では自己にて端座位保持が可能であることです．座面の高さが低くなる条件では，股関節の屈曲角度，骨盤の後傾角度，体幹の屈曲角度の増加が生じるため，上半身質量中心は後方へ偏移しますが，高い座面の高さではそれらの動きの変化は生じず，自己にて座位保持が可能となります（図4）．

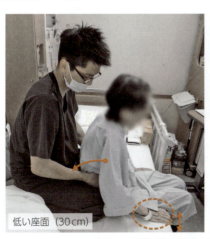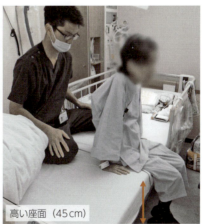

図4　座面の高さの違いによる端座位姿勢の変化

治療介入内容の決定に至るまでの検査の実施内容と解釈

検査測定では，低栄養に伴う筋萎縮や筋力低下を把握するために四肢の周径や徒手筋力検査（MMT）を行い，臥床時間の延長に伴う関節拘縮の有無についてはROM検査を実施します．また，BIAを用いて筋肉量や脂肪量などを把握します．さらに，本患者では入院時に意識障害があった経緯を考慮し，反射検査，感覚検査を行う必要があります（図5）．

検査測定の結果，意識障害で懸念していた反射および感覚の異常や，臥床時間の延長に伴う四肢の関節拘縮は認められませんでした．しかしながら，周径，MMT，BIAにおいて著明な四肢の筋萎縮や筋力低下が確認されました．したがって，低栄養が身体に与える主な影響は「骨格筋萎縮に伴う筋力低下」であると解釈できます．

統合と解釈の記載例

改善すべき基本動作とその必要性

本患者の獲得すべき最も重要な基本動作は，ベッド端での端座位保持であり，その能力の向上が重要です．それに続く獲得すべき基本動作は，立位・歩行動作になります．

これまでICUでの早期リハビリテーションは専任のセラピストにより実施されていましたが，その情報では10分程度のベッド端での端座位が可能であるとのことでした．そこでは，端座位が自己では保持できず，セラピストの介助や背もたれが必要でした．端座位は離床の第一段階として

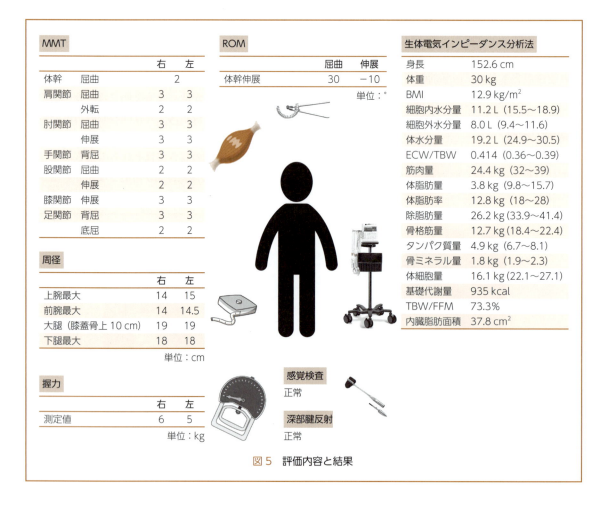

図5　評価内容と結果

MMT

		右	左
体幹	屈曲		2
肩関節	屈曲	3	3
	外転	2	2
肘関節	屈曲	3	3
	伸展	3	3
手関節	背屈	3	3
股関節	屈曲	2	2
	伸展	2	2
膝関節	伸展	3	3
足関節	背屈	3	3
	底屈	2	2

周径

	右	左
上腕最大	14	15
前腕最大	14	14.5
大腿（膝蓋骨上10 cm）	19	19
下腿最大	18	18

単位：cm

握力

	右	左
測定値	6	5

単位：kg

ROM

	屈曲	伸展
体幹伸展	30	−10

単位：°

生体電気インピーダンス分析法

身長	152.6 cm
体重	30 kg
BMI	12.9 kg/m²
細胞内水分量	11.2 L（15.5〜18.9）
細胞外水分量	8.0 L（9.4〜11.6）
体水分量	19.2 L（24.9〜30.5）
ECW/TBW	0.414（0.36〜0.39）
筋肉量	24.4 kg（32〜39）
体脂肪量	3.8 kg（9.8〜15.7）
体脂肪率	12.8 kg（18〜28）
除脂肪量	26.2 kg（33.9〜41.4）
骨格筋量	12.7 kg（18.4〜22.4）
タンパク質量	4.9 kg（6.7〜8.1）
骨ミネラル量	1.8 kg（1.9〜2.3）
体細胞量	16.1 kg（22.1〜27.1）
基礎代謝	935 kcal
TBW/FFM	73.3%
内臓脂肪面積	37.8 cm²

感覚検査　正常

深部腱反射　正常

の役割を担うほかに体位ドレナージとしての呼吸機能への影響，頭部挙上による循環応答の適応（起立性低血圧の予防），視野の拡大に伴う刺激量の増加を介したせん妄の予防的効果，さらにはスタッフや家族とのコミュニケーションを取りやすくなることによるストレスの緩和（心理的効果）など，さまざまな影響を与えることが期待できます．そして，入院前の活動レベルである杖歩行または伝い歩きでの移動を再獲得することを長期的な目標とし，立位・歩行動作の予測される機能障害を先行的に改善しておく必要があります．

活動制限と機能障害の関連性

ベッドでの端座位の特徴は，ベッドの高さの違いにより介助量や自立度が変化することでした．ベッドの高さの違いが端座位姿勢に及ぼす影響は，股関節の屈曲角度変化を介して骨盤の前傾・後傾角度が変化することです．ベッドの高さが高くなると，股関節の屈曲角度が減少し，骨盤は前傾しやすくなり，反対にベッドの高さが低くなると，股関節の屈曲角度は増加し，骨盤が後傾しやすくなります．この骨盤の前傾・後傾角度の違いは，その上部に配置される体幹の前傾・後傾角度に影響を与えるため，上半身質量中心の位置が変化します．すなわち，低いベッドでは，体幹後傾姿勢に伴う上半身質量中心の後方偏移が生じるため，体幹・股関節屈曲モーメントによる体幹の制動や膝関節伸展モーメントを発生させて下肢の重みを利用するカウンターウエイトが要求されます[2]．しかしながら，本患者では体幹・股関節屈曲筋群や膝関節伸展筋群の筋力低下を認めるため，後方へ配置される体幹を制動できなかったと考えられます．そのため，手でベッド端を把握する上肢での代償運動やセラピストによる後方からの介助，あるいは背もたれが必要になったと推察できます．

機能障害相互の関連性

端座位姿勢を困難にさせている機能障害として，①体幹と股関節屈曲筋群の筋力低下，②体幹伸展 ROM の減少が挙げられました．①の機能障害は，臥床時間の延長に伴う廃用症候群に加え，低栄養による筋萎縮の影響であると推測できます．この理由としては，すべての四肢・体幹筋群が筋萎縮を伴う筋力低下を呈しており，限局的な筋力低下が生じていないためです．しかしながら，端座位姿勢で①の機能障害が顕著にみられたのは，既往歴に起因する②体幹伸展 ROM の減少が影響していると推察できます．すなわち，既往歴にある第 2 腰椎圧迫骨折後に生じた腰椎屈曲変形（円背）と骨盤後傾位の定着は，座面の高さが低くなるにつれて生じる股関節屈曲運動を介した骨盤後傾運動（腰椎－骨盤リズム），さらに続く体幹屈曲の増強に伴う上半身質量中心の後方偏移を過剰に生じさせます．そのため，低い座面での端座位では通常よりも過度な体幹屈曲モーメントが要求され，その変化が介助量や自立度の違いに表れたと推察できます．

機能障害の原因の探究

①低栄養による骨格筋の筋萎縮と筋力低下：本患者の低栄養は，気管切開チューブの抜去後に生じた痰の貯留に伴う食事中の頻回な喀痰により，食欲低下と急激な食事量の減少が生じたことが原因と推察されます．そして，多量の痰の貯留に伴う高度の気道狭窄による肺胞低換気を誘発した結果，二酸化炭素が貯留して CO_2 ナルコーシスを発症したことが意識障害につながったと考えられます．これらを背景として低栄養が生じた可能性が高く，骨格筋の筋萎縮の誘因となったと推測できます．

②体幹伸展可動域の減少：既往歴である第 2 腰椎圧迫骨折時のコルセット装着期間や疼痛回避のための隣接関節（股関節や頸椎・胸椎など）での代償運動の定着が，腰椎の可動性を低下させたと推測できます．

予後予測

喉頭全摘出術後，食事中の頻回な喀痰の減少に伴い，食欲や食事量が増加していくことが予測できます．一方，喉頭全摘出は喉頭発声により音声を喪失（失声）するため，新たなコミュニケーシ

ョン手段（ジェスチャー，筆談，食道発声法や人工喉頭器などによる無喉頭音声，読話など）を獲得することが必要になります[3]．また，低栄養による筋萎縮に対しては，長期的な視点で運動療法や運動指導を実施することが望ましいです．

治療方針

運動療法を実施していくうえで，低栄養に対する医学的管理（栄養療法や薬剤など）を把握して運動強度を設定しておくことが必要です．特に，骨格筋の筋萎縮と筋力低下に対しては，筋力増強を行うことで筋力強化や筋肥大を図りますが，低栄養状態であれば過剰な運動負荷は効果的にはなりません（第2章-8参照）[4]．また，本患者では，長期の低栄養からリフィーディング症候群を考慮に入れて少量の持続経管栄養を行っていますが，栄養量（摂取エネルギー）が増加したタイミングで低リン血症をはじめとする電解質異常が生じているため，生化学的検査や栄養量の把握が運動強度の調整に重要となります．入院4日目の運動負荷は，ADLの維持，機能維持レベルの運動強度が適切であり，適宜，栄養状態の改善とともに運動強度の増加（例：レジスタンストレーニングなど）を図る治療方針とします．

治療介入と治療プログラム

関節可動域練習

目的：体幹の可動域低下の改善を図ります．
方法：ベッド上での骨盤前傾・後傾運動を徒手的に実施します．

端座位保持の練習

目的：端座位の保持能力向上と動的な座位バランスの獲得を図ります．
方法：骨盤前傾・後傾運動が可能なベッドの高さから開始し，段階的にベッドの高さを下げていきます（図6）．

立位・歩行練習

目的：端座位保持能力の向上に続く立位・歩行動作能力の向上を図るため，抗重力筋の活動を促します．
方法：上肢で支持しながら立位・歩行練習を実施します．ここでは，歩行器を利用して立位や歩行練習を行います．

※端座位保持の時点で血圧上昇や心拍数の増加，呼吸数の増加などのバイタルサインの許容範囲（例：アンダーソンの分類など）を超過していれば，過剰な運動負荷と判断して端座位で終了します．

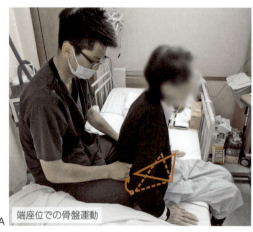
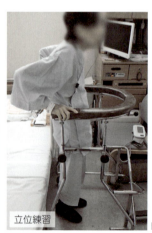

図6 治療プログラム
座面の高さを調整して骨盤の動きを誘導します（A）．栄養状態の改善に伴い立位・歩行練習を実施していきます（B）

筋力増強運動

目的：骨格筋の筋萎縮や筋力低下（特に，下肢抗重力筋）に対して，筋力増強および筋肥大を図ります．ただし，筋力増強練習は栄養状態の改善が前提となります．
方法：重錘やチューブ，徒手的な抵抗を加えて筋力増強を図ります．

運動処方の注意点

低栄養に対する身体活動を伴うリハビリテーションでは，エネルギー消費量が過度にならないように運動負荷を設定する必要があります．本患者における入院4日目時点では，①ベッド上での端座位練習（10分間：1.3 METs 程度の運動負荷）と②ベッド上でのROM練習，呼吸理学療法（10分間：1.0 METs 程度の運動負荷）から算出すると，以下のようになります．

① $1.05 \times 30 (kg) \times 1.3 (METs) \times 10 (分間)$
　　= 約 6.8 kcal
② $1.05 \times 30 (kg) \times 1.0 (METs) \times 10 (分間)$
　　= 約 5.3 kcal
①＋② = 合計 約 12.1 kcal

入院4日目時点のリハビリテーションでは，約 12.1 kcal のエネルギー消費と推定されます．運動負荷の増加に伴い消費エネルギーも増加するため，適宜，エネルギー摂取量とエネルギー消費量の評価が必要です．

■ 文　献

1) Ferlito, A et al：Chondrosarcoma of the larynx：review of the literature and report of three cases. Am. J. Otolaryngol, (5)：350-359, 1984.
2) 上杉雅之・他：実践！動作分析. pp50-66, 医歯薬出版, 2016.
3) 長瀬睦美・他：喉頭摘出者のコミュニケーション手段の再獲得過程における問題と支援. 日看研会誌, **32**(4)：17-28, 2009.
4) 若林秀隆：リハビリテーション栄養ハンドブック. pp12-14, 医歯薬出版, 2010.

（大野直紀）

索 引

アキレス腱断裂 196
　——，手術適応例 196
アスパラギン酸アミノトランスフェラーゼ 56
アラニンアミノトランスフェラーゼ 57
アルブミン 51 57 74 295
　——製剤 61
アンジオテンシンⅡ受容体拮抗薬 29
アンジオテンシン変換酵素阻害薬 29
悪液質 68 72
安定性限界 101

インスリン 38
　——療法 43
医学的情報 91
医療面接 88
易感染性 66
易出血性 67
移乗動作 247
息切れ 270 277
　——の原因 272
逸脱動作 107

ウェアリングオフ 261
ウェーバー症候群 82
うっ血所見 271
右心不全 23
運動学習 164
運動失調症 252
運動耐容能 153

栄養状態の把握 296
延髄網様体脊髄路 82
演繹仮説 118

カリウム 51
カルシウム 51
カルボーネン法 153
ガンマ・グルタミル・トランスペプチターゼ 57
がん 62
　——のリハビリテーション中止基準 67
下腿骨折 182
下大静脈径 26
化学療法 64
家族構成 94
回復的アプローチ 147
各臓器不全で生じる病態理解とリスクマネジメント 18
肩関節周囲炎 287
活動係数 73
活動制限と機能障害の関連性 132 133
活動制限相互の関連性 140
合併症 92
肝硬変 54
肝臓の機能 55
肝不全 54
　——の症状 55 56
患者の希望 91
患者指導 147
関節リウマチ 223
緩和ケア 69 70
緩和期 68
観念運動失行 85
観念失行 85

既往歴 93
基本的 ADL 96
基本動作能力 107
期待する帰結 143
機能障害の原因の探究 135
機能障害相互の関連性 138
機能不全 107
逆説性歩行 260
臼蓋形成不全 206
急速流入期血流速波形(E 波)／心房収縮期血流速波形（A 波） 26
胸椎黄色靭帯骨化症 231
筋力増強運動 151

クレアチニン 51 270
クロード症候群 82
グリコアルブミン 39
空腹時血糖 39

ゲルストマン症候群 85
経静脈栄養 78 297
頸静脈の怒張 270
頸椎症 121
血液ガス 30
血液一般検査 125
血液透析 50
血小板 67
血清アルブミン 33
血中インスリン濃度 39
検査測定 120
　——の目的 120
現病歴 91

呼吸不全 30 275
個人情報 89
抗がん剤 63
更衣動作 11
高アンモニア血症治療薬 61
高血圧 236
高血糖 38
高次脳機能障害 84
高炭酸ガス血症 30
構成失行 85
骨髄抑制 64
骨折 121

骨粗鬆症　66
骨転移　67

サルコペニア　52　59
左室駆出率　26
左心不全　23
座位練習の基準　241
在宅酸素療法　275
三尖弁輪圧較差　26
酸素飽和度　30

システムレビュー　18
四肢の失調　82
　　──の浮腫　270
　　──の冷感　270
自覚的運動強度　153　274
自転車エルゴメータ　274
自動ステージ　164
膝蓋腱免荷装具　182
実用性　101
社会活動　96
社会的情報　94
手段的ADL　96
主たる世話人　94
主訴　91
趣味　94
習慣　94
住居環境　94
重炭酸イオン　30
出血傾向　65
小脳虫部　82
小脳半球の損傷　82
情報の整理（改善すべき基本動作の選定）　96
情報収集　88
　　──と医療面接　88
食事動作　6
食事療法　41
職業状況　94
心胸郭比　26
心原性脳塞栓症　244
心臓超音波検査（心エコー）　26
心不全　22　268
　　──の運動療法の禁忌　27
　　──の胸部X線　25
　　──の原因　22

　　──の重症度評価　24
　　──の症状　23
　　──患者に対する運動療法の中止基準　27
心房細動　245
深部静脈血栓症　170　207　215
人工関節の緩み　172
人工骨頭置換術　170
人工膝関節全置換術　215
人工透析　281
腎性貧血　52
腎不全　48　280

スクリーニング　18
スタインブローカー　223
ステロイド　66
ストレス係数　73
ストレッチング　152　153
すくみ足　260
推算糸球体濾過値　51　270

生化学検査　125
生活機能　89
静的栄養評価　74
静的立位保持　103
整髪動作　9　10
整容動作　9
赤血球数　51
摂食機能　296
洗顔動作　9　10
全人工股関節置換術　206
全体練習　166
前庭の機能　253
前庭機能障害　253
前庭動眼反射　253

総コレステロール　75
総タンパク　51　57
総ビリルビン　57
総リンパ球数　75
総合的栄養評価　75
総腓骨神経麻痺　170
臓器別聞き取り　18
足部回内位　175

ターミナル期　68
タンパク質摂取制限　52
多血症　30
多発性末梢神経障害　122
体幹の失調　82
大腿骨頸部骨折　170
　　──術後，予後　179
大腿骨頭壊死　170
代償　107
　　──的アプローチ　148
立ち上がり動作　189　208　226　246
脱臼　170

チアノーゼ　270
治療プログラムの立案　147
着衣失行　85

デジュリン症候群　82
低栄養　72　294
低灌流所見　271
低酸素血症　30
電気刺激療法　241

トイレ動作　13
トランスサイレチン　75
トランスフェリン　75
トレンデレンブルグ徴候　172
透析患者の疲労感　281
統合と解釈　132
糖尿病　38　122　182　287
　　──の合併症　44　45
　　──神経障害　44
　　──網膜症　45
糖尿病腎症　46
　　──病期分類　46
動作観察　101
動作分析　101
動的栄養評価　75
動的立位保持　104
動脈血酸素分圧　30
動脈血二酸化炭素分圧　30

ナトリウム 51

二次性多血症 30
日常生活活動の評価 6
日常生活動作に必要な膝関節角度 185
入浴動作 15
乳酸脱水素酵素 57
尿タンパク 51
尿素窒素 51
認知ステージ 164
認知機能・精神心理検査 130

脳血管障害 236
　──に関する画像所見 80
　──，回復期 244
　──，急性期 236
脳性ナトリウム利尿ペプチド 26 269
脳卒中の合併症 237

バルサルバ運動 45
パーキンソン病 260
パフォーマンス・ステータス 62
肺血栓塞栓症 170
肺性心 30
廃用症候群 124
白血球 66
半月板 187
　──損傷 187

ひ
被殻出血 236
腓骨神経麻痺 215
膝自動伸展不全 221
膝半月板損傷 187
左半側空間失認 85
左半側身体失認 85
必要エネルギー 73
　──の設定 296
評価過程 88
病態失認 85

貧血 65 270

フォビル症候群 82
ブルンストロームステージテスト 122
ブロック練習 167
プレアルブミン 33
プロトロンビン時間 57
部分練習 166

ヘマトクリット値 51
ヘモグロビン 66 270
ベネディクト症候群 82
併存疾患 93
閉塞性換気障害 275
片麻痺 122
変形性股関節症 206
変形性膝関節症 215

歩行動作 172 203 209
放射線療法 65
放線冠 83
発作性夜間呼吸困難 270

末期腎不全 48
慢性心不全の増悪因子 268
慢性腎不全 49
慢性閉塞性肺疾患 32 275

ミヤール・ギュブレール症候群 82
身のまわり動作 6
右半球症候群 85

矛盾性運動 260

め
めまい 253

も
目標の5要素 146
目標設定 142 143

門脈圧亢進 55
問題点の抽出 142
　──と目標設定 142

役割機能 94

有酸素運動 274

予期的姿勢制御 260
予測される目標 143
予防的アプローチ 148

ライフイベント 89
ランダム練習 167

り
リフィーディング症候群 77 295
リン 51
利尿薬 29 61
臨床における運動器疾患の評価 170
臨床における神経疾患の評価 236
臨床における内部疾患の評価 268

レチノール結合タンパク 75
レニン-アンジオテンシン-アルドステロン系 51
連合ステージ 164

老年期うつ病評価尺度 131

わ
ワレンベルグ症候群 82

数字
1,5-アンヒドログルシトール 39
75g経口ブドウ糖負荷試験 39

ギリシャ文字
β遮断薬 29
γ-GTP 57

ABCDE　146
ACC/AHA のステージ分類　24
ACE　29
Alb　51　57　74　295
ALT　57
anticipated goal　143
ARB　29
AST　56

BCAA 製剤　61
Berg Balance Scale（BBS）　130
Brain Natriuretic Peptide（BNP）　26
　　27　33　270
BUN　51

Ca　51
capacity　107
CE 角　206
CO_2 ナルコーシス　30
complication　92
CONUT 法　75
COPD　32　275
　──の薬物療法　34
Cr　51　270
creatinine　270
C ペプチド　39

D-dimer　170　207
DVT　207

estimate Glomerular Filtration Rate
　（eGFR）　51　270
employment status　94
End Stage Renal Disease（ESRD）
　　48
expected outcomes　143

FAILURE　268

FITT の方式　154
Forrester 分類　24
Functional Balance Scale（FBS）
　　130
Functional Reach test　127

Garden 分類　171
Geriatric Depression Scale 15
　（GDS15）　131
GOLD 病期分類　32

HbA1c　39
HCO_3^-　30
Homan's sign　170
Home Oxygen Therapy（HOT）
　　275
Ht　51

IRI　39

K　51
key person　94

LDH　57
living environment　94

Movement Disorders Society（MDS）
　-Unified Parkinson's Disease
　Rating Scale（UPDRS）　262
Mini Mental State Examination
　（MMSE）　130

Na　51
NeuroMuscular Electrical
　Stimulation（NMES）　241
Nohria 分類　24
NT-proBNP　26　27　33
NYHA 分類　24

P　51
$PaCO_2$　30
PaO_2　30
past medical history　93
patellar tendon bearing orthosis
　　182
Performance Status（PS）　62
PT　57
PTB 免荷装具　182

RA　223
RAA 系　51
RBC　51
Retinol Binding Protein（RBP）　75
RPF　153

SaO_2　30
screw home movement　187
sharp 角　206
Spinal Instability Neoplastic Score
　（SINS）　68
Stainbrocker　223

T
T-Bil　57
T-Cho　75
Thompson test　198
Timed "Up and Go" test（TUG）
　　130
TLC　75
Total Hip Arthroplasty（THA）　206
Total Knee Arthroplasty（TKA）
　　215
TP　51　57
Transferrin（Tf）　75
transthyretin（TTR）　75
TR-PG　26

【監修者略歴】

上杉 雅之（うえすぎ まさゆき）

1988年　行岡医学技術専門学校（現・大阪行岡医療大学）卒業
同　年　高槻市立療育園勤務
2001年　佛教大学社会学部卒業
2006年　神戸大学大学院博士課程前期課程修了
2009年　神戸大学大学院博士課程後期課程修了
同　年　神戸国際大学リハビリテーション学部理学療法学科教授

【編著者略歴】

西守 隆（にしもり たかし）

1996年　関西医療学園専門学校卒業
同　年　医療法人宝生会　PL病院リハビリテーション科勤務
2001年　関西医療学園専門学校理学療法学科勤務
2005年　大阪体育大学大学院博士課程前期課程修了
2013年　大阪体育大学大学院博士課程後期課程修了
2017年　関西医療学園専門学校理学療法学科学科長

統合と解釈がよくわかる
実践！　理学療法評価学

ISBN978-4-263-26559-8

2018年3月25日　第1版第1刷発行
2023年3月25日　第1版第3刷発行

監修　上杉　雅之
発行者　白石　泰夫
発行所　医歯薬出版株式会社

〒113-8612　東京都文京区本駒込1-7-10
TEL.（03）5395-7628（編集）・7616（販売）
FAX.（03）5395-7609（編集）・8563（販売）
https://www.ishiyaku.co.jp/
郵便振替番号　00190-5-13816

乱丁，落丁の際はお取り替えいたします　　印刷・教文堂／製本・皆川製本所
© Ishiyaku Publishers, Inc., 2018. Printed in Japan

本書の複製権・翻訳権・翻案権・上映権・譲渡権・貸与権・公衆送信権（送信可能化権を含む）・口述権は，医歯薬出版㈱が保有します．

本書を無断で複製する行為（コピー，スキャン，デジタルデータ化など）は，「私的使用のための複製」などの著作権法上の限られた例外を除き禁じられています．また私的使用に該当する場合であっても，請負業者等の第三者に依頼し上記の行為を行うことは違法となります．

JCOPY ＜出版者著作権管理機構　委託出版物＞

本書をコピーやスキャン等により複製される場合は，そのつど事前に出版者著作権管理機構（電話 03-5244-5088，FAX 03-5244-5089，e-mail：info@jcopy.or.jp）の許諾を得てください．

待望の「Web動画」112本がついた充実の改訂！

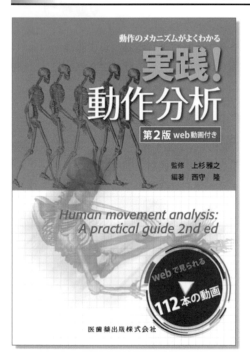

動作のメカニズムがよくわかる
実践！動作分析 第2版
web動画付き

上杉雅之　監修
西守　隆　編著

B5判　208頁
定価4,950円（本体4,500円＋税10%）
ISBN978-4-263-26624-3

読み取ると詳しい情報が
ご覧いただけます

○初版発行から4年半，満を持してWeb動画がついた！正常な基本動作の骨モデル動画14本，実際の患者の動きを示す貴重な症例動画98本を提供．
○スロー再生／繰り返し再生機能付きの動画を繰り返し見ることで「逸脱動作を見破るチカラ」が養われ，動作分析への考察と理解をより深められる．
○症例は整形疾患，スポーツ障害，脳血管障害，神経筋疾患と多岐にわたり，急性期や回復期など病期も豊富．
○臨床実習に参加する学生の参考書として，また臨床実習指導者の指導補助テキストとしても最適．

《目次》
- 第1章　臨床における動作観察に必要な運動力学に関する知識
- 第2章　臨床における動作観察・分析の進め方
- 第3章　起き上がり動作
- 第4章　立ち上がり動作
- 第5章　歩行動作
- 第6章　ホッピング動作
- 第7章　臨床における動作分析の実際

貴重な全112本の動画で「逸脱動作を見破るチカラ」を身につける！

《動画》

スロー再生／繰り返し再生機能付き

三次元動作解析による骨モデル動画〔14本〕
健常成人における体幹回旋運動を伴う起き上がり動作／高齢者の起き上がり動作（施設入所・ADLが自立している70代女性）／立ち上がり動作の各相／立ち上がり動作の床反力ベクトル／歩行動作（普通の速度・とても速い歩行速度）／歩行時の床半力ベクトル　ほか

症例動画〔98本〕
人工股関節全置換術後／変形性膝関節症／人工膝関節全置換術後／関節リウマチ／膝関節のスポーツ障害／脳血管障害／脳血管障害による片麻痺／脳血管障害後軽度運動麻痺と変形性関節症の複合例／パーキンソン病　ほか

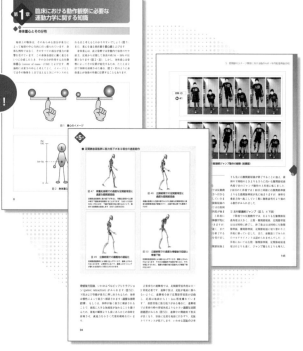

医歯薬出版株式会社　〒113-8612 東京都文京区本駒込1-7-10　TEL03-5395-7610　FAX03-5395-7611　https://www.ishiyaku.co.jp/